# 「健康長寿100歳時代」の生き甲斐づくり

鈴木 信〈琉球大学名誉教授〉

柳沢 京子　鈴木 陽子
清水 かおり　知花 清子
宮里 恵美子　クアロン下地 のり子

ほおずき書籍

# 「健康長寿100歳時代」の生き甲斐づくり／目次

## 第3部　ブルーゾーンのウェルネス活動から　209

# 「健康長寿100歳時代」の生き甲斐づくり

# はじめに　沖縄の不思議な魅力

「あの長い行列は何ですか？」

震えている人もいるし、赤ん坊をおぶっている若い女性もいる。〝あれはねぇ〟と私を案内してくれた友人は語彙（ごい）を強めた。

「なかには朝5時から並んでいる人も」

それは診療待ちの人たちであったのだ。彼はこんなことは日常当たり前のことと言いたげだった。朝8時開院。I医院のシャッターはまだ閉まっていた。これは沖縄が日本本土へ復帰する直前の1970年のことで、私が2年間のメルボルン留学を終えて、それから日本へ帰る途中に沖縄に立ち寄った時の話である。

沖縄は先の沖縄戦によって20万人もの市民を含めた犠牲者がでて、壊滅的な打撃を受けた。戦後も長い間、生活面でも衛生面でも医療面でも困難を極めていた。医師が大幅に不足して、医師ではない医介輔（いかいほ）や駐在公衆衛生看護婦が地域医療を担っていた。そのため医師希望者は本土に国費ないし私費で留学しなければならなかった。それは焼け石に水であって問題解決にはほど遠かった。

1972年、沖縄の本土復帰と共に、佐藤総理と武見日本医師会会長の呼びかけによって琉球大学に保健学部と保健学部付属病院が創設された。〝医学部は時期尚早〟とのことで保健学部が創られた。保健学部の主な目的は医介輔の後釜の補充と駐在公衆衛生看護婦と、保健所職員の教育等であった。そしてやがてできる医学部の準備の一端を担って、私は1976年、琉球大学に赴任してきたのであった。そんな状態にあったにも関わらず沖縄は1980年から85年にかけて世界のトップ長寿地域と認定された。何故だったのであろうか？　それから40年も経った。1981年、保健学部は医学部となり医師や医療従事者が充足されてきたのに、平均寿命の延びは反って鈍化して、他県に追い越されたどころか、かえって最低レベルを低迷することになってしまった。医師が多くなるほど平均寿命が低下する。とすると医師はいない方が良いのだろうか？

ところが、今まで沖縄には全世界から健康長寿を求めて多くの研究者が訪れてきた。それだけではなくテレビ、新聞などの報道リポーター、そして多くの作家、写真家、そして大学等の学生たちが大挙して来沖してきた。この数は今も年々増える一方であり、それだけではなく若者にも受りる沖縄の魅力って何だろうか？　一方、琉球大学に医学部ができて40年になろうとしている。初代や2代目の教授陣も定年になり、かなりの人たちが世を去った。正確には統計をとってはいないが、本土に帰って行った人々には生存者は少ないが、退職後も沖縄に残っている人々の多くは今でも元気で活躍している人が多い。これも沖縄の奇跡である。

確かに同じ病気で同じ程度の重さであっても、しかも同じ治療をしたとしても治る人と治らない人、早く治る患者となかなか治らない患者がいる。それは患者が医師のすすめを守るか守らないかの問題だけではなさそうである。

本書では、専門書ではなく健康長寿に興味のある方、一般の方々を対象に置いたので医学的な専門用語を避け、できるだけ平易で読みやすく実践的な物語風の文章にした。本書は3部構成よりなっている。

第1部は沖縄がどうしてブルーゾーンになれたかの経緯を詳しく披露している。人間の健康長寿の研究は動物実験とは違って、人間を対象とするので大学や研究所にいて棚ぼた式に対象検体が集まるのを待って健康長寿を解析しているのが能であるだけではない。地域にあって個々人に密着して苦労に苦労を重ねて初めて完成するものであることを強調したい。そこでブルーゾーン研究の努力の物語をあえて載せてみたのである。

第2部は『百歳と語る』の初版が完売になったのを機に、初版の中から再版に適当なものを選んで第1章とした。第2章としては２００８年以降の百寿者及び超高齢者の中で特に典型的な生き甲斐のストーリーを集めてみた。それらは第1章の明治に生まれたミレニアム時代の百寿者とは違って、大正時代に生まれ戦争体験に遭遇し、昭和・平成を生き抜いた、百寿者や超長寿者の生活について特に生き甲斐を特化して観察・集録してみた。

第３部は各地域ごとにブルーゾーンの基礎を作った人々の情熱とご苦労の物語を集めたものである。できるだけブルーゾーンの基礎を築いた先達からの生の声を集めることにした。しかし、その人々はすでに世を去っていたり、収録が困難な場合が多い。そこでその地域で本書の主旨を十分理解し、さらに熱意を持って取材や調査を快く承諾していただいた方々のものをも収録した。第３部の最後に社会心理・自然療法家の立場から鈴木陽子さんに新しい令和時代のブルーゾーンの心について提言していただいた。それは21世紀のブルーゾーンの信義を問うものである。本書の文章は原文のままで、特に編集のために改良・修正したものではないことを申し添えたい。

終わりに将来のブルーゾーンの在り方を論じてみる。すでにブルーゾーンである地域が古典的なブルーゾーンにとどまらず、新時代に合ったブルーゾーンをどう発展させるかを考える。また新しくブルーゾーンに入りたい地域の人々にはいかなる方法でブルーゾーンを創立させるかを考える。その時に本書が参考資料として役に立たせていただければ物怪(もっけ)の幸いである。一方「ブルーゾーンは家庭のコーナーから始まる！」、それが「オリジナルブルーゾーン」である。それが世界社会に拡大すれば、やがて世界平和が実現できるであろう。

# 第１部

## 沖縄はどうして　ブルーゾーンになれたのか（百歳の科学からブルーゾーンの科学へ）

私が百寿者研究を始めて40年以上も経った。琉球大学、沖縄国際大学でそれぞれ定年を迎えた。現在も臨床医学の仕事をする傍ら研究も続けている。この間に対象となった百寿者は３０００人を超えた。それは医学研究のデータはもとよりセンテナリアン（１００歳以上の人物）の誕生・成育・熟年・戦時中・更年期のライフデータのあらゆる項目をデータベースとして収録し、一方、血液などの検体をデータバンクとして保存してくることであった。

この間40年、日本本土はもとより全世界の研究者から共同研究の申し入れが次々とあった。しかしその大半は暗にデータベースの閲覧とデータバンクの入手が主目的と思われた。しかもその大半はラボ検査に関するものであった。その際、私は動物実験とは違って、人間を対象とするのであるから、地域を訪問して自分の手と足と真心を持って対象者や対象家族にあたるべきで、棚ぼた式に降ってくるものではないことを切に強調したい。

# 第1章　おばあに魅せられて

バスは読谷（よみたん）役場前で私たちだけを残して数人の乗客が降りて行った。しばらくして「終点ですよ」と運転手が言ったような気がした。夏の真っ盛りのある日。このバス停はバスの折り返し地点で、町のはずれにあった。停留所を示すポールはさび付いていて、大きく傾（かし）いでいた。その上、ほこりまみれでかすれてかろうじて「高志保」の文字が読みとれた。バスは折り返して乗る乗客もないまま私と同僚のDr. 佐久川と看護婦の三人を残して、もうもうとホコリを巻き上げげて走り去っていった。

終点とはいえボロボロの物置小屋が一軒あるだけであった。辺り一面はキビ畑であった。耳をつんざくセミの声に汗も吸い取られるほどに辺りは乾ききっていた。「カマさんのおうちはどこ?」と私たちは空に向かって叫んだ。辺りには人っ子一人現れなかった。我々は、うだる様な暑さに元来た道を歩いて役場まで引き返す元気も起きなかった。バスの走り去ったのと反対の方向にトボトボと歩き始めた。辺りには住所表示等どこにも見当たらなかったが、電信柱だけがずっと先まで続いて立っていた。その先にきっと集落があるだろう、と期待しながらしばらく行くと、はるか彼方から人影が近づいてくるのが見えた。それはまさに「天の助け」。我々は歩を進めた。クバ笠をかぶった〝おばあ〟であった。色褪せた紺色の長そでシャツを着ていた。クバ笠はクバ（芭蕉の葉）を編んで作った三角のかぶり物でおばあが常用している。どうやら野良仕事に行くようなカッコウで、背中に大きなバーキ（竹で編んだカゴ）の籠を背負っていた。中には何も入っていなかったように思えた。そして右手に鎌を一丁持っていた。近くにくるとおばあは立ち止まった。話が思うように通じないようであった。読谷の方言は那覇の方言とは全く違うと看護婦が一言つぶやいた。たしかに狭い沖縄の中でも地域地域によってさらに字ごとに言葉が違うと言ってもよい。

「〝ついてらっしゃい〟、と言っているみたい！」。看護婦が通訳にあたった。おばあは突然、元来た方向に引き返した。我々は黙って彼女についていくことにした。しばらく歩くと道がやや下り坂になった。はるか彼方に海が見えてきた。その間、我々は何も会話等はしなかった。ほどなくキビ畑の一画をすぎた所で右折した。キビ畑の間の細い路地であった。その先にキビに埋もれてひっそりとした民家が数軒、肩を並べていた。あばら家の平屋で灰色のスレートの瓦葺きの一軒家。門も玄関もなく、前庭からいきなり部屋の中が見通せた。

「あがりなさい、と言っているようよ」。ドアもはっきりあったかどうか記憶していない。開けっぴろげで誰でも入り込めると思った。庭から廊下を隔てることもなく、いきなり座敷。畳ではなく、むしろ厚めのムシロを、ゴザを敷き詰めたような感じであった。我々は言われるままに石段で靴を脱いで上がった。それを「あがり段」というのであろう。長年使ったためにすっかり擦り減っていた。うちにはおばあのほかに誰もいなかった。すぐさま彼女は台所に行ったまましばらく戻ってこなかった。その部屋は居間と思える部屋で、その正面に戸棚のように見える一段と高くなった空間があった。胸の高さ位にあったので、座ったままの我々にとっては見上げるような位置にあった。そこには沖縄式のご先祖様の位牌が並んでいたから一種の仏壇なのであろう。日本本土の仏壇とは確かに違って幅も奥行きも高さも明らかに大きかった。電灯がついていなかったので中ははっきり見通せなかった。

座布団もなく、その上かしこまっていたものだから足が痺れてきた。「いったいどうなっているのかね」。途方に暮れている我々の前に突然茶碗だけが現れ、急須ではなくやかんからいきなり生ぬるいお茶がサービスされた。喉が渇いている我々には「天の恵」と喉を潤すのには十分であった。

ひと息ついた。「カマさんの家はどこですかね」。やおら看護婦が恐る恐るもう一度切り出した。おばあは突然開き直って、「ワン?.」。おばあは何と自分を指さしたのである。びっくり仰天この上もなかった。まさか、このおばあがカマさんとは思いもよらなかったからである。ワンとは沖縄では自分のことを強調して言う言葉である。それから一言二言、ぽつりぽつりと話が始まった。そしておばあはこれから畑に行くところであったことが分かった。Dr.佐久川がおばあと話を始めたときに、やっと我に返ったように検診の用具を床に広げた。この矍鑠（かくしゃく）おばあは我々が探し求めていた与儀カマさんだったのである。

「ネンジミソーレ」（寝てください）。おばあには床に直接寝てもらった。枕はそこにあった座布団を拝借して二つ折りにした。そこでやっと我々が検診に来たんだということを理解されたようであった。おばあは突然起き上がって、次の部屋から自分の枕を持ってきた。

診察が終わり心電図をとった。「上等ですよ」。我々の声におばあは急にニコニコして、急に打ち解けるようになった。ここで私は「上等」という言葉は沖縄では最上級の誉め言葉であることが分かった。ほどけた衣服を整い終えて、おばあは急に口元がほころんで多弁になった。検診が終わってホッとしたのでもあろう。生い立ちや日常の話をとめどなく喋りだした。そしておばあは一人暮らしであることが分かった。

「こんなに元気な百歳なんて見たことないよ」

我々の言葉を受けて、当然のことのように言った。

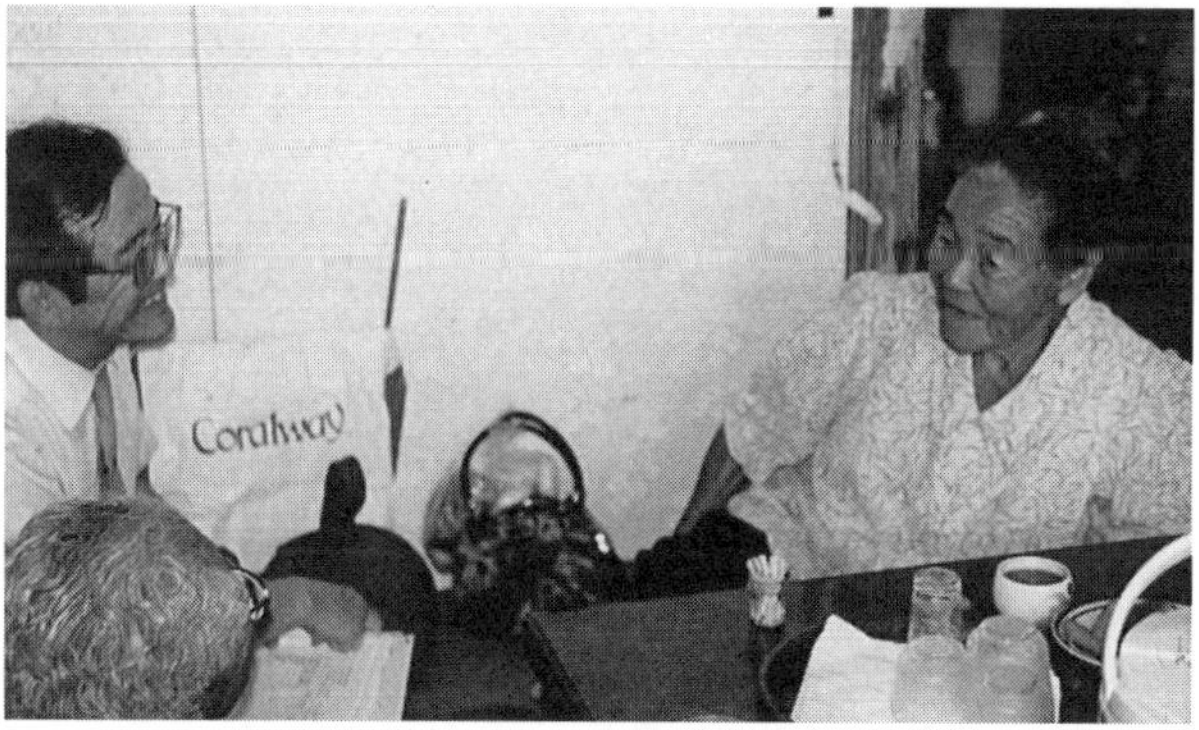

カマおばあの自宅で面談

「家の向かいにも百歳のおばあがいるよ」

すぐさまおばあの案内で斜め向かいのおばあの家を訪れることになった。


本当だったのである。それは我々にとって二度目の驚きであった。同じ小路の向かい同士におばあの友達がいた。百歳老人一人に会うのも大変な足労が必要であったのに、元気な百歳老人に一度に二人にも会えるなんて、我々にとってこんなにもラッキーなことはなかった。私はとっさにひらめいた。彼女らは「沖縄の宝。これぞ私の生涯研究の原点」だと。続いて私の脳裏にはどのようにして調査を進めるかの思いが次々と巡ってきた。この出来事との出会いが私を百寿研究の虜（とりこ）にさせる基になったのである。

沖縄が日本に復帰したのは1972年であった。やっと日本の司政下に戻ってきたのである。人口の国勢調査は全世界の国々で5年ごとに一斉に行われている。復帰後の沖縄では1975年に日本の司政下では初めて国勢調査が行われた。その時点で沖縄の百長寿者は32人、日本全体の百寿者は548人であったから、沖縄は日本全体の20分の1を占めていることになる。沖縄の人口は日本全国の100分の1である。当時の日本の総人口は1億1193万9643人で、沖縄は104万2572人であるから、百寿率を人口比で求めると沖縄の百寿者は32人ではなく6人であるはず！　しかも第2次世界大戦で痛めつけられた沖縄、20万人もの犠牲を払った沖縄に、何故こうも百寿者が多いのであろうか？　沖縄には必ず何か秘められたものがある！

# 第2章　膝をつき合わせて

帰るなり私は大学の図書室に行って沖縄の人口統計表を探した。当年（１９７６年）に百寿者は全県で32人しかいないことが分かった。その時、私は悉皆（しっかい）調査（全員調査）を心に決めた。話は早い方が良い。早速研究を進めるべく県庁の生活福祉部長を訪問した。部長は老人福祉課の担当者を推薦された。幸いなことに彼らは私の教え子である琉球大学の保健学科の卒業生だったのである。彼らから該当する市町村の市町村長への通達が約束された。私は偶然が重なったとはいえ、着々と計画が軌道にのっていくことに心が踊った。早速32人の住んでおられる各市町村役場の市町村長に面会を申し入れた。

昭和40年代（１９６５〜７４年）の日本医師会会長、のちの世界医師会会長になった武見太郎会長の肝煎（きもいり）で日本復帰と共に沖縄に医科大学をつくる構想が持ち上がった。時を同じくして当時の佐藤栄作総理は一県一校の医学部政策を立案した。ところで戦後の沖縄の医療の実情から一度に本土並みの計画を強行するには早すぎると考えて、日本に類を見ない独特な保健学部構想を沖縄に立てることになった。そこで琉球政府立から国立に移管された琉球大学に保健学部と地域医療部が創設され、特別の予算が毎年計上されたのである。その一部を用いて沖縄の長寿の秘密の解明を進めることになったのは物怪（もっけ）の幸いであった。

ところで先述したように、沖縄の長寿の秘訣はカマさんのような沖縄のおじい・おばあが持っていることが分かる。それを学びとって解析し、全世界に向けて発表する。その知識によって長寿科学という新しい生命科学の分野が生まれる。それが私の脳裏をよぎった。しかし、それは棚ぼた的に病院や大学の中で待っているだけでは有用な情報は得られない。しかも彼ら・彼女らは病人ではなく健康人だから、現地を訪問しておじい・おばあに密着して調査・検診をさせてもらい教えてもらうという態度を持たなければならない。それには足でかせぐ行動、それを実行する計画を用意周到に立てる必要があった。

こうして研究に対する予算の支援固めが出来上がったら、いよいよ対象のおじい・おばあの本人と家族によるインフォームドコンセントの難問を解決しなければならなかった。その第一歩は彼らの住所や所在の確認から始まる。最初に必要を感じたのは百寿者のリストを得ることであった。そのためにまず県庁の生活福祉部長を訪問したのであった。そこで部長の同意をもらって住民課より同年の百寿者の一覧表を入手できたのであった。当時個人情報に対する規制はなかったので、同様な一覧表は地元新聞にも毎年公表されていた。しかも百寿者や家族もかえって公表されることを誇りにさえ感じていたから、今日の様な掲載拒否等は全く見られなかった。そこには氏名、年齢、性別はもちろんのこと、現住所・生年月日・電話番号まで記されていた。話はとんとん拍子に進んでいった。しかも県の戸籍課から各市町村宛に我々の調査への協力依頼が出されたのであった。

ところで、実際に自宅訪問をした時に住所だけでは迷子になってしまう。何故なら今日の様なコンピューターによる居住地の検索どころか、電信柱に貼ってある住所表示すら全くなかったからである。そのために航空写真の住宅地図の入手が必要であった。

当時の沖縄ではこのような試みはどこにもなかった。しかし新設されたばかりの県民待望の琉球大学からの申し入れであるので、すべての市町村が難なくそれを快諾したのであった。しかも地元新聞２社もその企画を大々的に掲載した。私たちは各市町村役場を訪問した。どこの役場でも訪問するたびに市町村長をはじめ担当部署の職員が集まって、それぞれの市町村が持つ独特の風習等について話が盛り上がった。これらに長い時間を要した。それで大切な情報が得られたのであった。その上、各市町村の駐在公衆衛生看護婦（公看）がいることが分かった。そこで次回の打合せ会には公看に同席してもらうことにした。公看は各市町村にあって、警察の交番の様な公看駐在所が各地域にあり地域の住民の健康管理を一手に引き受けていた。当時、沖縄では遠隔地と言わず全県にわたって医師が不足していたので、医師に代わる医介輔（いかいほ）が各地域に赴任していた。そこで医介輔との連絡を密にしたり、往々にして予防注射や医療活動の一部をも公看が担当していた。したがって公看が地域の高齢者の状況につき詳細に把握していたと言える。我々にとって医介輔や公看からの情報は大変貴重なものであった。

医介輔とは、医師免許は持っていないが県の承認を受けた、地域で医療を担当する人たちのことであった。彼らは通常の医師と同じく診察、投薬、各種注射、小手術をしていた。そして診療所としての入院診療も可能であったが、健康保険の単位は1点につき8円である。その点が一般医師の1点につき10円と大きく異なる。また診療場所が地域限定であった。しかし地域に在住して住民に密着しているので地域住民への信頼度は高かった。したがって公看と医介輔は僻地（へきち）の地域医療では重要な存在であったのである。

次に必要なのは本人・家族の調査の同意をとることであった。それには事前に住所を訪問して同意を得るために何度も足を運ぶ必要を感じた。しかしその必要がなかった。何故なら市町村担当の住民課の職員や公看が、事前に本人や家族から了承を取ってくれていたからだ。彼らが、地域に密着して健康や生活の世話をし何なりと相談に乗ってくれる公看の説得に１００％快諾するのは当然と考えられた。

最近では個人に対する調査に関しては、大学などの関係機関の倫理委員会の承認を得なければならない。そのためには調査の仕様規定や検査項目や結果記載表等の準備が必要である。これらが完成して初めて現地調査をスタートできる。それらの準備には並大抵ではない努力を払わなければならないのである。

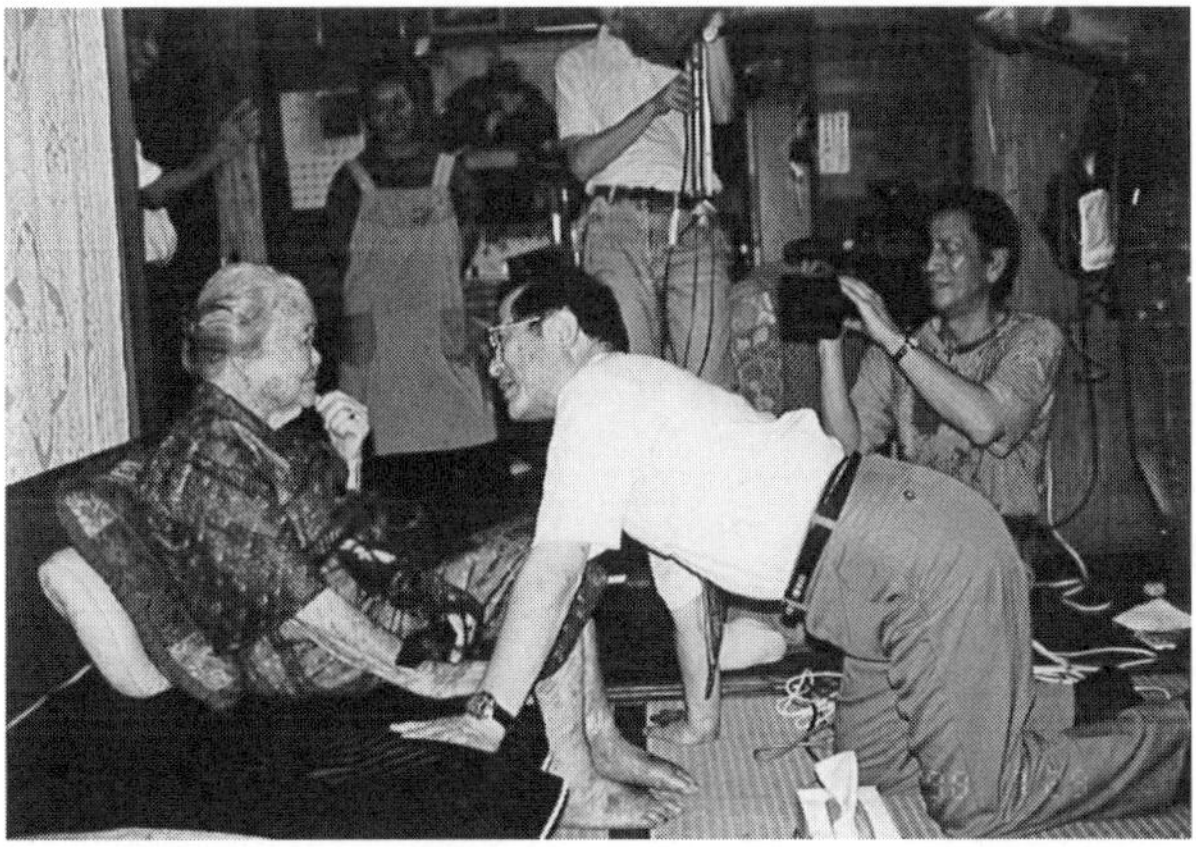

公看の仲介で、膝をつき合わせておばあとお話を

# 第3章　人の生命の秘密を明らかにする

調査は家庭を訪問して行うことが多いが、必要に応じて現地の公民館や近くの診療所を借りて行うこともある。時には病院に来院してもらうこともある。内容は本人及び家族や付き添いからの聞き取りによる問診、いわゆる診察（視診・聴打診・触診）と臨床検査より成る。長時間になると高齢者にとって負担が大きくなるので、できるだけ手早く行う必要がある。

問診は病気についてだけではない。出生時はどうだったのか、できれば生まれた時の体重、帝王切開、難産で生まれたのかどうか。生育時は、恵まれていたのかどうか。どのような家庭であったであろうか。学歴については4年制、または6年制の小学校卒業や高等教育の程度や学業成績。結婚歴については回数、職業、経済状況について詳しく聞き出した。そして沖縄であるから戦争時の対応、出征の有無や戦争への参加、戦災への遭遇、疎開の状況や期間等を詳しく聞く。さらに現在の生活歴に及ぶ。家族のケアや友達の有無、デイケアやデイサービスへの参加、社会活動への参加等。家族歴では両親や子孫だけではなく、ことに兄弟・姉妹の生存や年齢や病歴を丁寧に聞き出す。これは遺伝情報を得る上で重要である。

それと同時に本人の身長、体重、肥満度の測定をする。ついで医師による診察に及ぶ。その後血圧測定、心電図できればエコー図と脳波も記録する。認知症テストであるＭＭＳＥやＡＤＬ（日常活動能力）のデータチェックは不可欠であった。さらに性格調査また生き甲斐について聞き出す。採尿は不可能なことが多いが、採血はかえって応諾が得られやすかった。その中でＤＮＡに関する検査は別にインフォームド・コンセントが必要になった。訪問審査終了時にはＤＮＡ検査を目的として唾液採取器を渡しておき、後日回収に訪問した。

大学へ戻ってからはデータを整理してカルテとして保管するが、写真と調査者の感想を書いてカルテにそれを綴じ込む。翌年も生存者を訪問する。また本人ないし家族からの緊急の連絡があった場合には自宅や施設を訪問する。死亡時には剖検(ぼうけん)の許可を申し入れることもある。それらをすべて取り込まれたカルテはまさに人間の究極の生命を解明する宝と言える。

血液はトンボ針を用いて静脈より約20ccを摂り分別採血する。現場でＡＢＯ型検査を行い、その結果を本人や家族に報告する。そしてＥＤＴＡ管やヘパリン管に分注して一部ドライアイスで凍結、他はアイスノンで保冷して持ち帰る。それらは血球による血液学的検査、血清や血しょうによる生化学検査や血清学的検査や内分泌学的検査、免疫学的検査や遺伝学的検査に及ぶ。帰院後は血液を遠沈して血清と血しょうを分けて専門部署へ検査を依頼する。

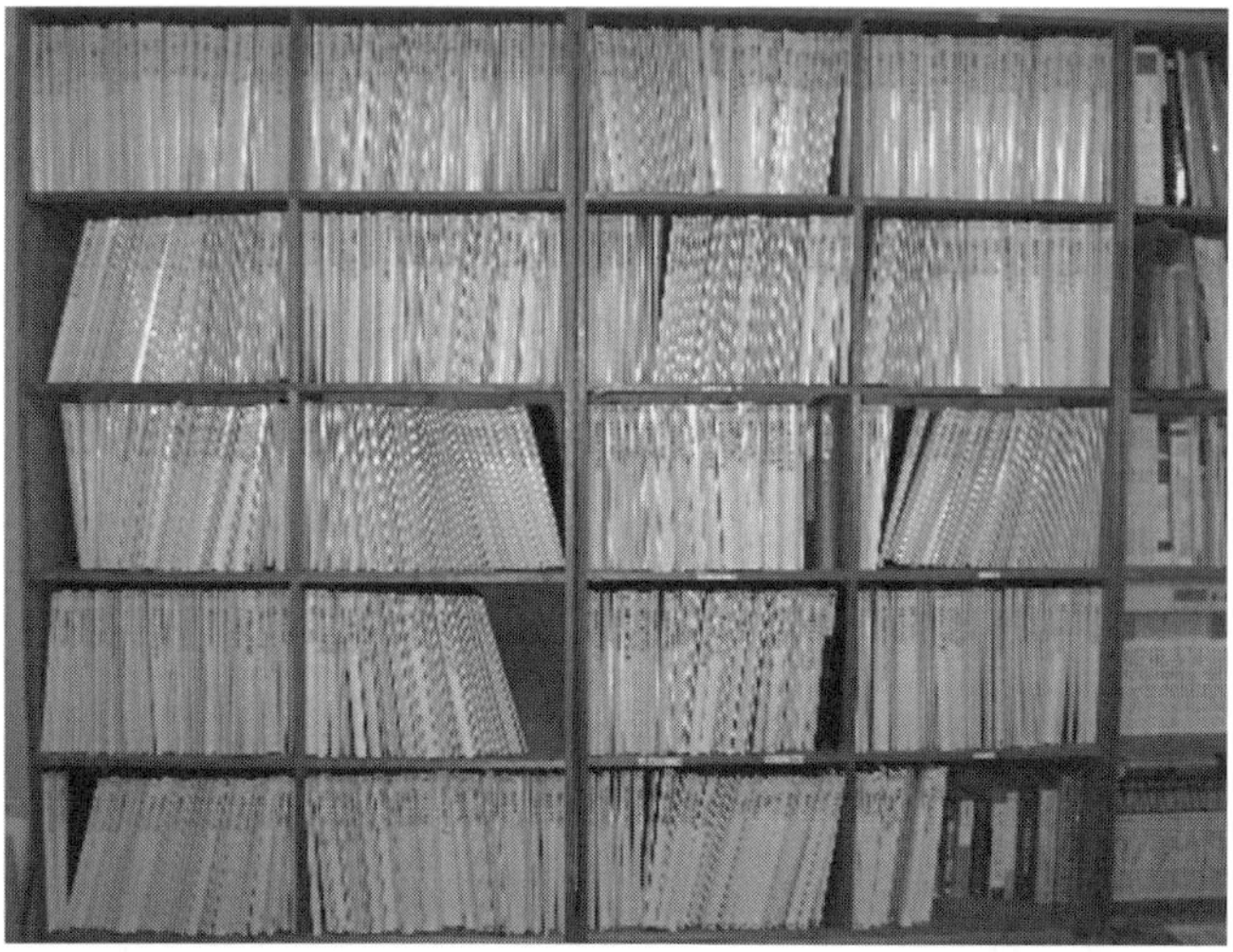

百寿者のカルテ（1976〜2016）

# 第４章　チャービラサイ

「チャービラサイ」（ごめんください）「チューヤ　ウンジュヌ　ナガイチ　アヤカーラチクミソーレィ　リチ　ダイガク　ビョーインカラ　ウンジュヌドゥー　シラビーガ　チャービターンガ　オバーサン　ゲンキ　ヤミシェーミー」（今日はおばあさんの長生きにあやからせてほしいと、琉大病院からあなたの体を調べるためにきましたが、おばあさんお元気ですか？）

第一にウチナーグチ（沖縄の方言）で話しかけて緊張をほぐすことが大切である。やまとぐち（共通語）が通ずることはほとんどない。

百寿者の多くは今まで一度も医者にかかったことはない。当時の沖縄では医師が自宅を訪問する習慣がなかった。ましてや今回は見ず知らずの大学病院の医師らの訪問である。しかも調査の時には前もって役場からも、また大学病院からも直接に電話によっても連絡があるので、家族一同がそろって待機しているのが普通である。兄弟姉妹、子供、孫、ひ孫、やしゃご、いとこ、彼らの嫁や婿、そして近隣の人を含めた大家族一門のにぎやかな出迎えを受ける。百寿者のほとんどは前日に入浴して身体を清潔にし、髪をきれいに結って芭蕉布や久米島紬などのよそ行きで着飾って待っている。おじい・おばあはそのために一層緊張し興奮気味である。前日から予告して眠れない心配のある場合は、朝になってから本人に伝えるような配慮も時には必要であった。

我々のチームは私（内科医）と、検査技師、時には精神科医が同行する時もある。さらに役場の老人福祉担当係や公看が付き添うこともある。

自宅に上がると居間に通される。普通中央にテーブルがあって、本人と家族と向かい合わせに座布団が用意されている。挨拶が一巡して名刺が交換されると面談が始まる。お名前、生年月日。歳は干支によるのが重要である。それは家族や同居人との続柄と年齢は戸籍の正確性の確認のために必要である。

そして出生時状況、生い立ち、学歴、結婚歴、家族歴、職歴、趣味、60歳までの食習慣の調査を進めるが、それらは本人のほかに家族や介護者からも聞き出しをする。ついで現在の食事状況を朝、昼、夕食と間食の内容と量をできるだけ3日間密着記録をする。先祖崇拝や宗教等の精神的生活について訊ねる。さらに同居者人数や、介護状況について訊ねる。最後に生き甲斐についての質問になる。生き甲斐という方言は沖縄にはないので、その説明には大変手間取る。この間、時間を節約するために本人の診察と家族との面談は並行して行うこともある。
百寿者本人の検診は最初に身長・体重測定から始める。柱の脇にヘルスメーターを用意する。「ウンジュヌ　チンスー　ハカラピークトゥー　ウリガイーンカイ　タチミソーレー」（あなたの身長を測りたいので、この上に立ってください）
歩行してヘルスメーターに乗る。この時、柱に頭の高さをマークして後程身長を求める。立てない人の場合は、我々の一人が抱きかかえてヘルスメーターに乗り、のちに彼の目方を引いて求める。

この間に検査係が心電図のマットを敷いて、アースを繋げる。「クマンカイ　ニンジミソーレー」（ここへ横になってください）。心電図や脈波等を撮る。「オバーサン　ヌンアイビランクトゥ　シワー　ソーンナヨー」（おばあさん、大丈夫ですから心配しないでください）。続いて聴打診による診察を行う。「ウフィーチ　シミソーレー」（息を吸ってください）。深呼吸をさせる。坐っている間に胸囲を測る。「チー　ハカヤビラー　ウー」（血を測りましょう）。血圧を測る。「チブル　シラビラー　ウー」（頭を調べましょう）。脳波を撮る。血液検査の承諾を得てから採血を行う。百寿者は元気であるから、採血に手間取って苦労することはほとんどない。反応が遅いからであろうか、「アガー」（痛い）の声が聞こえた時は大抵はすでに採血は終わっている。ＡＢＯの血液型はその場で検査を行って、その結果を本人や家族に告げる。

他の検査は現場では処理できないので、検体をドライアイスやアイスノンによって保冷して、調査団の一員がなるべく早く琉球大学へ運ぶ。血液検査の内容は血液型のほか、貧血等の血液学検査、コレステロールや電解質等の生化学検査、肝機能検査、腎機能検査等である。採血を拒否する人はほとんどいない。それに比して検尿は簡単なようで意外に難しく、ほとんど行うことができない。緊張しているので尿コップへの採尿がなかなかできないことが多い。

本人からしか聞き出せないことも沢山あるので、このあと本人に追加質問を行う。また家族の話と対照比較して正確さを確認する。家族よりも正確に記憶していることもしばしばある。最後に国際規格の日本語版のＭＭＳＥテストを行う。また可能であれば「生き甲斐について」百寿者の意見を求める。

これで全調査を終了する。この間手際よく行っても少なくとも一時間半を要する。途中で疲れて、その続きを別の日に行うこともある。食事の密着取材や脳波検査等の特殊検査は別途予定を立てる。終了する頃にはすっかり我々にうちとけて、歌を歌ったり踊ったりしてお礼の意を表してくれる。長生きにあやかりなさいと百寿者が丹念に育てたお手植えのシークワーサーや自作のカゴなどの趣味の作品をいただいたり、時には百寿者と一緒に同じ食事をいただくことすらある。

「ヤーヌン　マタ　チャービラ　ウー　ガンジュー　シチョーチ　ミソーリヨー」（来年またまいりましょう。元気でいてくださいね）

何回も何回も握手をして再会を祈る。

# 第5章　国際百寿研究の始まり、そしてどこまで

令和時代になって、日本抗加齢医学会が横浜で開かれた。その時の学会のタイトルは「百寿社会の創造」であった。１９８０年代に私の『百歳の科学』が新潮社から出版され、横浜の有隣堂よりベストセラーになったとの報告があった。その時、慶應義塾大学の石井寿晴助教（のちの東邦医大教授）が「百寿」の用語を提案された。それ以後、私が百寿の用語をもっぱら使ってきた。今回「百寿」が堂々と世の中に出てまかり通るようになった。欧米では世紀を生きた人として「センテナリアン」という言葉があるが、日本では単に「百歳老人」という言葉しかなかった。99歳に対しては「白寿」という言葉があるが、それは百から一を引いてできた言葉と言われているから、百寿の方が元々あったのであろうか。

１９８０年、メルボルンで国際老年学会が開かれた。その時のセンテナリアンのセッションで私とスウェーデンのルンド大学のニルス・スタンビー教授とが初めて顔を合わせた。その時の仲介が石井助教であった。石井助教もスタンビー教授も病理学者で、以前から懇意であった。その後、私とスタンビー教授とは百寿研究で意気投合する間柄となった。翌年の１９８１

年、ハンブルグの第12回国際老年学会では、二人でサテライトシンポジウム「International 100 Club」を企画した。スポンサーにサンド製薬を選んだ。私が座長を、スタンビー教授が副座長を務めた。シンポジウムには約50人ほどの参加があった。

当時私は百寿者の家族歴とＨＬＡパターンによる遺伝研究にはまっていた。それは百寿に関する国際研究グループのはしりであったといえる。その時、思いもかけず有名なドイツのフランケ教授が出席されていた。彼は当時80歳を超えていた。私は彼から彼の著書"HUNDERT JÄHRIGE"をいただいた。その書にはドイツの多くの百寿者のスケッチが載っている。彼は百寿者研究のパイオニアであった。私はそれに感激し、今もその書を私の研究室に大切に保管している。その会ではコスタリカのシュワルツ教授が活発に発言し、彼が国際百寿研究の今後のチーフメンバーとして有望視されたのを覚えている。

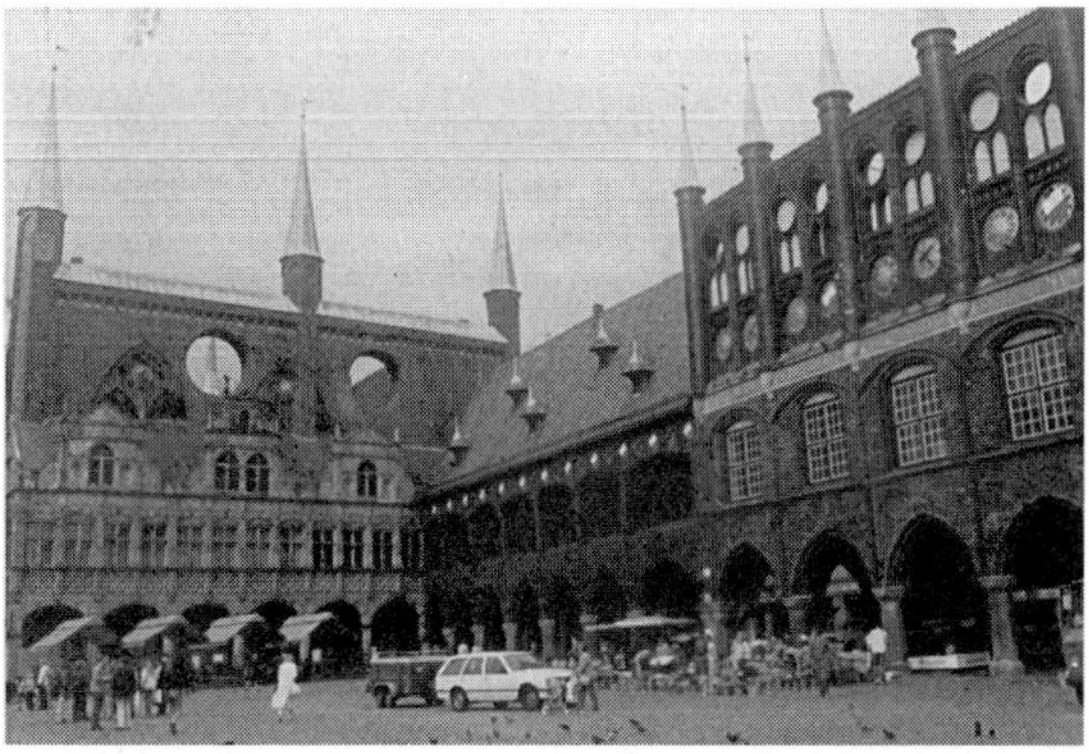

第12回国際老年学会、シンポジウム"International 100 Club"の会場（1981年）

その後、私自身突然の病魔に襲われた。総頸動脈の閉塞で死線をさまよった。1年後、奇跡的に生還を果たしたが、その時、私が気が付いたのは国際長寿研究グループは分裂して、新しいグループが世界のあちこちに湧き上がっていることだった。その中で大きなグループにはハーバード大学のパールス准教授が率いるニューイングランド・センテナリアン・スタディグループとジョージア大学のプーン教授が率いるインターナショナル・センテナリアンズ・コンソーシアム（ＩＣＣ）があった。その後、さらにフランスのモンペリエ大学のＪ・Ｍ・ロビン教授の率いる人口統計分野での研究グループＲＥＶＥＳが加わった。今や私がまいたハンブルグの種が成長し実りを迎えようとしているのは嬉しい限りである。

ところで私の『百歳の科学』が１９８５年に新潮社から発刊された。それは１９８３年から2年半にわたって地元新聞「沖縄タイムス」のシルバー専科のコラムに毎週連載したものをまとめて出版したものである。当時の琉球大学の東江康治学長がアメリカのシアトル空港の売店の書棚で本書を発見して、英語で出版するようにとサジェストされたものであった。本書には沖縄の百寿者の生活が詳細に分かりやすく書かれていて、英語圏でも結構読まれていたと思われる。１９９０年になってブラッドリー・ウィルコックスとクレイグ・ウィルコックス兄弟が来沖し、リサーチ・フェローとして私のところへ訪れた。それは糖尿病に関するグライセミック・インデックスで有名なトロント大学のＤ・ジェンキンス教授の勧めによるものであった。Ｄ・ジェンキンス教授は北米で当時最高齢であった矍鑠（かくしゃく）とした百寿者の親川さんに出会ったことに始まる。親川さんは沖縄からの移民であった。Ｄ・ジェンキンス教授が彼の生活スタイルにほれ込んだのであった。ウィルコックス兄弟はそれぞれ私の研究室の部下と結婚し、今や「オキナワ・センテナリアン」グループのキーパーソンになっている。

私は彼らに『百歳の科学』の翻訳を依頼した。そこでは私の『百歳の科学』や“Centenarian”を基にして、私の過去25年にわたる百寿研究の実績を基礎にして、新しく「オキナワ・プログラム」を書き上げ、３人の共著でアメリカのランダムハウスより出版することになった。それは２００２年であった。本書には有名なアンドリュウ・ウィル教授のまえがきもさることながら、当時アメリカで有名なＴＶタレントであるオペラ・ウィンフリー女史のコマーシャルを通して本書は一躍人気を獲得した。そしてアマゾンで第2位、ニューヨークタイムスで第10位のベストセラー・ランクを獲得した。その後、今日までブラジル、イギリス連邦諸国、韓国、台湾、中国、ロシア、トルコ、イタリア、タイ、フランス、日本等、19か国から各国版が出版されている。

ところで沖縄は１９８０年と１９８５年に国勢調査で男女共に平均寿命が日本のトップを記録した。日本は国際レベルでは平均寿命が最高を記録していたから、沖縄は世界一とうたってもよかろうと思って世界一長寿地域宣言を企画することを考えた。それ査証するように沖縄では心疾患、脳卒中、各種悪性腫瘍の死亡率が先進諸国を遥かに引き離して低かった。

１９９５年には沖縄が国勢調査の結果、男女共に沖縄が世界一長寿地域となったことを祝って、ＷＨＯの事務総長を招聘して沖縄でProclamation of World Longevity Region（世界長寿地域宣言）が盛大に開催された。その際、世界中から多くの長寿研究者を招聘し、特別講演やシンポジウム等を企画した。それも大きな呼び水になったであろう。

これらが功を奏して、沖縄は一躍押しも押されもせぬ

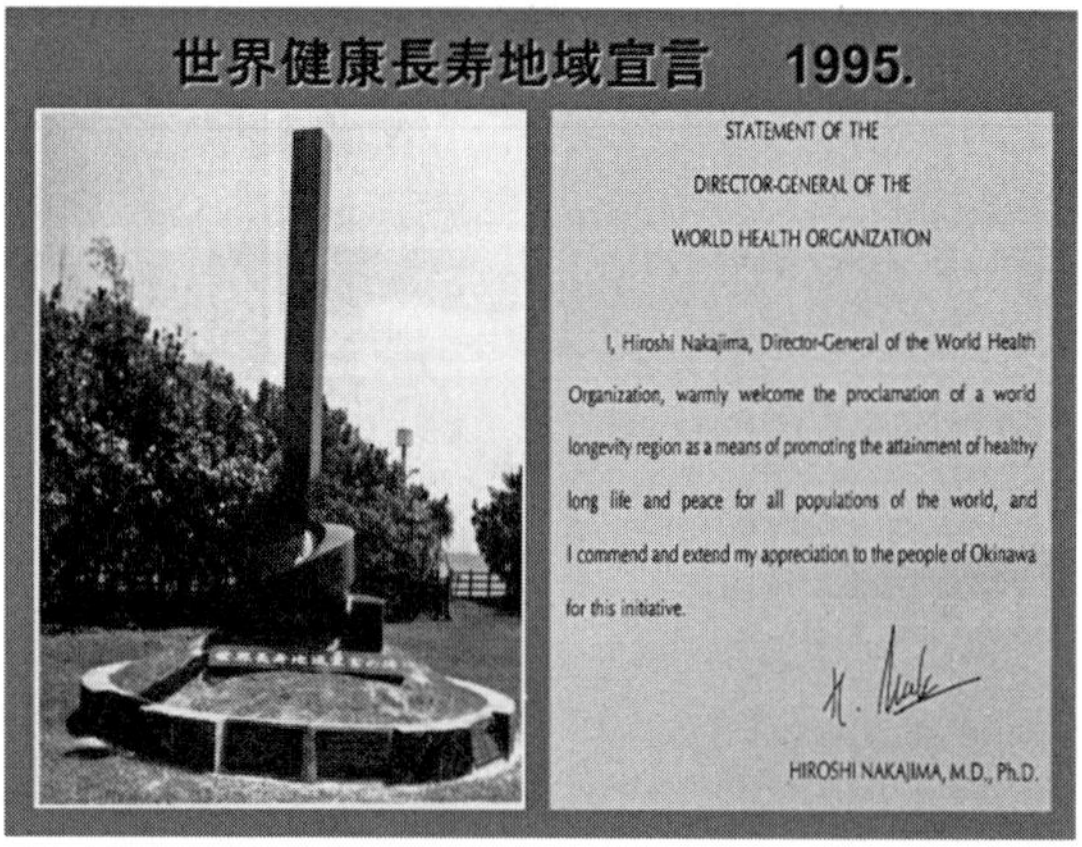

世界健康長寿地域宣言とＷＨＯ総長の祝辞（1995年）

世界の長寿地域の代表に躍り出たのであった。その結果、全世界から多くの研究者、マスコミ、著者、学生等が引っ切り無しに来沖するようになった。ブラッドリー・ウィルコックス、クレイグ・ウィルコックスの二人もダン・ブレッドナーもそれらの一群の中に入っていった。

# 第6章　ブルーゾーンのひらめきはどこから

ダン・ブェトナーが最初に沖縄を訪れたのは、子供たちのリクエストに応じてその回答をウェブで放映する“QUEST”という番組を担当していたことによる。それまで同じ番組をメキシコ・ロシア・アフリカで取材していた。地域を訪問する前には必ずその地域の特性と事情を把握していなければならない。彼が調べたところによると沖縄には百歳老人がアメリカの3倍も多く、心臓病がアメリカ人に比して5分の1と少ない。平均寿命がアメリカ人より7年も長く、健康長寿だけではなく、さらに〝ハッピー〟であることが分かっていた。その解明が“QUEST”の沖縄取材の目的のひとつであった。

その番組を成功させるために、通訳兼計画仲介者を雇う必要があった。それを東京で募集したところ若い女の子がそれに応じてきた。彼女はサヨコと言った。彼女はブーツを履いて、ダブダブのソックスでカーキ色のショーツ、ピスヘルメットをかぶっていた。それは彼が今まで見たこともないサファリスタイルの女の子であった。番組の中では百歳のおばあ、奥島ウシさんが対象として選ばれた。その番組では子供たちのリクエストに応じて翌日までに番組を作り

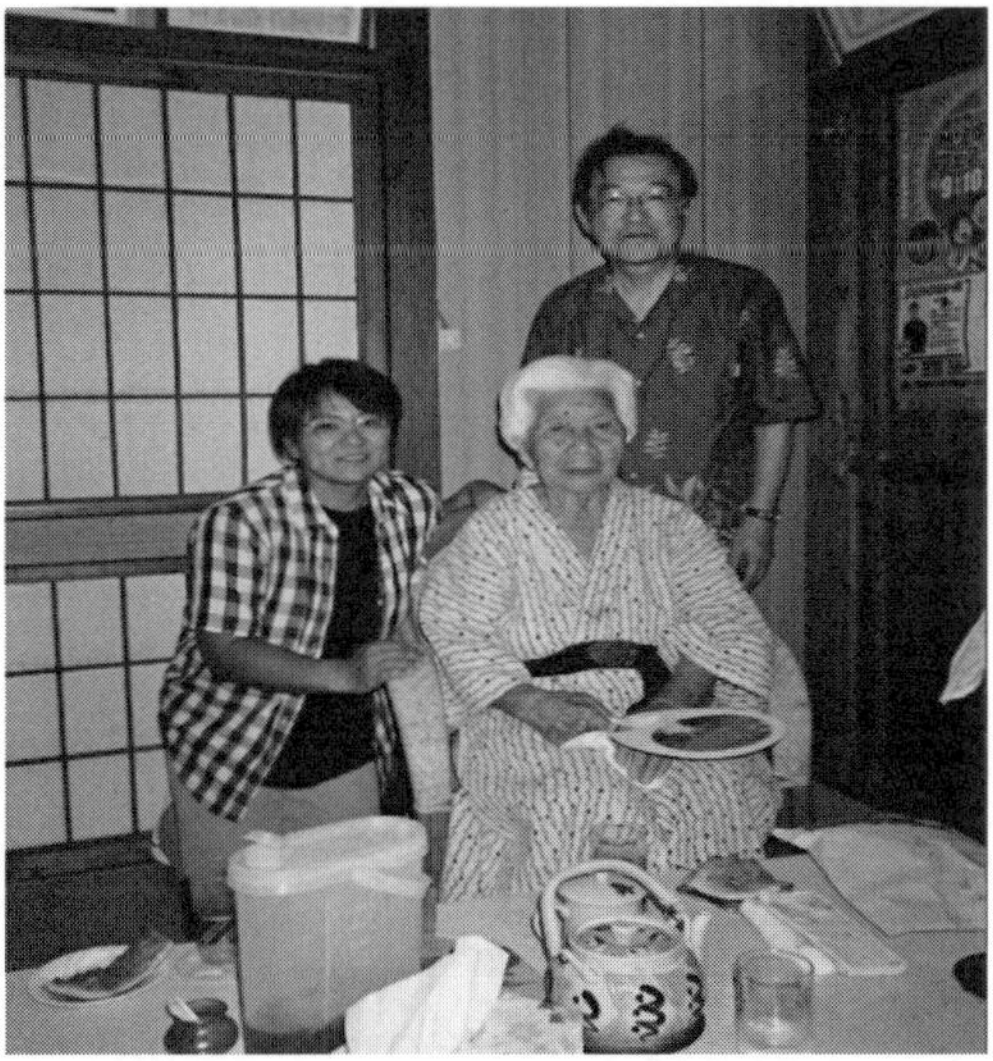

奥島ウシさん（108歳）大宜味村の自宅にて

上げてウェブに載せなければならない。そのためには毎日がてんてこまいで昼夜を問わず、徹夜が続いた。したがってサエコと個人的な話などする時間がなかった。取材を終わって最後に打ち上げ会でカラオケを歌って別れた。

４年が経っていた。今度はナショナルジオグラフィックの企画で、〝長寿ライフの秘密〟のカバーストーリーを書くことになって、沖縄を訪れた。４年前のことを考えるとサヨコが適任だと考えた。彼女は結婚し、南西諸島の屋久島に住んでいて二人の子供の母親になっていた。彼の熱心な要望によって、彼女の応諾をやっとのこと得られた。しかしダンは彼女の変身ぶりに驚いたという。サファリスタイルはどこにもなかった。彼女は言う、４年前の時の話である。彼女はウシさんの家で初めて会った時のことであった。しかも外国人なのにウシさんは皆をビッグスマイルで迎えてくれた。そして友達の様に話してくれて、即座にビッグハグの雰囲気で歓迎してくれた。彼女は周り全体が彼女の家族や友達の様にハッピーにした。

「ウシさんは特に私に話しかけはしなかったが、私は大きなエネルギーを彼女からもらったのよ」。サヨコは「これが私のゴール。私は馬車馬のように夜昼追いかけまわされる毎日であった」「過去の災いを悔やんだり、将来のことを思い悩まない」「ウシさんのようになりたい。これが皆を Feel Good にする」と語った。

話を今回の当日に戻そう。ウシさんは笑顔でサヨコの手をつかんだ。サヨコが言った。その時「あなたが私に息を吹き込んでくれたのよ。今私は幸せ」。サヨコが初回に会った時のように心に響くものを感じた。それをサムシングと言おう。それがサヨコの行動に大きな変革をもたらしたサムシング・エネルギーを起こしたのだ。ダンはそれに感激したのであったろう。〝これぞ長寿科学の目指す真髄であり、ダンの提唱したブルーゾーン科学である。そしてブルーゾーンに住むウシさんのような人の生活の知恵と経験の集積が、人間の好ましい生育・成長・生活、しいて言えば命の持続、生き甲斐をもたらす。それが個人のブルーゾーンというものであろう！

# 第7章　ブルーゾーンの謂われ

「困りますね」。精神科の教授が目を丸くして飛び込んできた。〝ブルー〟は、憂鬱を表す言葉である。しかし、ダン・ビュエットナーが提唱しているブルーゾーンは、健康長寿地域を示す言葉になっていた。そして、世界中でブルーゾーンブームが湧き起こっていた時であった。ところで、どうしたものだろうか？　相変わらず日本だけが鬱にこだわっていた。

１９０８年に、日本とフランスの交流１５０周年記念の博覧会がパリで開かれたときに、私は講演を頼まれたのである。その時には、沖縄という名前の化粧品会社がスポンサーとなっていた。ところが、その頃、オキナワという名前を冠した会社があちこちにあって、オキナワはなんと健康長寿の普通名詞になっていた。沖縄のキーワードは西洋諸国では、米軍基地ではなく、健康長寿であった。したがってブルーゾーン沖縄は、私にとっては、すんなりと理解されて、何も違和感を感ずることはなかった。

１９８０年、１９８５年に国勢調査で、沖縄は男女ともに平均寿命が世界1位を記録していて、そこで沖縄は世界長寿地域宣言になって、ＷＨＯの事務局長を招待して長寿の式典を開いて世界に宣言することになった。１９７６年からＯＣＧ（沖縄百寿グループ）の研究発表もさることながら、長寿地域が世界に世界に広まった。そこで、National Geographic は、視聴者と企画者が相互に交流した“Quest”というオンライン番組を作り、ダン・ビュエットナーがそれを担当することになった。その時たまたま、健康長寿が話題に上った。その時彼は、沖縄を選んだのである。この時に、ＯＣＧが相談を受けた。我々はその企画に賛同して、対象地域にやんばるを勧めたのである。彼は、１００歳の奥島ウシさんを密着取材した。彼女は、現役で食堂で働いていた。彼は、やんばるの青い空、青い海に魅せられただけではなく、ウシさんの言動、想い、意気込みや、生き甲斐に感動し、そのバックにある沖縄文化に魅了された。彼は、以前サルディーニャの百寿研究グループにも会っていた。この時、ジョバニー・ペスやミッシェル・プレーンとの会合の席上、世界地図を取り出して長寿地域に青いペンで丸を付けた。

それがブルーゾーンという用語の始まりであるといわれるが、ダンの頭の中は沖縄の青い空、青い海、そしてあのときの感動で満たされていた。

それが地域に拡大すれば地域の大きな力となる。「ランドスケープ」という言葉は本来「自然環境」を表す言葉であるが、これをエコロジカル（民俗学的）表現をすると生活習慣や民族習慣等をも含めた「ソーシャル・ランドスケープ」にもなる。それがブルーゾーン・ブームを巻き起こしたのである。彼は沖縄のソーシャル・ランドスケープに感動して、世界のブルーゾーンを探検することになったのであろう。彼は世界中の健康長寿と目される地域を自転車に乗って足でかせいで探検をした。そして超長寿地域の超長寿者に密着取材し、彼らから実生活の知恵を採取し、それらを総合した。そして彼一流の卓越した表現力を発揮して、“Blue Zones”を著した。そして彼を取り巻く医師や統計学者や行政担当者や文化人などを選んでBlue Zone研究会を組織して、“longer, healther”に“happier”を加えてBlue Zoneの典型とした。そしてBlue Zoneと目される地域を訪れ取材して、それらの地域の長寿記録や研究発表を基にBlue Zone会議で審議した結果、次の５地域を世界中からブルーゾーン地域として選出した。日本の沖縄、イタリアのサルディーニャ、コスタリカのニコヤ半島、ギリシャのイカリヤ島、そしてアメリカのローマリンダである。

沖縄は、男女共に平均寿命が世界一で百寿者の数も世界一である。サルディーニャでは男性の平均寿命が女性よりも高く百寿者率が高い。ニコヤ半島では健康保険利用率が世界一低い。つまり国民全体が健康であることを表している。ローマリンダでは市民の平均寿命がアメリカの平均寿命よりも10年長い。

彼は"Blue Zones"に生きている長寿者から得られたライフスタイルを解析統合して"9 powers"と称してピラミッドスタイルで表現して発表している。

9 powers は次の9項目からなっている。第一は自然の運動で、スポーツやマラソンなどの様に意図的に行う運動ではない。第二は人生の目標、つまり生き甲斐を持つことである。第三はストレスを回避することで、個人個人によって方策が異なる。第四はいわゆる腹八分で、一種のカロリー制限にあたる。第五は菜食傾向で、特に豆類の摂取を勧める。第六は軽度の飲酒で、午後五時までに少量を飲酒する。第七は模合で代表されるような交流サイクルに参加する。第八は地域活動やボランティア等での社会貢献サービスに参加する。第九は家族ないし近隣の人たちへの愛の実施と同時に受け入れる心を持つことである。

## 5大ブルーゾーン(世界健康長寿地域)

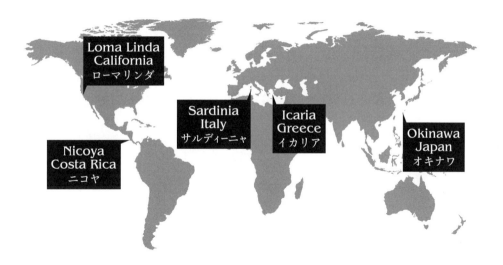

# 第８章　活き活き長寿の秘訣はこれだ！

２００２年に我々が出版した『沖縄プログラム』は沖縄の健康百寿者を個別訪問して集めた医学データとそれを裏付ける健康長寿生活の知恵を紹介したもので、５００ページ以上よりなる英文の書である。それらのデータを分析して以下の４項目「食生活」「身体活動」「自助の生活態度」「互助の習慣」に分類して、できるだけ分かりやすい文章で書いた一般書である。内容はダン・ブェナー著の『ブルーゾーンの9 powers』と全く同じである。9 powersではピラミッド型に図説したので一般受けはするが、内容が重複していて整理されていない感じを受ける。

沖縄プログラムでは４項目に分類した。分類した第一は食文化である。ここで私はあえて〝食文化〟を強調したい。従来、栄養学の専門家は健康長寿のライフスタイ

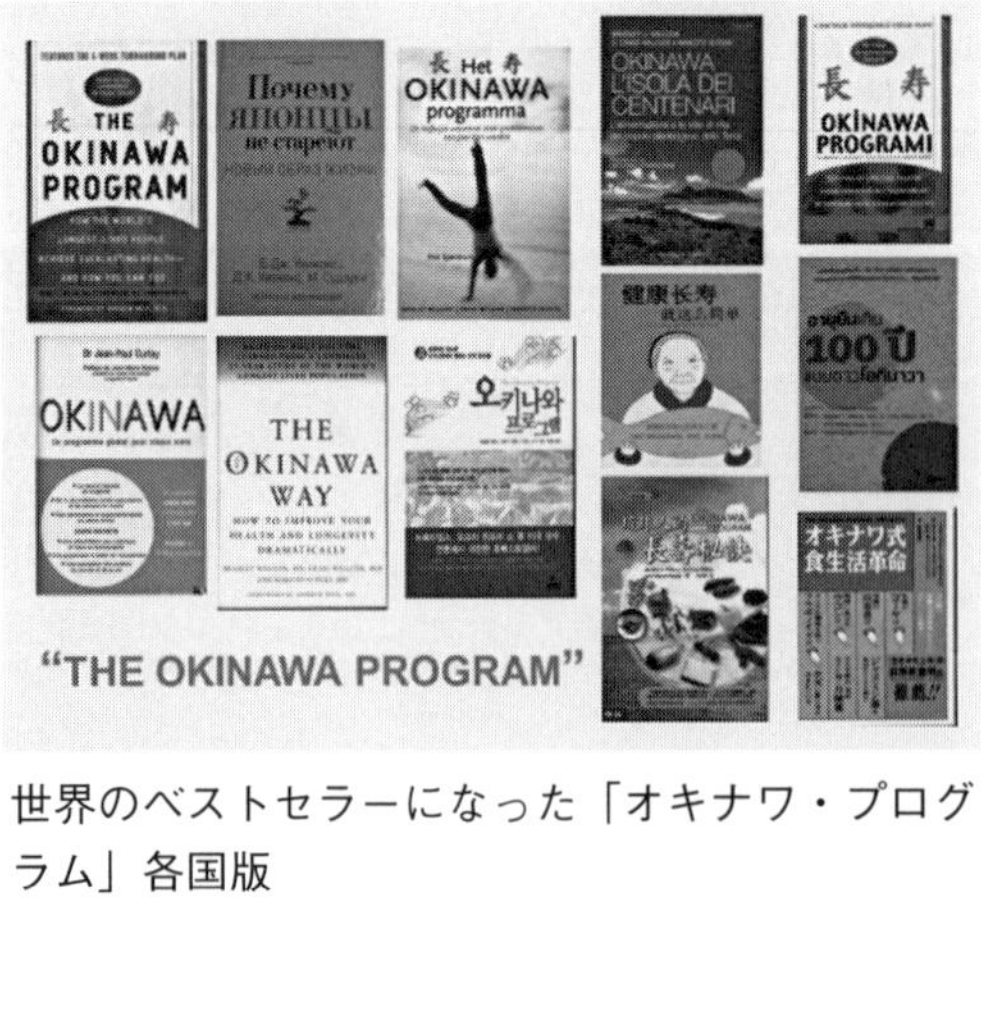


世界のベストセラーになった「オキナワ・プログラム」各国版

ルを述べる時には食べ物のイングレーディエント（食材）の分析を強調する傾向がありすぎる。食材の内容もさることながら、食べる食品や食行動の観点から考えると、食材よりも調理された食品そのものの解析に重点を置くべきだと考えられる。確かに調理過程によって食品の内容が大きく変わってくるであろう。例えば豚肉の豚足料理「てびち」でも、従来の伝統的なコンロと近代的なオーブンレンジ器による調理品とでは、見られる白色部分は前者ではエラスチンやコラーゲンであるが、後者ではコレステロールの塊である。そして食事摂取マナー等によっても異なるであろう。例えば、家族団らん型と一人でテレビを見ながらのレトルト食品のかけ込み型食事等とでは。

第二は身体活動であるが、食文化と同様に多くの文献があるのでそちらに譲る。本書では第三の項目の自助のマナーと第四の互助習慣について詳細に述べることとする。特にそれらは沖縄のブルーゾーンの基礎となった独特なものが多い。しかもそれらは互助の習慣にも関係するし、ダンの探検したブルーゾーンライフのサムシングに相当する。またそれらは巻頭言の疑問に対する回答を示唆するものもある。

自分の健康は自分で守ることを自助“Self help”という。ＷＨＯでは自助には身体的健康、精神的健康、社会的健康のほかに“Spiritual health”が存在すると言っている。その“Spiritual health”は「魂的」あるいは「霊的健康」と訳されている。それらは日本人には馴染みにくい言葉である。しかも欧米人に「あなたの Spiritual health は？」と尋ねると、多くの人たちは「神を信じ神を礼拝する」との答えが返ってくる。これは次の世が極楽で神の懐での安寧を求めるためという。しかし日本の場合は全く異なり、生き甲斐を持ち続けることによってもたらされる精神状態であって、ひと言で表現することはできない。沖縄でも「あなたの生き甲斐は何ですか？」と問うと、老人に限らず、若い人たちでも誰でも一瞬構えてしまう。それは人によって異なるし、時とともに変わる。また人種によっては大変違った解釈となってしまうこともある。

確かに「生き甲斐」という言葉は日本独特の言葉である。『広辞苑』などの辞典によると英語では“reason of being”“sense of purpose”“meaning of life”等と訳されているが、それらはあまりにも抽象的であり、しっくりする同義語は存在しない。最近では「IKIGAI」そのものが、そのまま欧米をはじめ諸外国で翻訳されないまま外来語として使用されている。

私は日本国内はもとより、アメリカをはじめフランス・イタリア・ブラジル・マレーシア・

中国・そしてコスタリカ等の諸国から招待され、講演する機会に恵まれた。その都度、沖縄の「生き甲斐」を強調した。イタリアのサルディーニャのサッサリー大学では、ジョバニ・ペス教授がシンポジウムを主催し、その時のポスターに日本語で「生き甲斐」を大きく載せられているのが印象に残っている。２０１８年には、スペインのガルシアが日本を訪問してから得られた知見から〝IKIGAI〟を著したところ大反響を起こし、世界的生き甲斐ブームを巻き起こしている。

１９５７年、私が最初に沖縄に赴任した頃には沖縄の老人は沖縄方言しかしゃべれなかった。それは金田一氏が言っているように、日本語とは全く異なる言語体系である。用語そのものも言葉の配列も発音も日本語とは全く違い、全文をそのまま暗記することの方が手っ取り早い。しかも沖縄の言葉には文字は全くないのである。したがって沖縄語は方言ではなく、独立した沖縄語というべきである、と彼は言っている。

沖縄語でも英語と同じく「生き甲斐」という言葉はない。長年の生活歴を話しているうちに次第に個人個人の生き甲斐を探ることはできる。しかし老人に「あなたの生き甲斐は何ですか？」と直接質問をして答えを求めることは困難である。私は沖縄の有名な知識人たちに「〝生き甲斐〟は沖縄語で何と表現するんですか？」と聞いたが、ただひとりとして適当な用語を指摘できなかった。

ところで沖縄には日本本土とは異なる独特の生き甲斐が存在する。私は彼らの社会的ならびに心理的環境から得られた数多くの沖縄独特の「生き甲斐」の実例を探して、２０１８年10月、沖縄科学技術大学院大学（ＯＩＳＴ）主催の講演で紹介した。それはTED STYLEでYouTubeを通して全世界に放映された。その反響は大きかった。その結果、欧米諸国をはじめ全世界から「沖縄の生き甲斐」を勉強したり取材したりする目的で、多くの研究者、マスコミリポーター、カメラマン、ライター、画家、学生等が続々と私の研究室に殺到するようになった。

それが口火になって全世界に〝生き甲斐ブーム〟がわき起こり、生き甲斐に関する書物や情報が世界のあちこちから発信・発表されるようになった。しかも生き甲斐を必ずしも的確に捉えられていないものが多い。

沖縄の百寿おじい・おばあのデータから、沖縄の生き甲斐についてまとめてみた。生き甲斐とはマインドセットの対象物であって「考え方」そのものではない。それには外因と内因がある。内因には努力して得られた能力を発揮する対象として芸能や体力や学力がある。それを図

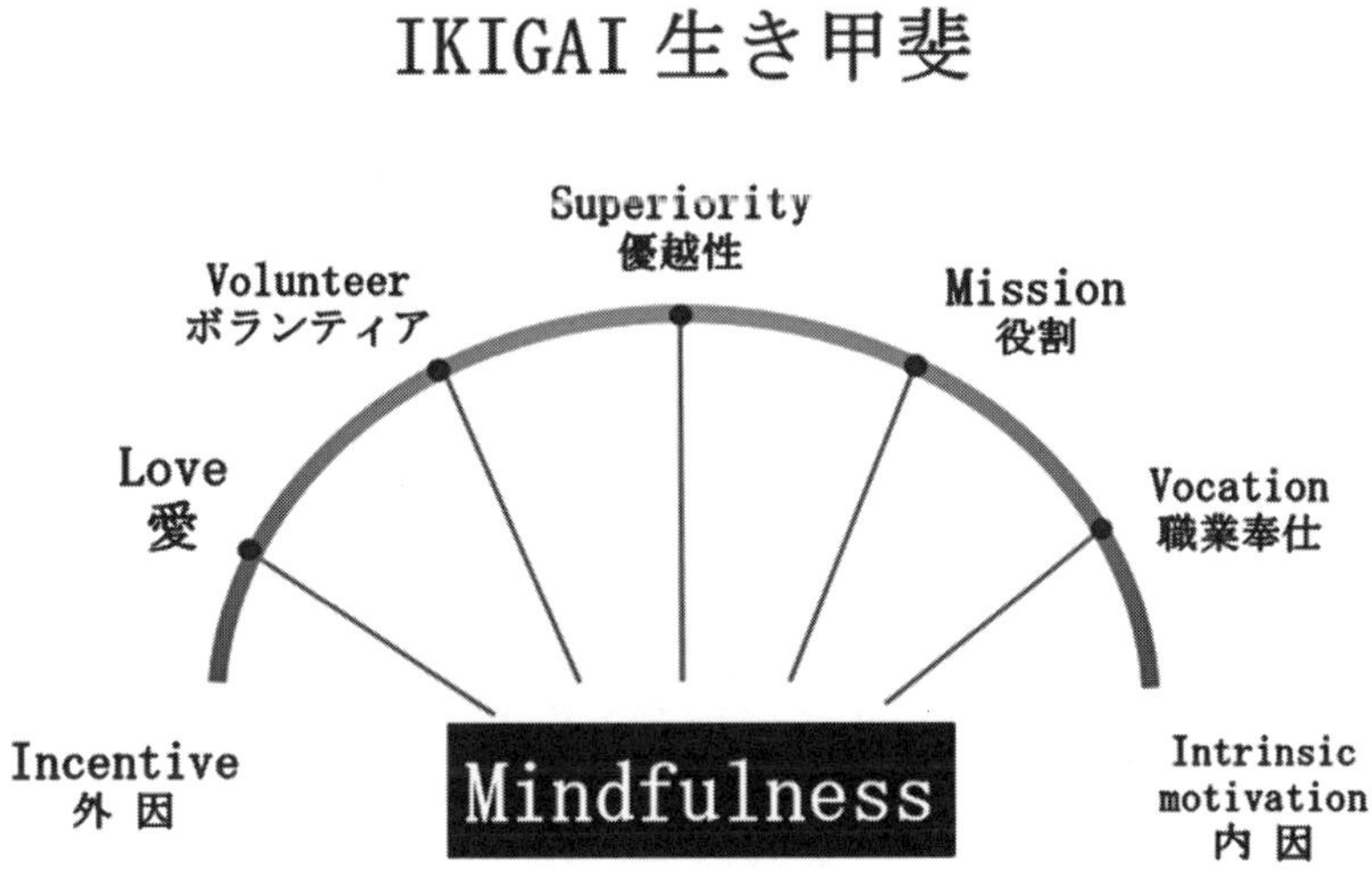


図7-1　生き甲斐の対象

示すると図7―1のようにMission（天職）やVocation（職業倫理）等がある。それらはすべてが生き甲斐となりうる。その考え方がマインドフルネス（Mindfullness）である。

沖縄には独特な伝統的な健康長寿を祝う風習がある。その代表的なものがカジマヤーである。それは数え年97歳の祝いである。97はトゥシビーと言って十二支にあたる年男年女を祝う第8回目に相当する。第5回目が61歳の還暦で、第6回目が73歳の古稀祝いが有名である。カジマヤーは盛大で公民館や大きなホテルで門中（広範囲の家族）や友人や関係者を招待して盛大な式典と宴会が催される。結婚式よりも盛大である。その際は〝あやかり〟という儀礼が行われる。当人からの献杯をもらったり握手したり体に触れたりして縁起を授ける。当人は紅型などの伝統衣装で身を固める。当日は自宅から会場まで盛大なパレードをする。パレードは街の中心部や拠点をめぐる。そこで地域の人々がエイサーなどの太鼓や踊りの演技をしたりしてお迎えする。その時は小さな風車を駆け付けた人たちに渡す。風車は〝童心に帰った〟ことを意味する。その祝いはあの世に行くリハーサルと言われ、死への心の準備が養われると言われる。カジマヤーは老人だけではなく、ウチナーンチュ（沖縄人）は誰でもカジマヤーを迎えたいと望んでいる。

「カジマヤーまで生きるぞ」

それがウチナーンチュの生き甲斐である。

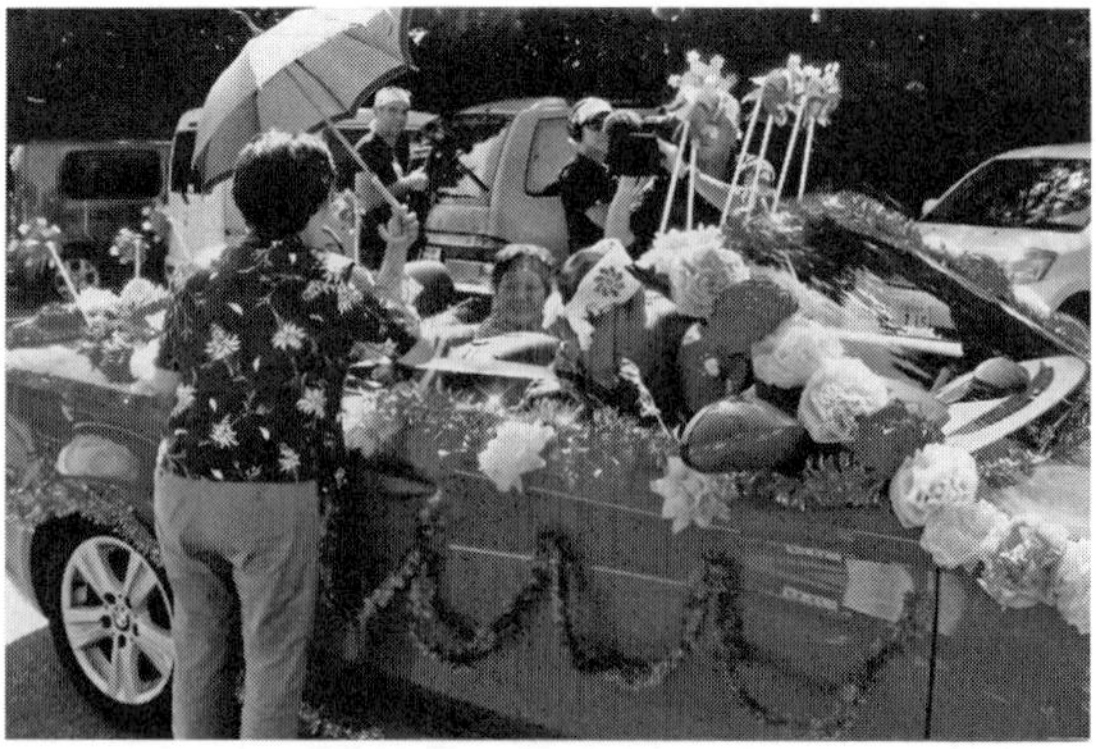

カジマヤーのパレードにて

# 第9章　元気百寿者ってどんな人？

我々沖縄百寿者研究グループは琉球大学医学部附属病院地域医療部の時代から、１９７５年より40年余にわたって、居住地を訪問して沖縄百寿者の健康チェックを行ってきた。健診順序としては、問診、聴打診に続いて、心電図記録、採血検査（生化学、血清学、血液学、免疫学）を行った後、ＡＤＬチェック、知能テスト、生き甲斐の聞きだしを行った。年度によっては脳波記録、心エコー図、脈波伝達速度（ＰＷＶ）、骨密度測定などを追加して行った。

調査開始当初の１９７５年頃には百寿者の90％が在宅で自立であったが、その後百寿者の数が多くなり、老人ホーム等に収容されている虚弱な百寿者がうなぎ上りに上昇して要介護者が90％となった。しかも百寿者の総数が１０００人以上にもなると、悉皆（しっかい）調査はまったく不可能となり、サンプリングをせざるを得なくなった。

１９９４年まではサンプリングによるバイアス（偏り）をできるだけ少なくすることを考慮して行った。したがって、年度別比較ができたので、それらを用いて１９７０年、１９８０

年、１９９０年代の百寿者のＡＤＬの横断的な比較を試みた。それらのデータは１９７５年から１９８０年、１９８６年から１９８８年、１９９２年から１９９４年の３群である。その結果はＡＤＬの低下、すなわち不健康状況の増加を如実に示している（図８－１）。

次に１９８７年からは外見上健康と思われる在宅の自立百寿者を選んで健康チェックを行った。その際、視診、触診、聴打診による理学所見に、臨床検査データを加えて考察することにした。その結果はやや専門的になったきらいがあるが、健康百寿とは決して夢ではなく、人生百歳時代を迎えようとしている。以下、健診順序に従って自立百寿者のデータを紹介する。

## □ 貧血

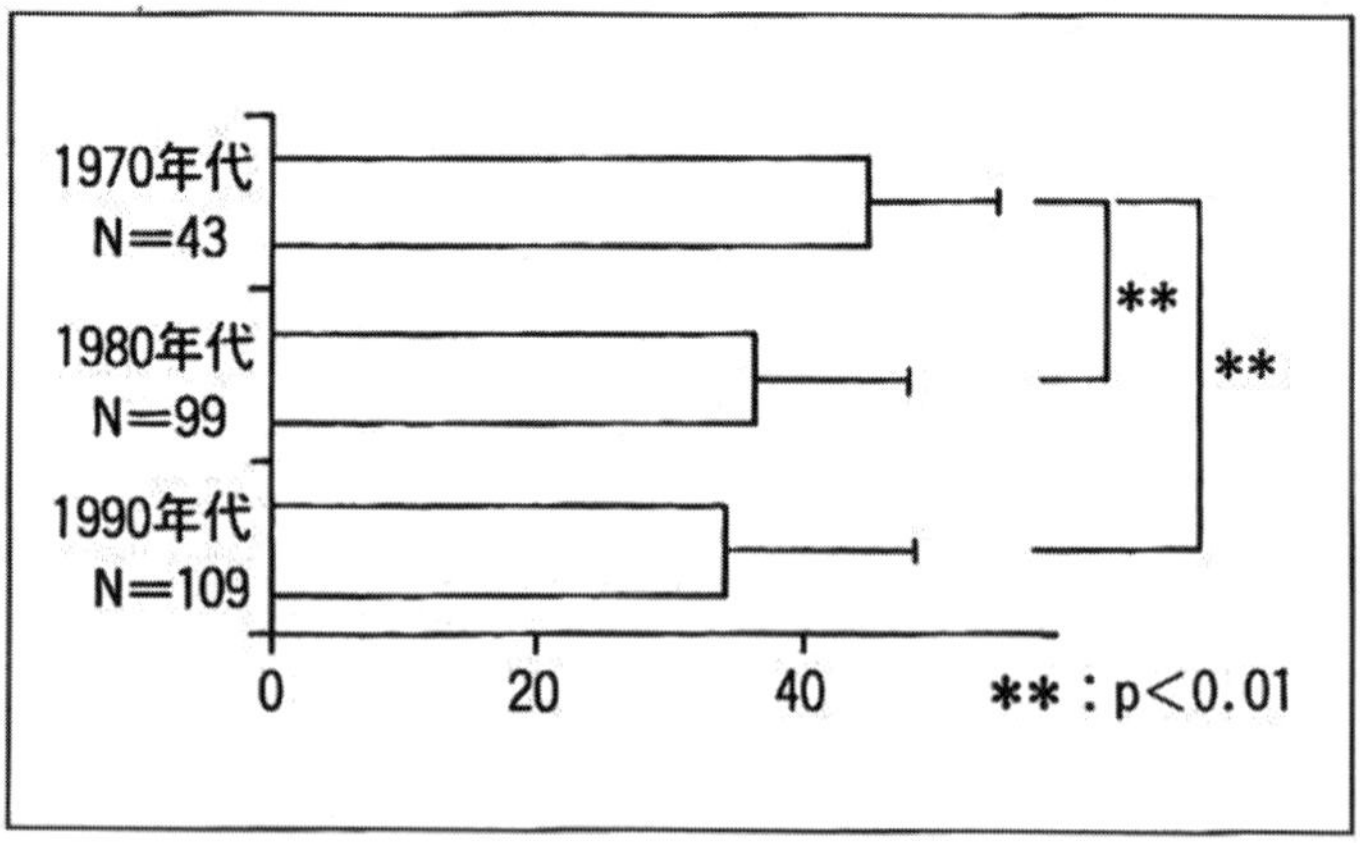


図8-1　百寿者年代別ＡＤＬ（日常活動能力）の比較（%）

眼瞼結膜の視診による貧血の判定の結果、百寿者ではやや貧血を含めて、男性28・６％、女性29・４％で成人に比べて貧血が多く、血液検査データでは男性健常百寿者の赤血球数は４０３±54・７万／μℓ、ヘモグロビン値は12・４±１・３ｇ／dℓ、女性健常百寿者ではそれぞれ３７５±43・９万／μℓで、11・６±１・２ｇ／dℓであった。

□ 動脈硬化

ＰＷＶ（脈波伝達速度）の測定ならびにＡＩ（動脈硬化指数）の算定のできた百寿者が40名（男７名、女33名：平均１０１・１歳：１００～１０５歳）を対象に、70歳以上90歳未満の健康老齢者（92名）を対照群として比較検討した。

ＰＷＶ測定はアモルファス脈波センサーを用いた血流速度測定計によった。さらにフリードワルド変法（AI（動脈硬化係数）＝〔TC-HDLC-TG/5/HDLC〕）に基づいて生化学的にＡＩを算出した（表８―１）。百寿者のＰＷＶの平均値（10・１５±２・０４ｍ／ｓ）で対照の平均値（８・４５±１・４４ｍ／ｓ）に比べ有意に高かった（$p$＜0.0001）。これは男女とも同様であった。百寿者のＰＷＶの平均値（10・１ｍ／ｓ）は、荒井の平均値を基本に計算するとほぼ80歳の値に相当する。百寿者群の平均年齢が１０１歳であるから、我々の調査した百寿者の大動脈は予測値より20歳も若いということが分かる。

| | | | PWV | AI | TC | TG | LDLC | HDLC |
|---|---|---|---|---|---|---|---|---|
| 百寿者 | 全　体 | mean | 10.15† | 1.91† | 166.2† | 108.3 | 102.4† | 49.8 |
| | ($n$=40) | SD | 2.04 | 0.53 | 33.3 | 46.8 | 25.1 | 10.6 |
| | 男　性 | mean | 10.88† | 1.87 | 165.5 | 100.8 | 104.3 | 50.0 |
| | ($n$=7) | SD | 1.80 | 0.41 | 38.6 | 33.0 | 31.2 | 7.1 |
| | 女　性 | mean | 10.02‡ | 1.92† | 166.3† | 109.6* | 102.1† | 49.7 |
| | ($n$=33) | SD | 2.05 | 0.51 | 32.3 | 48.8 | 23.9 | 11.1 |
| 対照 | 全　体 | mean | 8.45 | 2.59 | 207.6 | 129.1 | 126.0 | 52.1 |
| | ($n$=92) | SD | 1.44 | 0.88 | 36.0 | 73.7 | 30.8 | 11.2 |
| | 男　性 | mean | 8.36 | 2.52 | 192.7 | 116.0 | 117.7 | 50.1 |
| | ($n$=45) | SD | 1.27 | 1.03 | 36.0 | 56.2 | 31.5 | 11.4 |
| | 女　性 | mean | 8.54 | 2.66 | 221.8 | 141.5 | 133.8 | 54.1 |
| | ($n$=47) | SD | 1.56 | 0.70 | 29.7 | 85.4 | 27.9 | 10.5 |

TC：総コレステロール，TG：中性脂肪，LDLC：LDL コレステロール，
HDLC：HDL コレステロール．
mean：平均値，SD：標準偏差．
* $p<0.05$，‡ $p<0.001$，† $p<0.0001$．

表8-1　百寿者の PWV（脈波伝達速度）、AI（動脈硬化指数）と血漿脂質分画

ＡＩの百寿者の平均値（１・９１±０・５３）と、対照の平均値（２・５９±０・８８）との間には有意差を認めた（$p$＜0.0001）。しかし、ＰＷＶとＡＩの間には有意な相関は認められなかった。百寿者ではＰＷＶ値は広範囲に分布しているが、ＡＩ値は全体的に低く、対照群ではＰＷＶ値は10ｍ／ｓ以下の範囲に集中する傾向がみられ、他方でＡＩは全般に高い値を示した。それは大動脈硬化を表すＰＷＶと細小動脈硬化を反映するＡＩの間で動脈硬化の進行の位相のずれがあることを示唆しているように思われる。百寿者では相対的に細小動脈硬化の進行は大動脈硬化の進行に比して遅い、これが石井等の報告にあるように、百寿者が病的なアテロームを形成する動脈硬化による病的老化よりも、線維化などを中心とした生理的老化が主体であることを示唆しているものと思われる。

## □ 脈拍数と不整脈

脈拍に関して初診時の理学所見から得られた平均脈拍数は男性74・６±15・１／分、女性76・５±13・０／分であったが、90／分以上の頻脈は男性４名（６・３％）、女性37名（12・９％）にみられた。

不整脈の触診は脈拍の触診時間によるバイアスを除くため、触診を30秒間にした。その際、男性の52・2％、女性の29・6％に不整脈が認められた。それを科学的に証明するために1976年から1994年にわたる百寿者234名について12誘導の安静時心電図による不整脈の種類別出現状況を70歳から79歳健常老人群234名と比較し表8－2に示した。心房細動ないし心房粗動は5・1％、ペースメーカー1・3％を含め高度の房室ブロックは2・6％、心室頻拍は0・9％、心室性期外収縮は16・2％、心房頻拍は2・6％、心房性期外収縮は32・5％みられた。

## □血圧

百寿者の血圧の平均値は男性で130／71㎜Hgで女性で130／73㎜Hgであり、正常血圧レベルであった。しかし、この際、高血圧レベルを収縮期血圧160㎜Hg以上、拡張期血圧95㎜Hg以上でとると、男性1名（1・6％）、女性4名（1・4％）がそれに該当した。しかし、初回訪問で心理的緊張で血圧が上がっていると考えられるので、臨床的意義は少ない。したがって、百寿者には基本的には高度な高血圧症はない。高血圧症とそれに伴う脳血管障害や、心・腎障害は百歳までに淘汰されている可能性もある。

| | | 70歳代老人 | % | 百寿者 | % | 検定（P） |
|---|---|---|---|---|---|---|
| 波型 | QS-rS 型（$V_{1-6}$） | 32 | 13.7 | 46 | 19.7 | 0.08 |
| | QS-rS 型（ⅡⅢaVF） | 0 | 0 | 5 | 2.1 | 0.07 |
| | LVH | 28 | 12 | 13 | 5.6 | 0.02* |
| | Low voltage | 9 | 3.8 | 57 | 24.4 | p＜0.0001**** |
| | ST-T | 57 | 24.4 | 84 | 35.9 | 0.007** |
| | CLBBB | 10 | 4.2 | 3 | 1.3 | p＜0.0001**** |
| | CRBBB | 41 | 17.5 | 16 | 6.8 | 0.0004**** |
| 調律 | SVPC | 12 | 5.1 | 76 | 32.5 | p＜0.0001**** |
| | PVC | 12 | 2.1 | 38 | 16.2 | 0.001*** |
| | SVT | 1 | 0.4 | 6 | 2.6 | 0.1277 |
| | VT | 0 | 0 | 2 | 0.9 | 0.4786 |
| | af-AF | 4 | 1.7 | 12 | 5.1 | 0.075 |
| | AV-B | 2 | 2.9 | 6 | 2.6 | 0.2847 |
| | PM | 0 | 0 | 3 | 1.3 | 0.2467 |
| | 総数 | 234 | 100 | 234 | 100 | |

*p=0.05, **p=0.01, ***p=0.001, ****p=0.0001
LVH：左室肥大，CLBBB：完全左脚ブロック，CRBBB：完全右脚ブロック，SVPC：心房性期外収縮，PVC：心室性期外収縮，SVT：心房頻拍，VT：心室頻拍，af：心房細動，AF：心房粗動，AV-B：房室ブロック，PM：ペースメーキング

表8-2　百寿者の心電図異常所見出現率の比較

### □心雑音と心筋・心内膜疾患

百寿者でことに多い心雑音では僧帽弁閉鎖不全を想定できる心尖部のⅢ度以上の全収縮期雑音は男性ではなく、女性で９名（３・１％）にみられた。心尖部収縮期雑音でもⅡ度以下で持続の短いものは臨床的意義は少ないものと考えられた。一方、僧帽弁狭窄を示す心尖部の拡張期ランブルないし僧帽弁開放音を聴取できる者は男性ではなく、女性１名（０・３％）であった。

大動脈弁閉鎖不全を想定できるⅢ度の心基部の拡張期雑音は男性ではなく、女性４名（１・４％）に認められた。心基部のⅢ度以上の収縮期雑音は男性１名（１・６％）、女性４名（１・４％）に認められ、大動脈弁狭窄症が疑われた。心基部の収縮期雑音でもⅡ度以下であったり、楽音様雑音である場合は機能性心雑音と考えられ、男性ではなく、女性29名（10・１％）に認められたが、その多くは貧血によるものであった。心音の純なものは男性52名（82・５％）、女性（58・０％）であった。

聴診所見を裏付け、より正確に診断すべくポータブルのメカニカルタイプのエコーグラムを用いて、百寿者38名（男性10名、女性28名）について心断層図を撮影した。僧帽弁の弁輪（９名）腱索（７名）、乳頭筋（４名）のいずれかに石灰化の認められる者が合計12名（31・６％）あり、僧帽弁閉鎖不全の原因と考えられる。それらのなかには心筋梗塞による腱索断裂は認められなかった。大動脈弁の石灰化は15名（39・５％）に認められ、そのなかの１名は明らかに大動脈弁閉鎖不全と考えられた。

百寿者の心筋障害や心肥大の状況を心電図で調べた。１９７６年よりとられた百寿者、総計２３４名について波形解析結果を表８—２に示した。ＱＳないしｒＳパターンは51名（21・８％）にみられたが、胸痛の既往は、胸部誘導の46名とⅡⅢａＶＦ誘導５名を併せて全員無自覚であることを考えると、心筋梗塞よりもアミロイド沈着をも含めた心筋の代謝異常を考えるべきである。同時に低電位やⅠ度房室ブロックや脚ブロックやＳＴ—Ｔ変化も同様に代謝障害によっておきてきたものと推測される。一方、左室肥大は５・６％にみられたが、ＳＴ—Ｔ異常を伴っているものは少なく、Ｒ高電位のみの者は心肥大よりもやせによる電極への電位伝達距離の接近によるものと考えられる。

## □ 心ポンプ機能

心のポンプ機能を調べるべくＳＴＩ（収縮時間計測）を47名の百寿者について行った。一般に心機能低下とともにＰＥＰ（全収縮時間）は延長し、ＥＴ（駆出時間）は低下する。したがって、ＥＴ／ＰＥＰは小さくなるが、百寿者のＥＴ／ＰＥＰの平均値は３・２２±０・８１で若年群と特に変わりはなかった。

百寿者では若年者にみられるようなリウマチ性の病変よりも加齢とともに起きた心筋代謝障害が根底にあり、さらに弁尖、弁輪、腱索の石灰化によって逆流を起こしていると考えられる。大半はポンプ機能が保全されていて代償期にあると思われるが、何らかのきっかけによって死期が訪れると考えられる。

## □ラ音

聴診によるラ音の聴取は男性８名（12・７％）、女性41名（14・３％）にあり、肺の線維化や気腫が疑われた。これらが基礎となって気道感染を起こすと肺炎となる可能性を秘めている。肺炎は血栓症や心不全とともに百寿者の三大死因の一つに数えられている。

## □浮腫と肝・腎機能

浮腫＋＋は男性３名（４・３％）、女性12名（４・２％）に、＋は男性22名（34・９％）、女性49名（17・１％）にみられた。浮腫の原因は種々あって心性、腎性、肝性の他、ホルモンのバランス障害や代謝障害や起立性のものもあって一概に原因を把むことはできない。百寿者では採尿が困難であり、蛋白尿を確認することはできない。そこで血清クレアチニンを測ったところ、百寿者の平均値は男性１・２±０・３㎎／dℓ、女性０・９±０・４㎎／dℓで正常範囲内にあり、１・３１㎎／dℓ以上の異常者は男性12名（19・０％）、女性15名（５・２％）に認められたが、要治療の異常者は１名もなかった。

肝機能についてGOT、GPTともに高値を示すものは少数で、男性ではなく女性１名（０・２％）であった。なお、GOTの平均値は男性21・３±８・９IU／l、女性20・０±８・３IU／lで、GPTは男性12・５±８・１IU／l、女性10・５±５・９IU／lで正常範囲内にあった。

## □麻痺

半身麻痺ないし単麻痺は男性２名（３・２％）に、女性では16名（５・６％）にみられた。いずれも脳卒中によるものであったが、それらのうちの９名（50％）が在宅でケアされていた。

## □拘縮

拘縮の大半は膝・足関節で、股関節のものを含めて男性で17名（27・０％）、女性で１０４名

（36・4％）であった。そのうちで脳卒中による麻痺を伴う者は3名であり、他の大半は骨・関節障害ないし無為に起因するものであった。

### □視聴力

井上のADL表について百寿者および家族の会話から視力と聴力について5点満点でプロットし、視力と聴力の平均値を求めた。男性3・5±1・1、女性3・0±1・2であった。そのなかで男女ともに聴力は視力よりも低下していて、大きなコミュニケーションの支障になっていた。

### □認知能力

井上のADLから意思表示と理解力などを、百寿者との対話で5点満点で求めた。その平均値は男性4・2±1・2、女性3・4±1・4で比較的良好であり、意思表示、会話理解ともにスコア5が男性で60％、女性でも30％を超えていた。

### □百寿者の身体状況総括

理学所見と臨床身体情報を総括すると次のような結果となる。外見上健康と判定される百寿者は、いわゆる虚弱百歳老人と健康百寿者が混在している。外見上の健常百寿者でも多少の貧血と心筋代謝障害と弁の石灰化に伴う逆流と各種の不整脈を持っているが、心ポンプ機能としては代償期にある。大動脈を中心に石灰化、線維化が進み、血圧はほぼ正常であるが変動が大きく、血液の還流は必ずしもスムーズではなく浮腫が出没している。呼吸機能は肺の線維化や肺気腫傾向にあり、肺炎の準備状態になっている。肝腎機能は正常範囲内にある。以上から健康百寿者では、臓器は代償期にはあるもののホメオスターシスの幅は小さくなっているといえる。

## □成功長寿

人の健康とは、ＷＨＯが定義しているような身体的にも、精神的にも、さらに社会的にも魂的健康である者を指している。つまり、身体的にも精神的にも明らかな疾患を持っていないと同時に社会的に満足のできる豊かな生き甲斐のある人生を送っていることを意味する。ことに百寿者ともなると臨床諸検査ですべてが基準値以内である者は皆無に近い。

我々は健康百寿者を対象として研究を行ったが臨床検査値をもって選ぶことは可能であるが、社会的さらに魂的健康の尺度による判定が難しい。見かけ上の明らかな不健康とした場合を除いても前述したような結果となってしまった。高齢者の中には寝たきりや認知症の人もいる。虚弱で要介護の人もいるが人によっては豊かに生きて幸せな人もいる。現在でも世の中に貢献している人もいる。しかも介護度も障害度も人によって異なる。その程度は連続的であってどこで線を引くか分からない。したがって一概にＡＤＬ（日常生活能力）やＱＯＬ（生活の質）の平均値を論ずることは適当でない。

ところで健康百寿には用語上、「healthy 百寿」と「Well 百寿」とがある。Well 百寿にはwell being や well aging や well dying のニュアンスが含められている。つまり、うまく年をとってうまく死ぬことも含まれているということになる。健康とは必ずしも医学的に healthy であるのみではない。Well 百寿の中には百年を成功の人生として生き抜いた successful な百寿が含まれる。さらに傑出百寿（excellent）に至ってはその定義がより困難なものになる。理想的長寿は Thriving Longevity であるが、thrive の的確な和訳はない。

「長寿には Surviving と Thriving とがあり、それは〝活き活き長寿〟が良いよ」

素人である私の娘の提案であった。

地球上に生きている以上、ever lasting health（不老不死）は人間の叶わない願いであるから、不老長寿は人間の永遠の夢であるといえよう。したがって、生き生き百寿を得ることが人間の夢であることになる。それは個人の「人となり」、wellbeing から生まれてくるものであるから、健康で百歳を迎えた人の人生の総括かもしれない。そこで第二部からは活き活き百寿の人々と語った観察記録を紹介する。それを参考にして読者の皆様が自分自身に立ちかえって自分のウェルネスの望ましい姿を探っていただければ幸いである。

# 第10章　元気長寿を決める長寿ホルモン

第８章で羅列した百寿データを統計処理・分析した結果、活き活き百寿として明らかに有意であった４項目について紹介する。

第一は血漿過酸化脂質である。図９―１に示すとおり百寿者は１・６７±１・１６ｎｍｏｌ／ｍｌ、対照70歳老人では３・４６±１・７９で明らかに百寿者で低い。それは男性群、女性群ともに同じ傾向が見られた。それは活性酸素に老化促進作用があり、ことに血管系老化に悪影響を与えていることを査証するものである。活性酸素を抑えれば寿命を延ばすことができる。ところで今回ＳＯＤ（抗酸化酵素）や抗酸化作用のあるトコフェロールの血中濃度の測定をも行ったが、そこには有意差が認められなかった。

第二は血清遊離ＨＰＲＯ、ハイドロキシプロリンである。それは図９―１下段に示すとおり女性百寿者で22・３±13・３n mol/ml。対照70歳老人で13・５±８・４で明らかに高い。スタイナーによると血管構成アミノ酸はハイドロキシプロリン、プロリン　グライシンが主であると

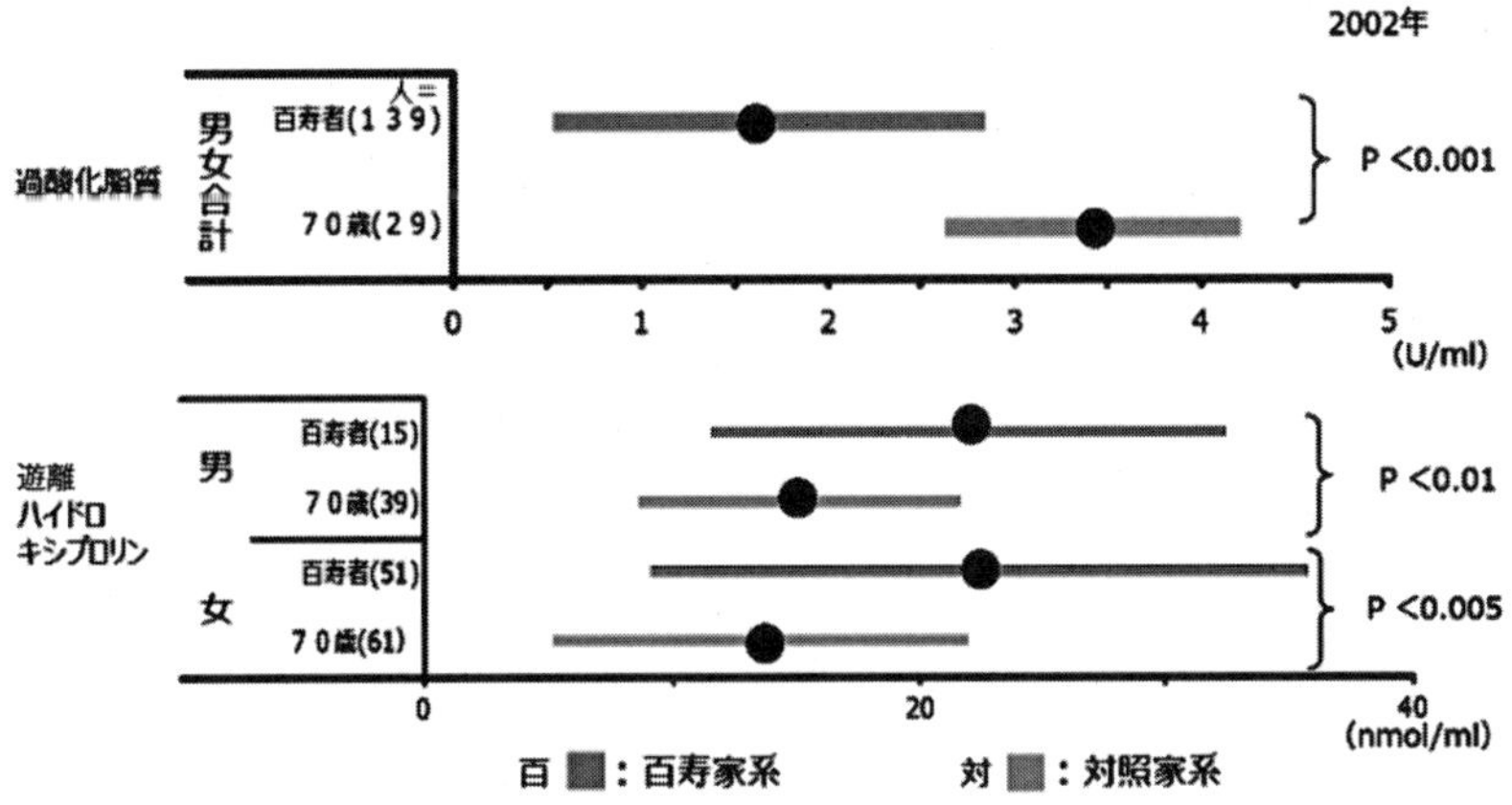


図9-1　百寿群と対照群（70歳老人）の血清過酸化脂質と遊離ハイドロキシプロリンの比較

言う。それらのアミノ酸が心血管の老化を抑えることになる。しかし今回プロリンとグライシンとその他のアミノ酸では測定値に有意差が認められなかった。

第三はＤＨＥＡ（デヒドロエピアンドロステロン）である。ＤＨＥＡは牟田による20歳以後10歳ごとに測定した健常人データによると、80歳までは男女共に直線的に低下が見られ、年齢の相関方程式が発表されている。我々は１００歳・90歳・70歳老人のＤＨＥＡを調べたが、１００歳の一部では70歳よりもはるかに高い。しかしＡＤＬ（日常活動能力）の高いグループではＤＨＥＡがことに高い。その値は驚いたことに70歳老人に匹敵する値であった。したがってＤＨＥＡは健康長寿ホルモンと言える。一方、ＡＤＬの低いグループでは低い傾向であることが分かる。（図9―2）しかも時系列的にＤＨＥＡの経過を見ると、急に低下すると死期が近い。そうなるとＤＨＥＡは予後の予告にもつながる。その傾向は男性でも女性でも同じであった。ＤＨＥＡは副腎皮質から分泌されているホルモンで女性のエストロゲンのオリジンでもあるし、男性のテストステロンの前駆体でもある。ちなみにエストロゲンの血中濃度を測ったところ百寿者では低下していることは分かるが、不思議なことに男性の方が女性より高い値が得られた。その疑問は今も私の脳裏に残っている。テストステロンは百寿者では明らかに低下していた。このほかＦＳＨ（卵胞刺激ホルモン）、ＬＨ（黄体化ホルモン）、Ｔ3、Ｔ4（甲状腺ホルモン）、ＴＳＨ（甲状腺刺激ホルモン）等のホルモン系でも測定した

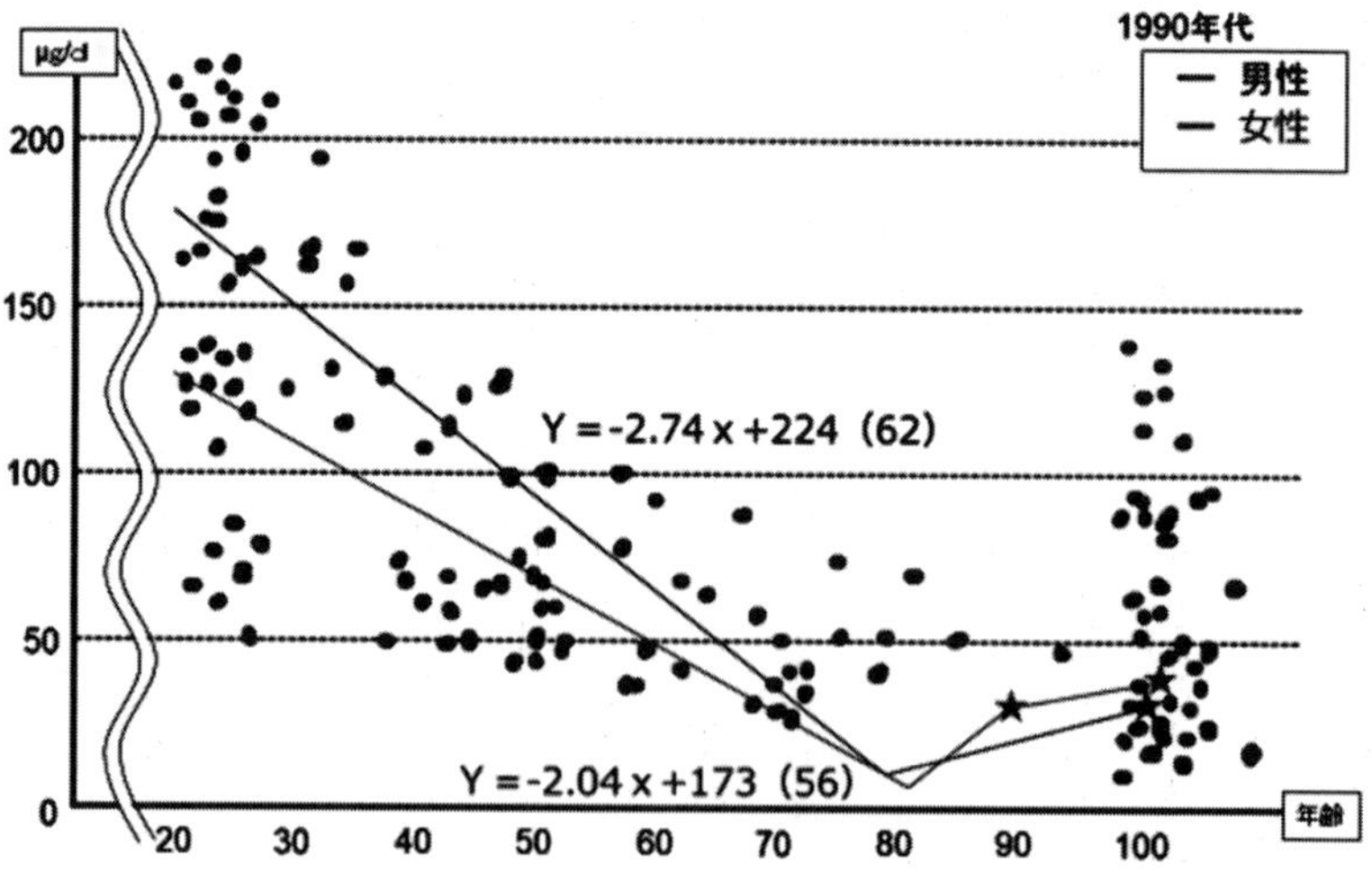


図9-2　DHEA-S の年齢別分布（dehydroepiandrosterone-sulfate）
（文献26のデータを一部改編）

が、百寿者で有意差が認められなかった。

第四は長寿遺伝子であるFOXO3である。それは最近、沖縄百寿者研究グループのキーパーソンであるブラッドリー・ウィルコックスやアルソップ等との共同研究の結果である。人間は60兆の細胞からできている。それぞれの細胞には46本の染色体がある。その染色体の末端にはテロメアという一定のDNAの繰り返し配列があり、それは年齢を表すしっぽのようなものである。しかしテロメアは年齢とともに短くなり、ゼロになった時に寿命が尽きる。ところでFOXO3の全体（対照群）とGアリル群についてみると対照群では百歳まで低下するが、Gアリル群では60歳以後ではむしろテロメア長が長くなることが分かる（図9―3）。

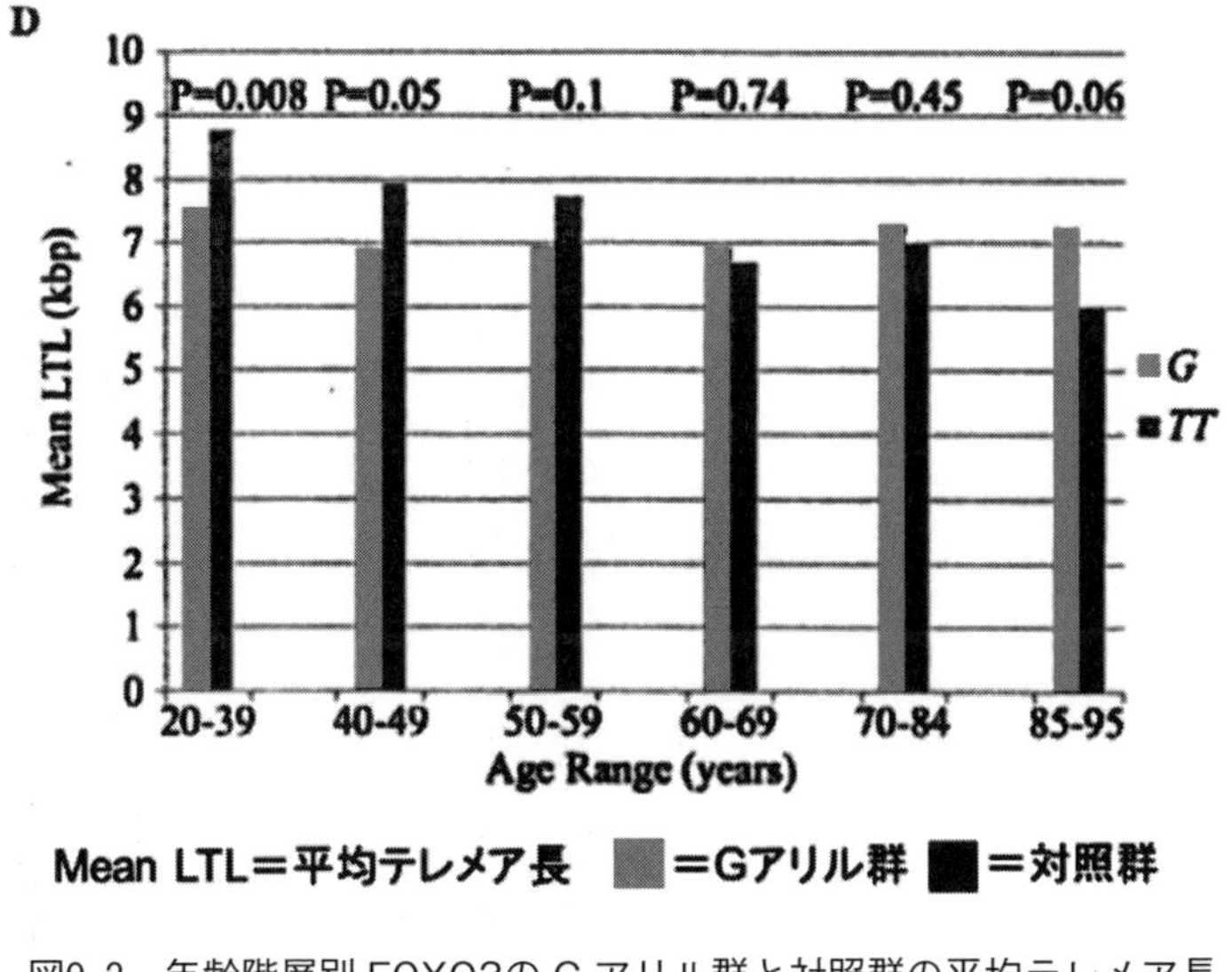


図9-3　年齢階層別 FOXO3の G アリル群と対照群の平均テレメア長

そのことからＧ－アリル群では高齢になるとテロメアを継ぎ足す働きをもつテロメラーゼがその作用を発揮されることが分かる。つまりテロメラーゼを賦活する薬剤やプロセスが開発されれば寿命を延長したり若返りすることができる。

一方、ＦＯＸＯ３は遺伝と環境との総合作用によるエピ・ジェネティックアクションとしてカロリー制限とも関係あるし、またアポリポタンパクＥ（アポＥ）との関係が証明されている。アポＥはアルツハイマー病の発症因子としても知られている。今後この方面への研究の発展が期待されている。

# 第11章　寿命を延ばしたり若返りさせたりできるか？

地球上に住んでいるあらゆる生物は、必ず年とともに老化してやがて死に至る運命を持っている。命がある限り人間は特有な4つの苦を経験する。それは生・病・老・死である。病気に関しては、医学の発達とともに外科の手術や内科的な薬物や各種の医療診断や治療機器が開発されて、それらを用いた病気の回避や診療が求められるようになった。

人間の誕生から成長・発達の過程は誰も概して一様に進行する。しかし成熟した後の老化の過程は一人ひとりは大きく異なる。こうした人の寿命はどうして決定するのであろうか。病気をしないで自然に老化して〝ピンピンコロリ〟で最期を迎えるのがすべての人々の望みである。しかし、そうした自然死の本態は確実には分かっていない。しかもDNAが完全に解析されるようになった今日、老化の本態が徐々に解き明かされつつある。そして老化を延長したり若返りをすることは夢ではなくなってきている。

こうなると人々の寿命は人為的にコントロールできることであるから、つまり人の運命は自分で切り開くことになる。人の運命はかつて神様によって決められる領域であった。その神様の手の内に科学のメスが入れられるようになったのである。

どうやら人の寿命はホメオスタシスが尽きた時点でおきると考えられる。ホメオスタシスとは身体の内部環境の恒常性が保たれていることである。人は誰しも外部環境が出す侵襲に耐えるために、それに対して体内の内部環境を常時至適状態に保つために内部環境をコントロールしなければならない。それを行っているのは自律神経と内分泌と免疫の３つのシステムによるのである。それらがすべて正常に作動されている限り、ホメオスタシスが継続されている。それらの３システムは体の表面から見ることはできない。それらのシステムはそれぞれのシステム内及びシステム間のシグナルのやりとりによって営まれている。そのシグナルの伝達のからくりが科学的に徐々に解明されつつあるのである。

生命の終点は、ＤＮＡの解析によって染色体のしっぽにあるテロメアの分裂の限界点にあることが分かってきた。その終点に近くなるのが**老化**であり、終点を引き延ばすのが**長寿**であり、テロメラーゼによってテロメアを継ぎ足すことが**若返り**である。それを統合している大元はどうやら大脳の基底にある視床下部にあるらしい。つまり視床下部は遺伝子ＳＩＲＴ（サーチュイン）によって左右されている老化のコントロールセンターである。その視床下部は身体の内部環境をコントロールしている。したがって生きているということは、内部環境の恒常性が保たれているということである。そのからくりは今井が言っているエネルギー代謝の中枢であるＮＡＤワールド（ニコチンアミド アデニン ジヌクレオチド）にある。そこでは脂肪細胞からＮＡＭＰＴ（ニコチンアミド フォスフォリボシル トランスフェラーゼ）によってニコチンアミドをＮＭＮ（ニコチンアミド モノヌクレオチド）にする。ＮＭＮは元々全身のあちこちの細胞内にあるし、小腸からも吸収される。それによって末梢の骨格筋ではその運動が活性化される。視床下部は自律神経の中枢であり、内分泌臓器の中枢である脳下垂体の直上にあって視床下部に直結している。また免疫系はその中枢と言われている小腸ともＮＭＮを介して直接にシグナル伝達をしている。ＮＭＮが減少すると老化が起きる。したがってＮＭＮは若返りのサプリメントであるという（図10―1）。

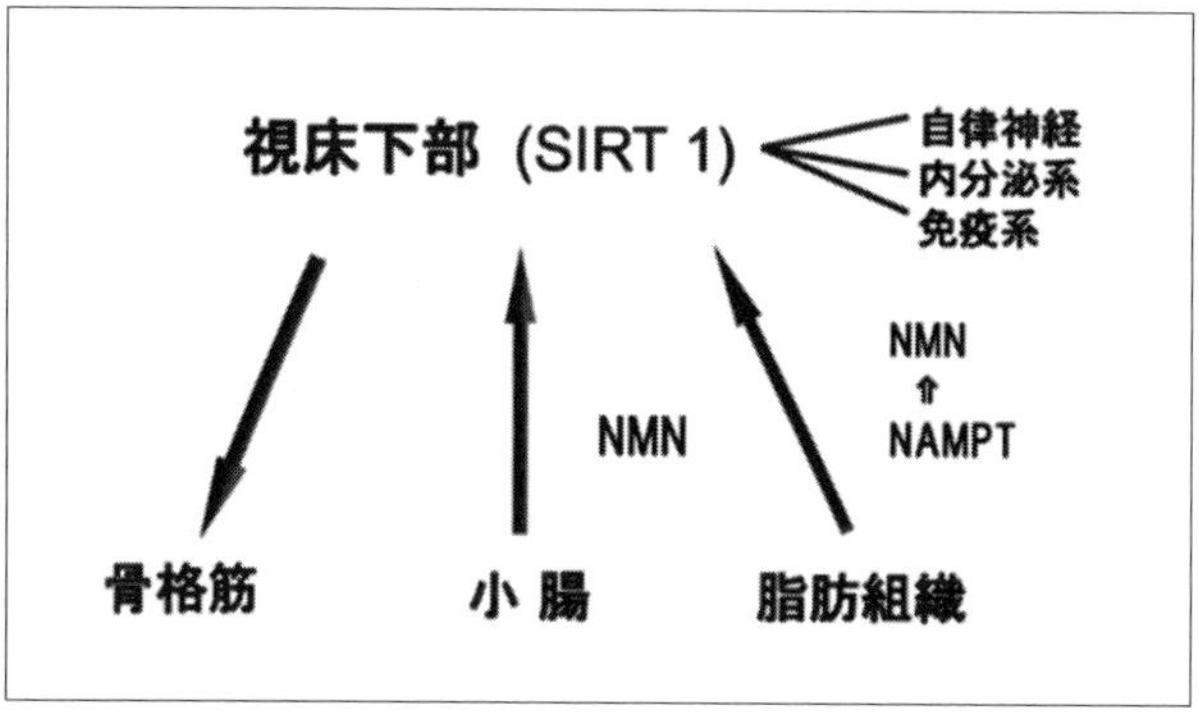


図10-1　加齢の機序　SIRT＝サーチュイン NMN＝ニコチンアミドモノヌクレオチド　NAMPT＝ニコチンアミドホスホリボシルトランスフェラーゼ

# 第2部

## ブルーゾーンの超健康長寿者に学ぶ

# 第1章　ミレニアム期の百寿者から

## 第1節　私が生かしておるのよ

主人公の徳助さんは１８８８年2月27日、沖縄県名護で小作人の農夫の家庭に８人兄弟の三男として生まれた。名護は当時、山原地域の中心ではあるが小さな田舎町であった。山原とは山野を意味し、沖縄ではヤンバルといって空港のある県庁所在地である那覇市など多くの市が連なる平坦な南部地域に比べて、山が高く海の青い人口過疎の地域を指している。いわば「田舎」というニュアンスが強い。

１８９４年、徳助６歳の時に日清戦争が始まった。日清戦争にはもちろん行く年齢ではなかったが、戸籍の信憑(しんぴょう)性を確かめるために、この種の質問は必要なのである。お父さんは戦争に行かなかったが、後からそんな話を聞かされたと言う。当時の小学校は４年制だったが、彼は三男なので学校へ行けなかった。同年生が10歳で卒業する。1898年、その頃、彼は家計を助けるために山原の山々で薪拾いをしていた。当時薪は貴重な燃料であり、陸上交通の便は無かったので、二昼夜かけて那覇へ運ばれて売られた。途中の船の寄港地の中部地域の町が宿泊のため賑わったそうである。

1905年。17歳になった徳助さんは当時沖縄からハワイへ移民した当山氏に感銘を受け、外国へ行く決心を決めた。兄弟が多かったので、口減らしのためだったと言う。現在も当山氏は沖縄の移民の父と言われている。彼は外国からの人手の募集を追ってカナダに行ったのである。当時カナダは過疎と労働力不足のために広く人手を募集していた。彼ははるばる船で2か月以上かけて太平洋を渡ってバンクーバーに着いたのである。カナダでは移民は18歳以上しか受け入れないことに決まっていた。しかし彼は17歳であったので、規則によるとこのままでは送り返されるということになる。思案の末、18歳であると偽ったのである。幸いながら彼は身体ががっちりしていたし、歳多く見られがちであった。彼の心意気を感じた雇用主や税関の人々の同情を買ったのである。

入国後の彼は早速予定どおり仕事に就くことになった。当時カナダは鉄道建設が国をあげての事業で、労働力はいくらあっても足りない状態であった。最初は鉄道の枕木を敷く仕事であった。しかし賃金は安いので、休日を利用して山林の材木の伐採の仕事やスモークドサーモンの加工の仕事にも従事した。山原に育った彼には山林の切り出しは苦にならなかった。しかし、いずれも重労働であった。しかも彼は体格がしっかりしていたので、重労働にも充分耐えることが出来た。一方、彼は元より英語を話せたわけでは無かったので、夜間は英会話の勉強をしたのであった。彼の勤勉さを気に入った周囲の人々から〝Tony〟（トニー）の愛称で呼ばれ、周囲の人々の興味も手伝ってか、よってたかって英会話を教えこまれたのであった。その頃の彼の努力は並大抵ではなかったと言う。彼は収入を親元に送ったが、節約家であったので少しずつ少しずつ貯金が増えていった。

やがてそれを元にバンクーバーの近くに50エーカーの土地を購入し、農場のほか養鶏場を経営し、新築の我が家を持つことができた。気がついたら彼はすでに40歳の坂を超えて43歳になっていた。彼は精神的だけではなく、経済的にもゆとりができたし、身を固める必要を感ずる頃になっていた。そこで一旦郷里の名護に里帰りをした。その目的は郷里の女性を嫁にとるということであった。しかし、はるばる外国まで行っても良いという女性は見つからなかった。ところがある日、町のお祝いの行事の中で甲斐甲斐しく働く女性が彼の目に止まった。こうして二人の交際が始まったのである。１９３５年、彼は47歳であった。彼女が笑美さんで、彼女は彼より15歳も年下であった。ご主人と死に別れて、２人の子供を養っていた。プロポーズされた彼女が迷いに迷って、半ばあきらめかけていた時であった。「２人の子供は俺が責任もって見る。自分の思うように新天地で自分を試すのも良いよ」。父の言葉に彼女の決心は甦った。トニーの長年の夢が叶って、一足先にカナダに単身帰国することができた。笑美さんは彼に遅れること２年。彼の待つカナダへ旅立った。それから４年。１９３９年、トニー、51歳で２人の間に長男が誕生した。

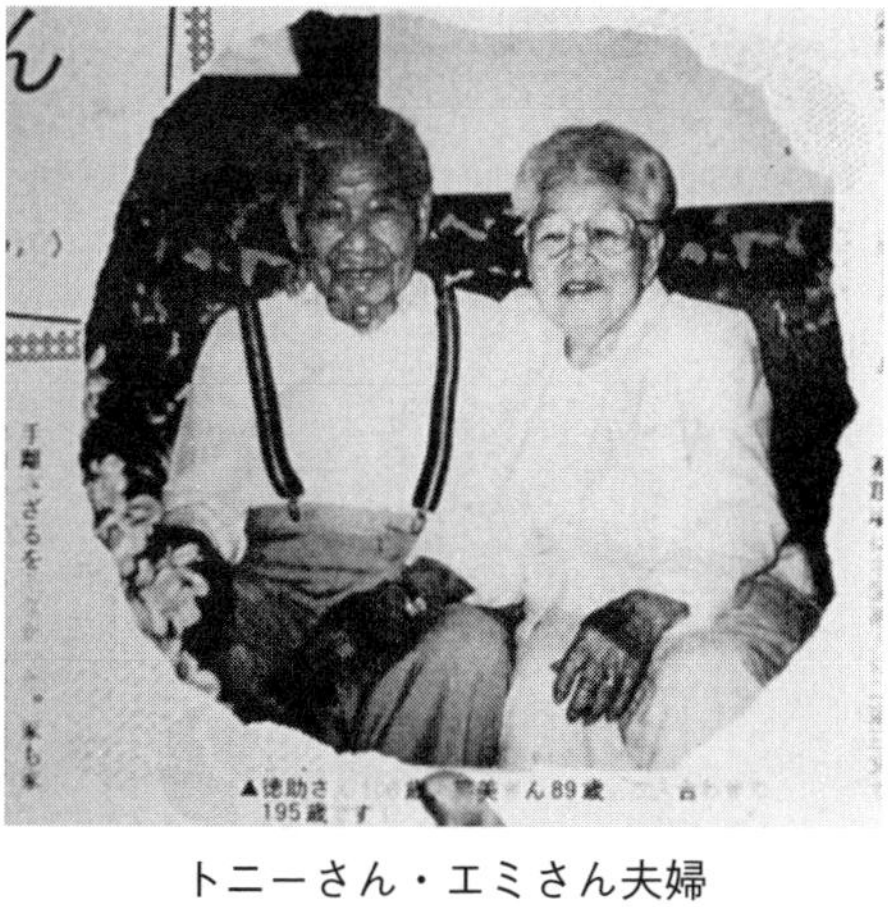

トニーさん・エミさん夫婦
百歳の時（「日加タイムス」掲載記事より）

ところが１９４１年（昭和16年）、世は風雲急を告げ、太平洋戦争へ突入した。カナダにとって日本は敵国となった。在留邦人の財産は没収され、身柄は収容所に拘束されることになった。彼は失望のどん底に落とされた。考えあぐんだ結論は、家庭をたたんで沖縄に帰ることであった。その時迷っているトニーを見て、「あなたは男なんでしょう。この国に命をうずめるら５年、家族ともども収容所生活を続ける間に次男が誕生した。
気持ちで来たんでしょう」。笑美さんのこの言葉が彼の心にぐさっと刺さったという。それか

１９４５年（昭和20年）、終戦を迎えた。当時沖縄は悲惨な地上戦で20万人を超える大きな犠牲を強いられた。彼らは収容所生活がかえって幸いし、命拾いしたことになる。収容所から解放された彼らは取るものも取り敢えず真っ先に彼らを待っている我が家を目指した。ところが彼の汗の結晶である我が家には子供たちのはしゃぎ声が響いていた。仲良く暮らしている中国人家族が目に入った。そして彼の丹精した農場には豊かに実ったとうもろこしが収穫の時期を迎えていた。その時のショックは、戦争が勃発した時よりも、もっともっと強大なものだったと言う。彼らの豊かな生活を壊すのに忍びなく、住み慣れた我が家をあきらめた。

「苦労には慣れている」

彼らは新天地を他に求めることにした。奥地、奥地へと新天地を求めてさすらった挙句にニピゴンにたどり着いた。バンクーバーからははるか遠く、オンタリオ州にある五大湖の一つスペリオル湖のほとりであった。１９４８年、雇われ農夫としてそこに住み着くことになった。子供を養うために夫婦は働きに働いた。その頃は娘が一人増えて、都合二男一女の親になっていた。

１９６５年（昭和40年）、彼は77歳になっていた。

「子供たちも成長したし、そろそろ現役から引退するか」

幸いなことに、次男が同居することを決めてくれた。二人はこうしてやっと平静な生活を迎えることができた。１９６８年、80歳になった時、子供たちの勧めもあって待望の２番目の家を持つことができたのであった。しかし、その後の彼は鍛えた身体と心が悠悠自適を許さなかったようであった。気がつくと農場に出ていた。そこに彼の務めを感じていたようだ。

日加タイムスの記者が気がついて取材に訪れることになった時、トニーは百歳になっていた。日加タイムスはトロントに本社がある日系人を対象にした日本語の新聞である。記者はトロントから車を飛ばして丸１日かかるニピゴンを訪れた。その日、彼は近くの湖で釣り糸を垂れていた。こうして笑美さんと釣りに行くのが楽しみだそうである。ここは湖なのでマスなどの淡水魚がよく釣れる。釣れた魚をその場で笑美さんが料理して二人で食べる。こんなに舌鼓を打つものはないそうである。トニーの大好きなズッキーニ・チャンプルー。それはズッキーニの輪切りや千切りの入ったごちゃまぜの炒め物である。ゴーヤーが無いので、それに似ているズッキーニを使っている。チャンプルーには豆腐は必須である。しかしニピゴンでは豆腐はなかなか手に入らないので、自分の畑で取れた大豆を入れる。それにライスを混ぜてフライにする。

「私が生かしておるのよ」

笑美さんが笑いながら言った。この言葉の持つ響きが人の心を打つ。意味深長な言葉である。トニーの心は「いつも前を向いて生きる」「後ろ向きにならないこと」であると言う。まさに笑美さんの心根とトニーの鍛えられた一生涯からの体験がそう言わしているのであろう。

トニーの送った一世紀は荒波の連続であった。それをことごとく乗り越えて、百歳を迎えることが出来たのである。彼の過去をじっくり振り返ると、笑美さんの一言が彼のすべてを物語っているように思えるのである。彼の身体は鉄のようであったから、特別に取り立てるような病気はなかった。しかし、気丈な彼でも巨大な試練が襲った時には心が揺れに揺れた。そのときの彼の支えは笑美さんであった。彼の長寿は二人の傑作なのである。

百歳を超えていたトニーは一寸も変わらないまま笑美さんと共に安息の日々を送った。１０７歳の時にロサンゼルスに在住している長男がトニーさんの誕生日をロスで祝いたいと言い出した。当然ながら笑美さんをともなって飛行機に乗った。誕生祝いのケーキには大きなロウソク１本と小さなロウソク７本が立っていた。記念に撮った写真は彼の健康百寿の体格を見事に物語っているように思える。傍らにいる次男は51歳、心臓の調子が悪いそうである。しかし体格のコントラストは一目瞭然であった。次男のこの体格では糖尿病もあるかもしれないし、多分コレステロールも高かろう。当時の移民の人たちの世代は変わって、二世、三世、四世の時代となった。世代が変わるほどに、彼らの寿命や健康状態も生え抜きの現地人と同じになっていった。それはまさに環境因子によるライフスタイルの変化にほかならない。

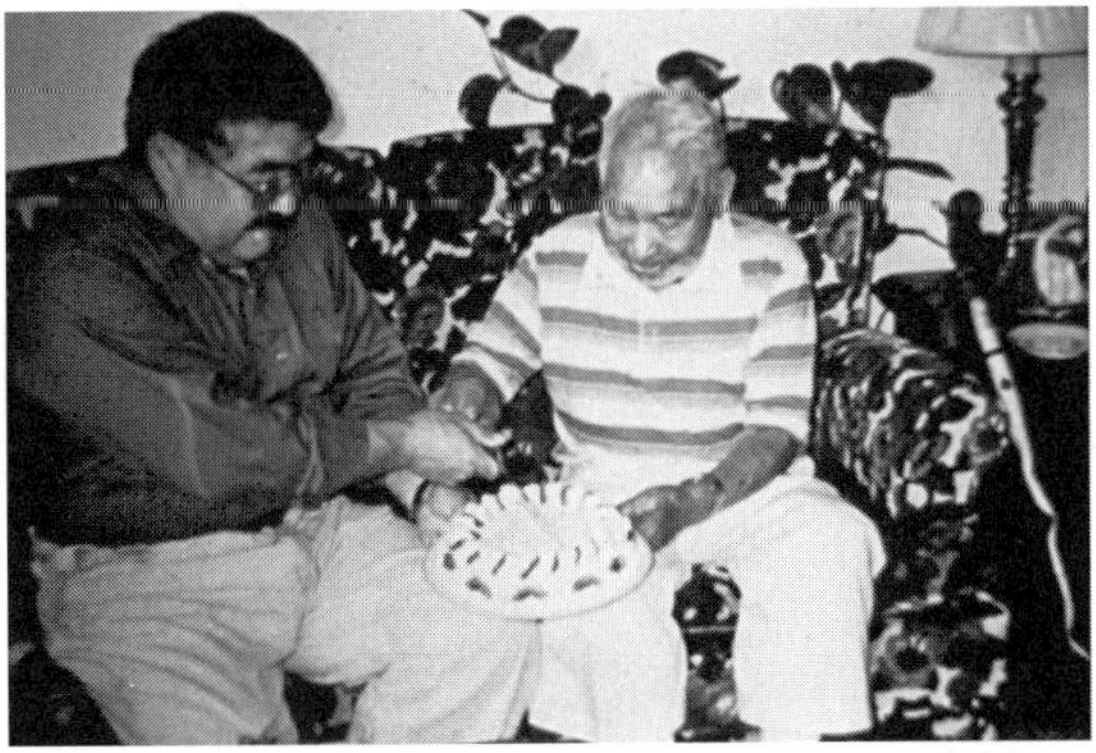
トニーさん107歳の誕生日　ロサンゼルスにて長男と

ロスを訪問した翌年、トニーはロウソクの火が消えるように１９９５年、１０７年の生涯の幕を閉じた。その時笑美さんは92歳であったが、今日その後の消息は伝わってきていない。沖縄に生を受けた「おばあ」らしく現地で気丈に生き続けているものと祈っている。

ところで、トニーは我々に成功長寿について大きな示唆を残してくれた。一つは食生活である。沖縄式豆腐などの単独の食材を先祖代々受け継がれてきた伝統的な方法で調理する。そして形式にこだわらず自由な食行動をする。第二は身体的にアクティブな生活で歳をとったあとでも惜しみない身体的活動を継続する。たとえ過酷な試練にしても決して後ろ向きにならないで、常に前向きに考え行動することである。

沖縄にはこうした「おじい」「おばあ」がたくさんいる。「おじい・おばあ」は「おじいさん・おばあさん」の愛称ではあるが、「おじい・おばあ」とはパワーにあふれて生きる頼もしくもあり、たくましい人たちなのである。彼らの身体と心の中に成功長寿のパワーが秘められている。

彼らはこれらの生活を意識的に行ったのではない、まさに気がついたら百歳になっていたのである。彼らのなるべくしてなった生活活動が偶然にも成功長寿に結びついたのである。

## 第2節　明治の教育ママ

「私がこんなにも長生きをしたのは『自分の分まで長生きしなさい』と言ってくれた主人のおかげです。『どうぞお父さん（主人）の分まで長生きさせてください』と神様に祈っているからです」

　声が震えている。いつも使ったことのない大和言葉。身体までしゃっちょこばっている。質問をしている私の方までかしこまってしまう。

「長生きの秘訣は何ですか？」

　沖縄の方言には「秘訣」という言葉はないので通訳するのが不可能である。

「生きていて良かったと思うことは何ですか？」看護婦が言い換えて質問した。それでは「秘訣」とはほど遠くなってしまう。

「どうしたら長生きできると思いますか？」私はとっさに言い換えた。

「特にありません。自然にしているだけです。よく働いて、嫁に行って、子どもたちをよく教育して、教育してね」教育に語気を強めて2回も言った。

「検診を受けるなら設備の整っている病院に行って受けるさ」。われわれが毎年行っている百寿者検診は自宅や施設を訪問して行っている。しかしUおばあちゃんは病院の外来へ歩いてきた。

その当時われわれは過去11年にわたって行った198名の百寿者検診のなかで、病院へ通院して受診したのは那覇市国場のKおばあちゃんに続いて、Uおばあちゃんが2人目であった。琉球大学病院が那覇市の中心に近い与儀から10㎞ほど離れた西原町へ移転してからは、初めてのことであった。琉球大学病院による昨年の受診の時はしゃきっとしていたが、今年はさすがに足腰が少し弱ったとのことで杖をついて歩いてきた。病院内のレントゲン室や検査室に行く時は車椅子に乗ってもらった。

おばあちゃんは明治19年10月7日、首里生まれ、100歳と7か月になる。19歳の時に1つ年上の夫と結婚した。「カゴに乗ってお嫁入りしてね」。ほのぼのとした昔の風情が思い浮かべられる。

昭和7年、夫とともに洗濯屋を開業し、続いて昭和10年、お風呂屋を経営した。その後、暇をあかして豆腐を作り、機織（はたお）りをした。大変な働き者であった。豆腐を作るのに毎日朝3時に起きた。戦前の昭和12年、夫とともに台湾へ渡った。現地で51歳の時、夫を失った。肝臓病で腹水がたまったそうである。戦後、昭和22年帰沖した。その後は女手一つで台湾商品の輸入を主に行っていたそうである。

おばあちゃんは79歳になる長女を筆頭に、5人の子どもに恵まれた。現在76歳になる長男と一緒に那覇市首里に住んでいる。四男は61歳で那覇に居をかまえている。長男、四男ともに本土の帝国大学の卒業である。4人の息子のうち戦死の1人を除く2人が帝大出であるから、なるほど立派な教育歴である。おばあちゃんの自慢もむべなるかなである。一生懸命働いて稼いで、息子たちを大学に行かせた。当時のこととて大変なことであっただろう。ことに沖縄のことであるから、ましてものことである。勝気なおばあちゃんである。自分は学力がなくても、子どもに期待をかけた教育ママの明治版なのである。百歳のおばあちゃんとて現在の母親と変わりはない。それがおばあちゃんの生き甲斐であった。自慢なのである。

しかしおばあちゃんは学校へ行ったことがないが、お金を数えることはできる。新札が発行されてからは、さすがのおばあちゃんも一万円札と五千円札と千円札の区別がつかなくなった。そこで周囲が気を使って千円札しか渡さないことにしたそうである。「小遣いだよ」。孫に千円札を数えて渡す。今でも買い物に出かけるがすべて千円札で支払いを済ますそうである。

超高齢者の場合には診察による身体所見を記録することもさることながら、むしろその人の

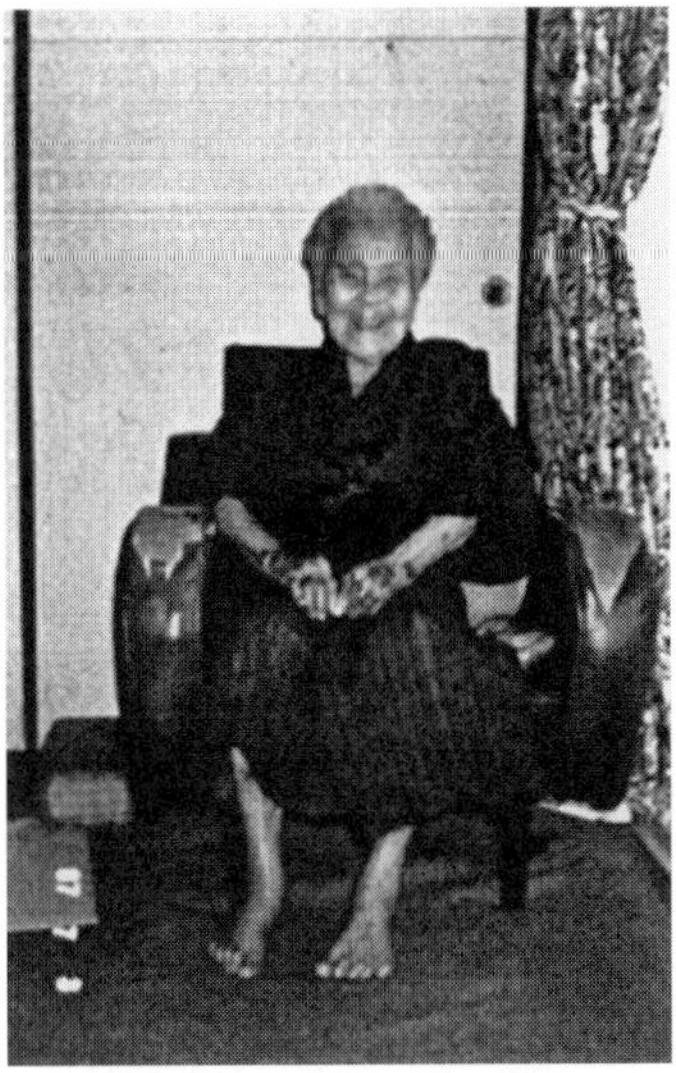

Kおばあちゃんの写真

生い立ちや生活に立ち入って「人となり」や「生き甲斐」を把握することが診療をうまく進めるコツといえる。

## 第3節　人の定め

「これが私の定めだから仕方がないさ」ゴゼイおばあ。

　彼女は101歳。老人ホームにいる。

「私は一度も人に迷惑をかけたことがない」

とキッパリ言い切った。

　おばあは大宜味（おおぎみそん）村の農家の生まれ。長男、長女、次女について7人兄弟姉妹の4番目、三女である。彼女の下に四女、五女と続く。両親は貧乏だったし、家で子守りや手伝いに明け暮れた。

「田舎では女の子は学校へ行ってはいない」。

　今でも読み書きはできないが、自分の名前だけは書ける。

24歳で屋我地村（やがじそん）へ嫁いで、一男三女に恵まれた。しかし生活が苦しく、家をまとめて食い扶持（ぶち）を稼ぐために東京に行くことに決めた。おばあの不幸はここから始まった。上京してまもなく「大地震があってさ」。関東大震災のことらしい。大震災にあって焼け出され、命からがら東京を去って横浜の中村町に住み着いた。ところが大恐慌のあおりをくって、職探しもままならなかった。折しも夫は福岡の炭鉱の労務者の口を見つけ、出稼ぎに行くことになった。しかしこれが今生の別れとは思わず、夫を見送った。そこにまたもや不幸の波が押し寄せた。炭鉱の落盤で夫の死が伝えられたのである。そこで女手一つで４人の子どもを養うことになった。不幸は重なるものである。横浜に連続10日にわたる大雨が続き、裏山が崩れて一家が生き埋めになり４人の子どもを一度に失った。

おばあの目から涙がぽろぽろとこぼれ出てきた。それほどに悲しくて悔しさがこみ上げたのか？　看護婦がそっとハンカチで涙をぬぐってあげた。「おばあは苦労したんだね」。これでいったん終わったかに見えたおばあの口に火が着いて、話がえんえんと続いた。

おばあは横浜で20年を送った後、戦後まもなく郷里の大宜味に帰って来た。47歳になっていた。おばあは遺族年金、「1万８２００円」を強調した。当時にして1万円は大金であったはずである。「なくなっていったんだよ」。誰からともなくそれらを寄ってたかって持っていった人たちがいたようである。こうして蓄えられていたはずの年金は一銭もなかった。

そのころ那覇から出張して、やんばる（山原：沖縄本島の北部地区の農漁村地域をさす）に赴任してきたある男性に落ち合い、一夜を共にした。彼には４人の子どもがいた。「昔の武士みたいなものさ」とおばあは言う。「後でわかったのだよ」。妊娠がわかったのは彼が去った後であったということらしい。彼の行方はわからなかった。おばあはまた女手一つでこの娘を育て上げなければならなかった。「毛遊び（もーあしびー）（沖縄の村々で行われていた男女の野外遊び）みたいなものでしょうね」。ホームの事務員が後で付け加えた。おばあは娘のところで生活をしていたが、娘との折り合いが悪いらしく、娘は今もホームへ訪問して来ないそうである。今では遺族年金はホームの事務室で保管しているそうである。

「おばあの長生きの心臓の音を聞かせてね」

おばあは自分からシャツのボタンをはずした。血圧１２２／80㎜Hg。「血圧は上等だね」。笑顔がこぼれる。「へびみたいだね」。おばあは臆面もなく、男性のように血管の走る自身の腕をみつめた。おばあは「採血しやすいわね」。

「私が今ここに生きているのもみんな『人の定め』なんだから」悲しい時は沖縄の民謡を歌って踊って自分を慰める。「沖縄の民謡には人の情けを歌う歌がたくさんあるさ」「この歌を知っているか？」。次々と民謡を口ずさむ。

「笑って、笑って、おばあ」。口元がほころぶと歯がすっかり揃っているので、口が引き締まる。金歯が光る。「踊って、踊って、おばあ」。カメラに向かって踊る。「若いころはきっともてていただろうね」「今はこんなものが見られるなんて、生きていて幸せさ」デジタルカメラを覗きこんで笑顔がこぼれたまんまである。

「ありがとうよ、また来てね」。おばあの握手は力強かった。

超高齢者とのよい関係は話をじっくり聞くことから始まるのである。

## 第4節　「神様」と「ご先祖様」

「おばあちゃんの百年にわたる生涯はどんな一生でしたか?」

沖縄で使われている「おばあ」という呼称は「おばあさん」と違って、人生の荒波にもまれてもびくともしない〝どしっ〟とした男性顔負けの貫禄十分な頼りになる年配の女性というニュアンスを持っている。新本さんはそんな「おばあ」というより、百歳老人には珍しくスマートでインテリで、おばあちゃんというよりもおばあさんという感じの人である。おばあさんは一瞬まじめ顔になったが、次いでほっとしたように相好（そうごう）を崩した。

「私は８人の子どもを産みましたが、全員が満足に育ち、それぞれ立派になり、何も言うことはありません。全員が成功した一生でいて良かったと思っています。その点で私の子どもたちは１人として悪いことをしていた子はいないのです」

おばあさんはその点を強調した。

「悪いこと」とはことに最近起きた凶悪な犯罪から軽微のものまでいろいろな意味合いが含まれる。17歳のバスジャック事件や殺人など昨今の凶悪犯罪を思い出しながら、「最近は悪いことをする子ども達が多いですよね」。

「まったく普通な会話ですね」。看護婦は側から感心したように口添えをした。74歳になる次男が新本家の主人である。彼は結構でっぷりしているもののお人好しタイプで愛想良くにこにこしてわれわれを迎えてくれたが、この応答を聞いていっそう笑顔満面になった。

普通、沖縄の百歳のおばあは、まったくのウチナー口（沖縄方言）か片言のヤマト口（標準語）の人がほとんどだが、このおばあさんはヤマト口が完璧だし、しかも頭脳明断であった。まったくボケていない。抽象的な会話の質問に十分応答できるだろうと思い、「おばあちゃんの生きがいは何ですか？」。まわりくどく説明するまでもなく「生きがい」という言葉を直接用いて質問してみた。

おばあさんはいっそう険しい表情をした。少々の間があったあと、やがて口を開いた。

「私は神様からこの身体をあずかっているので」

一呼吸した。自立して生活ができて、しかも言葉が的確な百寿者のおばあさんは初めてであった。まったく普通の成人そのものである。

「神様の思し召し通りに生きています」

感慨深げに言った。敬虔なクリスチャンなのだ。感心ひとしおであった。

おばあさんは石垣島の登野城の生まれ。長男は3歳で他界しているので、次男が家を継いだ。浦添と石垣の生活はほぼ半々で、沖縄本島と飛行機で1時間もかかる石垣島を頻繁に行き来している。

「飛行機に乗るのには不自由はないですよ。娘がいる故郷の石垣に行くのが楽しみです。しかしトートーメー（先祖の位牌）がこちらにあるから、それを守らなければならないのです」

ご先祖様のウガン（祈願のこと）と神様のお祈りをうまく両立させている。何となく奇妙な組み合わせのように思われるが、本人自身、何ら疑問を感じていないし、おばあさんにとって神様は天地創造の神様であり、ご先祖様は家族を見守っているご先祖様である。その間に何ら不自然を感じさせない。「子どもの頃、登野城の実家の隣に教会ができて教会に通うようになったのです。そこの初代のオーバン神父様も2代目メービー神父様もともに素敵な人でしたよ」。印象強く記憶しているという。「メービー神父様に似ているね。ひげがあるところが特に」。われわれ研究スタッフのクレイグを見ながら、懐かしそうに子どもの頃の思い出を語ってくれた。クレイグはカナダ出身で立派なひげをたくわえている。

「学校は6年生まで行きました。貧乏なので高等小学校には行かなかったけれど」

残念そうにポツリと言った。「あの頃、女が学校へ行くのは大変だったですよ」。その代わり子ども達に大学教育までつけたのだそうである。

26歳で結婚した。ご主人は大工。戦争中は石垣島にいた。登野城は街中にあったので於茂登岳に掘っ立て小屋を建てて疎開した。夫とは74歳で死別。

「人生の中でもっともつらかったことは子どもに先立たれたことです」

子どもの死が夫の死や戦争より先行しているようであった。

「看護婦さん、何回も針を刺してもいいよ」「練習のつもりで！　やるほどにうまくなるからね」。採血の際はしかめ面を一度もしなかったし、「アガー」（痛いときに上げる声）は聞かれなかった。我慢強いし、理解力十分のおばあさんであった。

「テレビは毎日見ています。老人になるとただ画像を見ている人が多いようですが、それでは意味がないのです。内容を十分踏まえて見なければ」「手術してから目はいっそう良く見えるようになりました」。日本本土に行って白内障の手術を3年前に受けたそうである。

「家には先祖代々引き継いでいる三線（三味線に似た楽器）があってね」。三線ケースを自ら開いて見せた。おばあさんの家は松茂氏といって、家宝の三線を継代して、次男にあたる息子が松茂氏13代目にあたるそうである。系図を息子が開いて見せた。

「また来てね」。１階の駐車場まで草履を引っ掛けて、ひょこひょこと降りてきた。息子が続いて降りてきて、われわれを見送りながら別れを惜しんでいる様子がしみじみと感じられた。後ろ髪をひかれるような一日であった。

## 第５節　もっと生きたい

伊江島は沖縄本島の西、東シナ海の海上にあって、高速フェリーで40分で行ける。午前と午後に各１便のカーフェリーが本部（もとぶ）半島の先端にある渡口港から通っている。リーフに囲まれた平坦な島であるが中央に伊江島タッチュウーという海抜72m、てっぺんの尖った岩山があってちょうど潜水艦のような全貌を呈し、リーフに周囲を円く囲まれた美しい島である。中央には東洋一の規模を誇る嘉手納（かでな）空港と同じくらいに長い滑走路があるが、今はまったく使われていない。おびただしい数の死傷者を出して修羅場と化した伊江島の戦場も静寂のなかに包まれてすっかり雑草が生い茂っているが、今なお戦争の傷跡があちこちに残っていて、荒れ果てた荒野という感じである。かつての滑走路は米軍射爆場に化し、演習の時は騒然となる。現在は人口もだいぶ減って、港付近と演習場の片隅に寄せられて、約4000人のヒトが住み、きび作農を営んでいる。

Tおばあはちょうど105歳になっていた。彼女の家は伊江島の港からすぐで、歩いていける所にあるはずである。「まさかあのおばあが生きているなんて」想像もしなかった。まさに奇跡が起きた。

私達が最初におばあに会ったのは5年前であった。まさに息絶え絶えで、私達の訪問を待ちに待っていたのである。どこからもつゆが出ないと思えるぐらいミイラのようにからからに干からびていて、検診などするどころではなかった。雨戸を1本みんなではずして、おばあを乗せて居あわせた人々をせかせながら島唯一の診療所に運び入れた。島には医師はいない。ただし1人の医介輔（いかいほ）がいるが、あいにく昨日から上京していて不在であった。診療所はドアが開いたままで誰もいなかった。古びた診療棚の上段に点滴薬が3本置いてあった。鍵も掛けてなかった。私はその1本を無造作に取り出しておばあの腕に針を刺した。おばあは「あがあ」（痛い時にあげる声）とも言わず、かすかに息が聞こえるだけで何も反応もなかった。

近所の人の話によるとおばあは便秘をしていたので、前日下剤を2錠飲ませたそうである。

それが効きすぎたのか、昨日から当日にかけて水様便が出っ放しになってしまったのだ。「おばあ自慢のニンニク酒だけ飲ませておけばよかったのに」。強度の脱水以外に異常はなかった。1本目の点滴がほどなく終わって、2本目そして3本目。しかし島にはこの3本しか点滴はなかった。当時本部半島には病院はなかったので、半島の根もとの名護まで連れてゆかねばならない。この状態では搬送など無理である。診察の所見や処置をすべて書き置きした。

最終便の汽笛が鳴った。私達の検診班は後ろ髪を引かれるままに、その場をあとにせざるを得なかった。おばあは翌日、名護の病院へ送られた。重体になってから1週間でめきめき回復して退院となったのである。おばあの生きる気力がそうさせたのであろう。

村道字の道端をひょこひょこ歩いているおばあに偶然出会った。2年前とはまったく別人のようであった。その日おばあ宅を訪れたが、おばあは家にはいなかったのである。それもそのはず、毎日気の向くままに字のなかを回り歩く。字のどの家もおばあにとっては「自分の家」なのである。それが日課で、毎日トータル1km以上は歩いているそうである。足腰が丈夫で腰はしゃんと伸びている。おばあは昨年よりはるかに若くなった感じであった。

「これが若さの秘訣さ」

おばあは得意げになって大きな瓶を見せてくれた。泡盛につけたニンニクがプンプン臭った。毎日寝る前にニンニク酒に薬草を入れて飲んでいるそうである。70歳の頃から自分で始めたそうだ。「生き抜くために」芭蕉布の着物が大変涼しそうで、上に黒い兵児帯（へこおび）を締めていた。ビーチサンダルを履いて、庭へ降りて突然カチャーシーを踊りだした。われわれはカメラを慌てて取り出した。５月とはいえ沖縄では真夏の盛りであるが、沖縄の赤瓦の家は涼しくてクーラーはいらない。戸がまったく開け放たれて、表から家の隅々まで見渡せる。涼しい風が吹き抜ける。

どこからか突然蝉が急に飛んできて、庭に面した柱に止まって鳴きだした。今年度はわれわれ検診班にＮＨＫのリポーターとカメラマンが同行していた。翌日のテレビ放映には、蝉の鳴き声とともに最初に柱に止まった蝉がクローズアップされた。続いてズームダウンして、踊っているおばあにピントが合わされた。長い地下生活の末、地上の楽園を謳歌している蝉、一方、困難な人生の末、伊江島の楽園を謳歌しているおばあ。興味ある好対照であった。

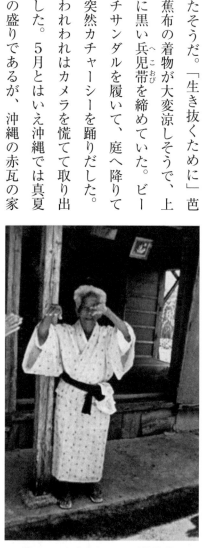

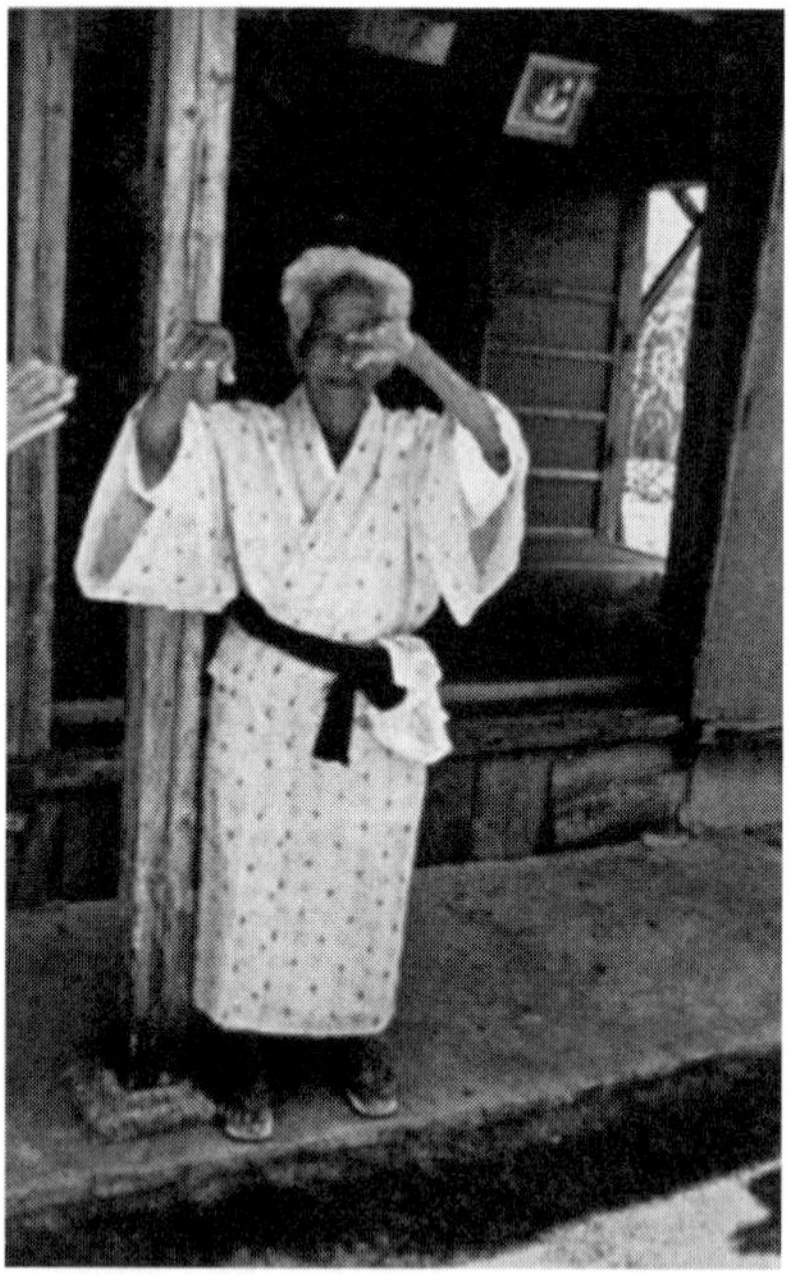

102歳のＴおばあちゃんが検診後、お別れのときにカチャーシーを踊ってくれた

昭和62年４月28日の新聞記事によると、日本長寿者褒称委員会からおばあに長寿の記念メダ

ルが贈与されたそうである。あと7日で5月5日の誕生日を迎えて106歳になる。ついに当時の沖縄最長寿者にのし上がったのである。散歩が楽しみで、毎朝5時に起き、夜8時に床に就く規則的な生活をしており、相変わらず親戚巡りが続いている。「もっと生き続けて、いろいろな人たちに会って、世の中をみたい」。おばあの生きる気力は、おばあを沖縄の最高長寿112歳まで達者に生かせたのである。

## 第6節　甲種不合格

「日清戦争に行かれましたか?」

「いいえ、あんな所には行きませんでしたよ。あれは私が10歳の時のことですから」。

　喜納(きな)清常さんは「あんな所」を強調して顔をしかめて答えた。なんとなく不機嫌な感じにとれた。彼は101歳になる。しかし彼が子どもの頃の沖縄にとって日清戦争には何か悪いイメージがあったのだろうか? 百寿者の調査の時にはまず第一にこの質問しているので今まで何の気なしに質問していた。戸籍の信憑(しんぴょう)性をチェックするのに好適な質問だからである。

私は「彼の年齢に誤りがなさそうだな」と感じたのと同時に、彼の記憶力の素晴らしいのに感心しながら、年齢確認のためもう一押しの質問を続けた。

「それでは日露戦争には行かれましたか?」

「日露戦争の時はね、徴兵検査を受けたが甲種不合格でしたよ!」

私の反応を探る様子もなかった。相変わらず不満そうな口調であった。〝不合格〟に私は耳を疑った。

甲種合格という言葉はよく耳にした。徴兵検査のときに身体検査を受けて、体格が優れ健康優良であったということである。乙は多少ひ弱な人で、丙は異常があって不適格ということであろう。これらは家畜の品評会みたいで、嫌な感じがするが、一方では健康優良であるといって両親も本人も鼻が高い。

「どうしてですか?　甲種合格の間違いでしょう?」と私は重ねて喜納さんに質問した。

彼は「イヤ、不合格でした。甲種の人がたくさんいたのでね。その後、クジで外れたんです」。「だから甲種不合格!」。〝不〟に力を込めて。側から娘のカンナさんが口をはさんだ。娘といってもカンナさんは65歳になる。「近衛兵にどうかって言っていたんですがね」。

喜納さんは娘の言葉を横取りしたように、続けて話し出した。

「怖かったのですよ。あの時分は。徴兵検査の時に大変な騒ぎもありましたよ。指を切ったりなんかしてね、そうそう、糸満の人は耳を切りました。大変なことでしたよ」

「そんなことがあったんですか？」「その人たちは兵隊に行きたくなくて切ったんですか？」

検診班班員全員が注目して質問した。

「もちろんです。徴兵忌避ですよ。しかし僕はそんなことはしなかったですね。行くならば行こうと思っていました」

彼は語調を強めて自分のことを〝僕〟と言った。

私は私の父のことを思い出した。私の父は明治34年生まれ、87歳で亡くなったが、若い頃名前が鋲重だから、「丙ちゃん」と呼ばれていた。しかし徴兵検査で「丙」だったので、「丙ちゃん」ということもあったらしい。本人は決して「丙」だったとは言わなかったが、「丙ちゃんは脚気のために『丙』になったんだって。良かったよね」。母がよくそう言っていたのを思い出す。戦争中のことだったからそんなこと言ったら、それこそ「不忠者」と言って引っ張られたに違

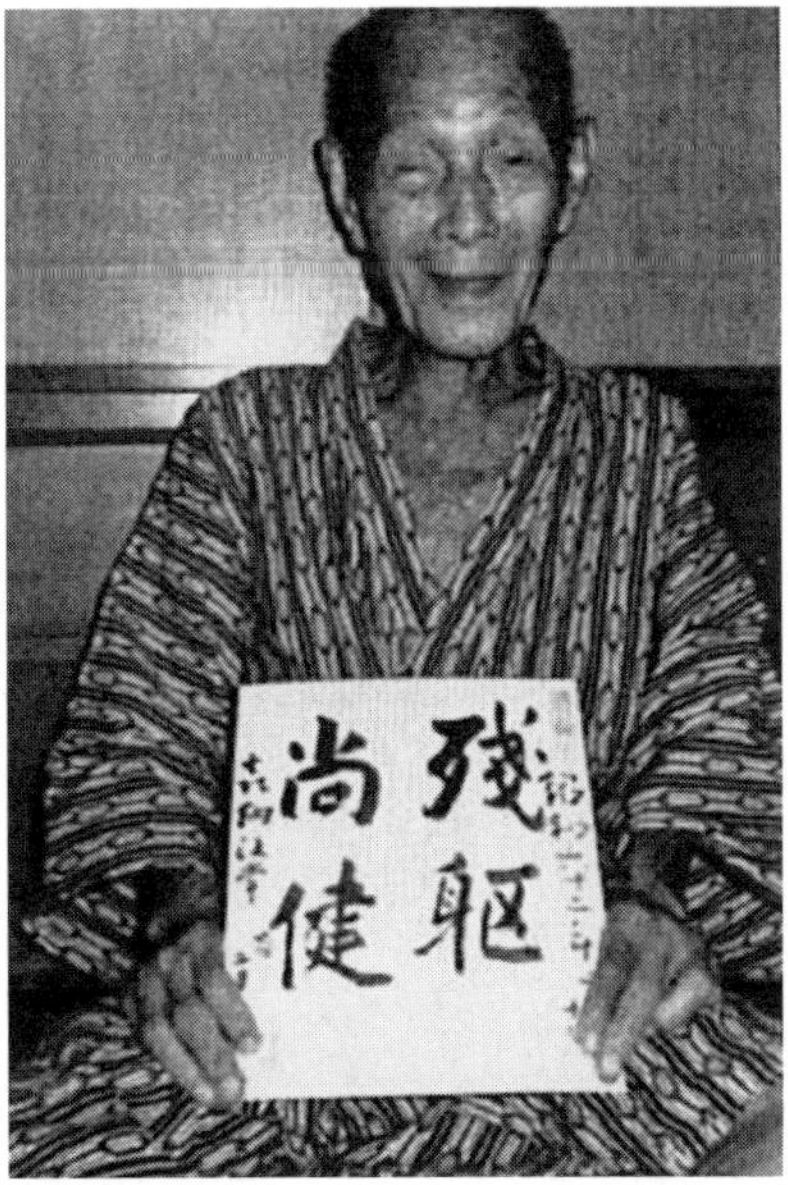

101歳の時、自筆のお習字とともに

いなかった。私の父の兄と母の姉は長男本家の夫婦だった。彼らの長男は私には兄のような存在のいとこである。戦争もたけなわの昭和18年のことだった。彼は「医者になりたい」と言って静岡から上京して医科大学を受験した。当時医大へ行くと卒業するまで徴兵が免除されたのである。「卒業するまでに戦争は終わるだろう」と彼は考えていたに違いない。彼の夢は果たせなかったが、徴兵検査では体格が優れず、不合格になったのを内心喜んでいたに違いない。

私は彼より５年年下で、小学校６年で終戦を迎えた。１歳上の中学生は学徒動員で軍事工場へ行って、武器を作っていた。そこでよく空襲に見舞われ空襲で数多くの先輩学生が死んでいった。私はいとこの夢を果たして医者になったが、小学校６年生の私でも戦争に行くのが恐かった。こんな若者たちは皆女々しくて臆病だったのだろうか。

私たち琉球大学病院グループでは、沖縄百寿者の調査をすでに20年にわたって行っている。しかし喜納さんほど達者なヤマトグチ（日本語）を話せる沖縄の百寿者には出くわしたことがなかった。

喜納さんは明治18年４月10日、那覇市の泉崎の生まれである。尋常小学校の後、２年間の高等小学校を卒業した後、代用教員を経て、小学校の教官を40歳まで勤めた。沖縄戦の終結した年に定年の60歳を迎えたが、その時まで沖縄県庁の職員だったという。

彼は徴兵検査には反対のようだが、「行くなら女々しくなく男らしく」が彼の心髄のようである。「甲種不合格」とはなかなか皮肉な表現である。

そこには戦争反対・徴兵反対の気持ちが込もっているように感じられてならなかった。

彼は若い頃はきっと体格も良かったであろう。現在でも身長１４０cm、体重52kg、百歳老人としては体格が良い方である。最近でこそ足が弱くなったので、あまり出歩かなくなったという。

家は那覇市内であるが、繁華街ではなく安里川の上流にあるので、首里城のある首里地区内である。30mほどの坂道を登ってから、同じく30mほど下った坂の途中に彼の家がある。下りきったところに滝がある。２、３年前まではこの坂を登って滝の反対側まで出かけた。そこには琉球和紙の研究をしていた沖縄の反戦平和論者の一人だった勝　公彦氏の家があって紙漉きをやっておられて、そこへよく出かけたとのことであった。

そこへは県内県外から多くの人たちが見物見学に集まった。そこでは彼が甲種不合格の話の花を咲かせる。それは百歳を生き抜いた彼の心なのだ。それによって彼は奇跡にも沖縄の戦火をも潜り抜けることができた。まさに〝名誉の甲種不合格〟なのだ。

## 第7節　百年の夢

出席したそうである。

足取りである。去年も一昨年も那覇市内のホテルで開かれた退職公務員の総会に一人で行って

喜納さんは足に目をやった。しかし１０１歳にしては細くなったとはいえ、しっかりとした

「ホテルの廊下は長いので歩くのに時間がかかります。最近、足の力がないんですよ」

「退職公務員会とか、退職教職委員会とかあるでしょう?」彼は長いこと公務員として教職にあったのを私は知っていたので、このように話を切り出してみた。

「教職員じゃなくて、公務員全体の一緒の会ですよ」

と座り直しながら、喜納さん自身解説してくれた。

「歩くには歩くんですけど、とっても遅いものですから車椅子を借りてきたんですよ。しかし、それを嫌うんですよ！」

と娘のカンナさんが言ったのを聞いて、喜納さんは不満そうに答えた。

「もう2回も行ったから、もう行きたくないよ」

「今年はなぜ行きたくないのですか?　歩くのが困難だからですか?」

私は車椅子が嫌いだからなのかと思って質問した。

「仲村会長がね、倒れてね。もういないからね」

喜納さんはとぎれとぎれに話し出した。

「会長は警察部長上がりでね。あの人は次男なんですよ、長男もおったけれどね」

仲村さんは那覇警察署の本部長であった。かつて私の患者でもあった。一昨年にはペースメーカー植え込み手術を受けたが、昨年88歳で米寿のお祝いをした。仲村さんは外見上は非常にしゃきしゃきしているように見えた。ことに頭が冴えており、老人会の役員や退職公務員会の会長、ペースメーカー友の会の沖縄支部会長、沖縄社会福祉協議会の委員などを勤めていた。それだけに世話好きで、「いつまでも世の中の役に立つ人間であること」をモットーにしていた。健康に関してはことのほか関心があり、健康増進のための住民健康教育を沖縄県内のあちこちで率先して始め、この他各種の社会奉仕活動に熱心であった。会長はことに私の『百歳の科学』の話が大好きで何かと私が引っ張り出された。昨年は会長のお供をして、泊まり込みで石垣島に講演旅行に出かけたのを思い出した。

「本当に惜しい人物でしたね。親切な方でしたね」

仲村さんはいつもニコニコしていて、かつて警察署長とは思えなかった。喜納さんが白寿の時のことであった。「酒を飲むと、それに引っ掛けた詩を詠んでね。私の99歳（白寿）の時に私に詩を書いてくださって。感謝しています」と喜納さんが言った。

「それから親しくなったんだよ」

　私は喜納さんに向かって半分は同意してくれたらいいなと思いながら、「私達はこのようにして百歳のおじいちゃんやおばあちゃんから、長生きの教訓をいただいているのです。それらをもとにして、元気で長生きするためのコツをあちらこちらの地域の皆様に話をしているのですよ。本当は喜納さん自身が行って話してくだされればよいのですが」

「ああ夢のようですねえ。だから私は詩を詠んでいるんです。『人生百年夢幻の如し』というのを聞かれたことがありますか?」うまくかわされてしまった。

「あれは私が詠んだんですよ！『いつの間にか年とりにけるもう一度　思えば悲しい昔懐かし』。まあちょっとした詩なんですがね」

　しかし、少し上気して顔が赤味を帯びて見え、ちょっぴり照れているようにも見えた。彼はやおら色紙を出して、「龍」の文字をすらすらと書いて私にくださった。かつて教育者であっただけのことがあって、なかなか立派な書体であった。われわ

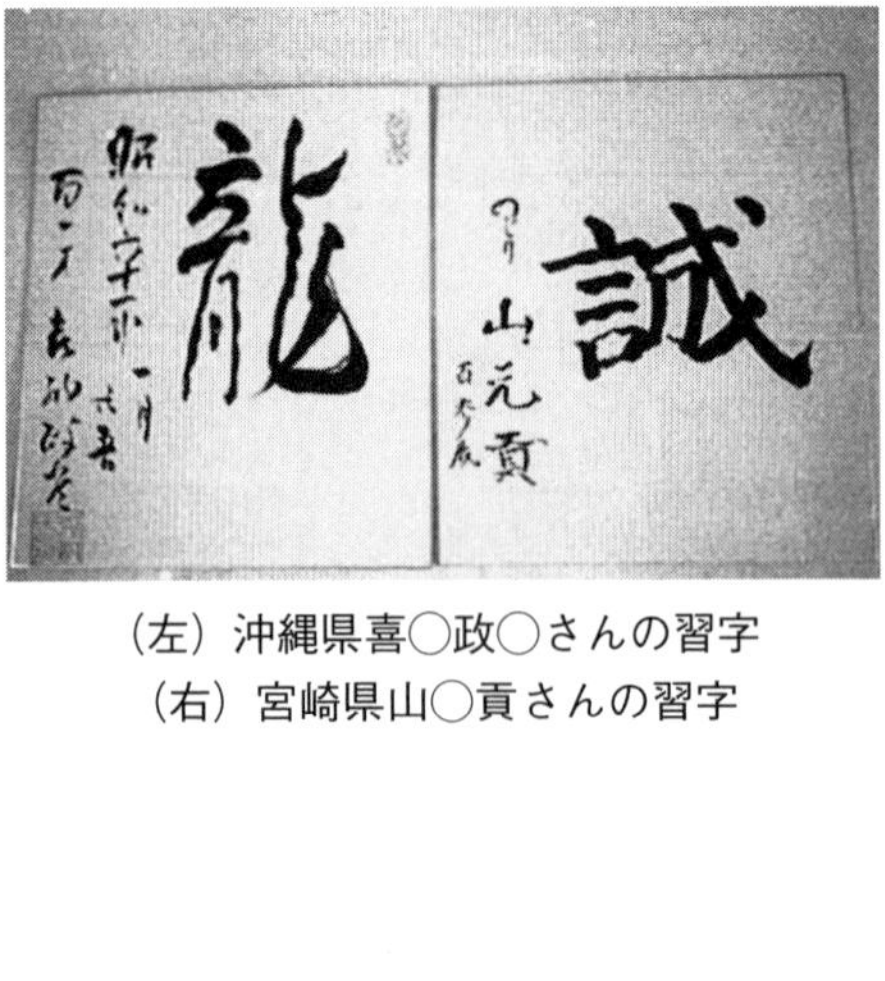

（左）沖縄県喜◯政◯さんの習字
（右）宮崎県山◯貢さんの習字

れ調査員チーム一同、宮崎県の百寿者山元さんから送られてきた「誠」の色紙と並べて感心することしきりであった。

## 第8節　無言の叫び

「私はおばあに悪かったような気がして、今でも迷っているのです。私のしたことは悪かったのでしょうか？　どうも気分が晴れないんですよ」

陽○さんはおばあと二人で住んでいた。彼女はおばあの長男のお嫁さんで、66歳になった。おばあとは直接の血のつながりはない。仏壇の前に一人でぽつんと座ったまま考え込んでいる様子で、私の到着を待ちかねていたようであった。そして彼女の同意によっておばあの解剖が行われたことを悔いているようであった。この解剖は沖縄百寿者では初めての解剖例であり、沖縄の医学界にとっては画期的な出来事であった。沖縄では後世(グソー)での生活におもきをおいている風潮から大学病院ですら病理解剖への家族の同意をえるのが困難であるのに、ましてや家族（門中）の誇りである百寿者の身体に傷をつけるのは極めて困難である。したがって過去

３０００人にものぼる百寿者の解剖例は一例もなかった。

彼女の心の痛みはなかなかとけなかった。「あんなにきれいな死顔だったのに、口が開きっぱなしになって……」「『世の中に役に立てたのだから、供養になりますよ』。おばあがきっとそう言っていたと思いますから。きっと極楽往生ですよ！」

私はそう言って彼女を慰めた。

おばあは１９０１年2月15日生まれ。正確には99歳と6か月、数え歳では百歳であった。24歳と28歳で計2回結婚した。２番目の夫の職業は運送業、子どもは2人いたが、今は全員他界してしまった。

おばあは以前、１９９2年に胸椎7番目の圧迫骨折、１９９7年に右大腿骨頸部骨折で入院したことがある。しかし負けん気の強い人で、自力で歩行できるまで回復した。ところが１９９8年に今度は左大腿骨頸部骨折になり手術を受けることになった。それまでは長男と嫁と孫との三人暮らしであり元気そのものであった。しかし退院後もリハビリに励んで、電動歩

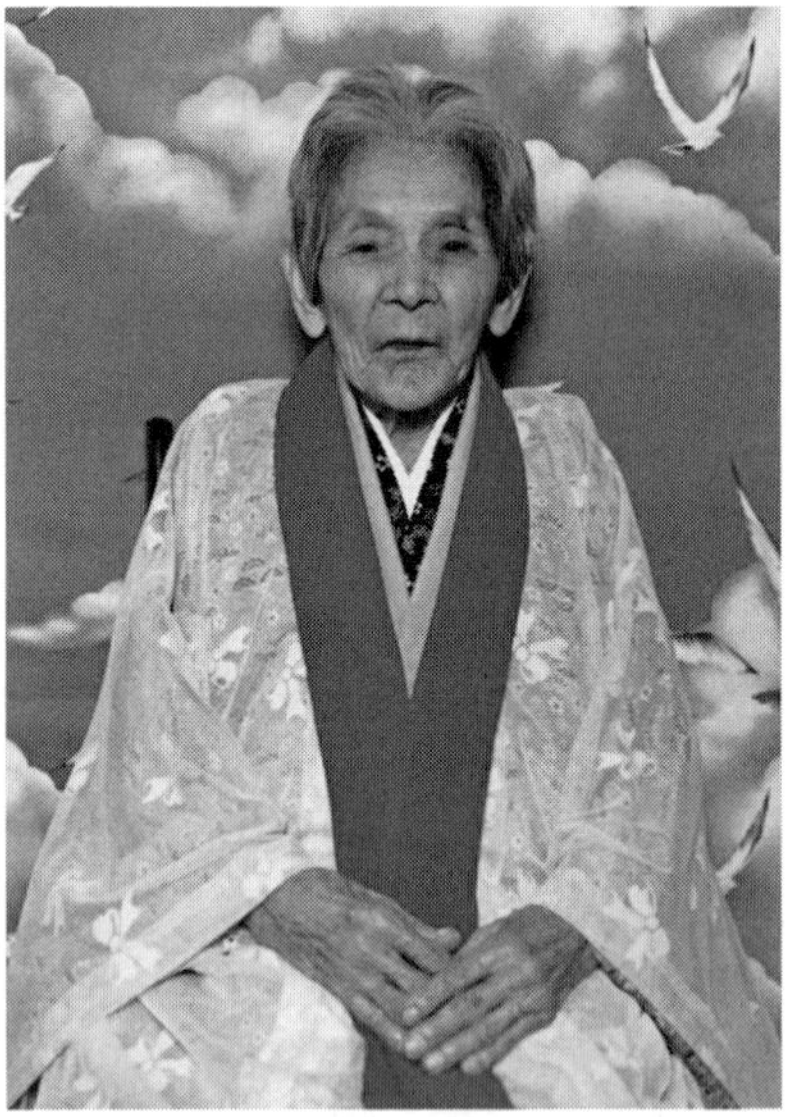
○○さんのカジマヤー祝い（99歳）の時の晴れ姿

行器で自力で移動できるほどまで回復していた。その間に長男が死亡し、孫は独立して本土へ行ってしまったので、長男嫁と二人暮らしになったのである。

２０００年6月、38・5℃まで発熱し、血液の酸素飽和度は87・4％まで下がったので、近くの医療機関で胸部レントゲン写真をとった。しかし肺炎の所見はなく、気管支炎の診断のもとで6週間の入院となった。この間ペニシリン系とセファロスポリン系の抗生物質が断続的に点滴で交代して投与された。一旦は解熱したが、再び39・０℃に熱発し、少々の痰が出たので、再度胸部レントゲン写真をとった。相変わらず肺炎の陰影はなかった。ところが下痢が1日5～10回でるようになり、それが10日間も続いた。7月3日、本人が希望して退院したが、その直後から37・０℃に発熱、２０００年7月6日、再度近医を受診した。顔色がよくないとのことで、血液の酸素飽和度が測定された。その結果、酸素吸入の状態でも酸素飽和度が78％と下がったので、医師のすすめで病院へ戻ることになった。しかし今回も胸部レントゲンにははっきりした肺炎の所見はなかった。白血球も７７００で顆粒球が80・7％と多いほかには炎症所見はなかった。血液の総蛋白は5・8g／dℓ、アルブミンは2・8g／dℓであったが、中性脂肪が１２２㎎／dℓであって、必ずしも顕著な栄養不良状態ではなかった。

おばあは点滴と酸素吸入を受けていたが、食事は少量ながら経口で摂取はできていた。排尿が不便なので膀胱にカテーテルが入れられた。入院3日目には酸素飽和度が93％まで回復した

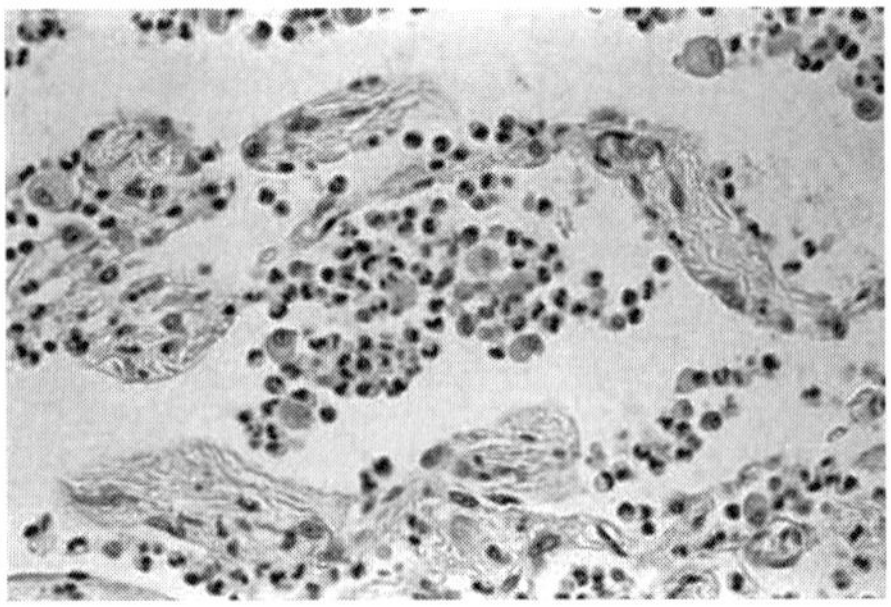

おばあの病理解剖の組織所見（肺）
肺胞に白血球細胞の浸潤が見られる。

が、38・8℃とかえって熱が上がった。尿の培養で大腸菌が検出された。しかし白血球増加がなく、自然に解熱したので、今回は抗生物質は用いられなかった。おばあはスプーンを用いて少量ながら食事を経口摂取できるようになった。

２週間後またも38・4℃発熱、痰が出るようになり、ペニシリン系抗生物質が２日間用いられ、解熱した。ところが入院の24日目にまたも38・4℃に発熱した。今度は血液培養で細菌が検出され、８日間セファロスポリン（抗生物質）を用いて細菌を駆逐できたが突然全身浮腫が生じ、おばあは「死にたい」と言いだし、食事の経口摂取を拒否するようになった。白血球７７００であったが、ヘマトクリット22・３％、血小板６００００、尿素窒素34㎖／dℓ、総蛋白３・８g／dℓ、アルブミン１・５g／dℓ、と著明な栄養失調状態になった。そこで点滴と経管栄養が始められた。静注の利尿剤で浮腫がとれてきたが、家族からこれ以上の延命措置をしないように申し出があり、点滴などを抜管した。それから２週間、食欲が多少でてきて少量ながら経口摂取ができるようになって解熱し、血圧も１３０／84、血液の酸素飽和度も94％と小康状態を得ていた。ところが８月14日に下痢、血便が起こり、数時間後、突然死亡した。

解剖の所見では肺炎は特になく、両上肺野に中等度のアントラコージス（炭粉症）と気管支炎があるのみであった。肺の組織標本にみられる白血球の浸潤が死亡直前に見られた。急性肺炎所見ではあるが、これが単独の死因になってはいない。心臓は１８０ｇで冠状動脈は３本とも動脈硬化も石灰化もなかった。心筋にリポフスチンの蓄積とわずかなアミロイド沈着があったが、心臓の４弁ともに石灰化も変性もなかった。大動脈は高度の動脈硬化があり石灰化していたが、動脈瘤はなかった。腎臓は動脈硬化だけで、アミロイド沈着は軽度にあったが、糸球体の90％が正常で、若年者に近い所見であった。肝臓、膵臓、脾臓、子宮、卵巣にはいずれもほとんど異常を認めなかった。下血の責任箇所として大腸の憩室の破裂が認められた。胃の粘膜の厚さは通常０・３～１・５㎜であるが、おばあの胃は２㎜もあった。さらに回腸も１・５㎜と厚く、高齢者特有の粘膜萎縮はまったくなかった。それによっても百歳に至るまで消化管が健全に活動していたことがわかる。これが健康長寿であった証拠を示しているように思えた。

おばあに最後のとどめをさした全身浮腫は低アルブミン、つまり低栄養であったといわざるをえない。一生懸命介護してくれた家族の人たち、夜昼努力をおこたらなかった医師や看護婦のケアに感謝しなければならないが、おばあは入院しなかったら、そして自由に生活していたらもっと長く生きていたかもしれないのである。

解剖の所見からは、おばあのとどめを指した病変は見つからなかった。しかしそれによって病理学的に健康百寿の全貌が明らかになったと思われる。おばあは何も手を加えずに自然に生きていたかったのかもしれない。しかし、それは彼女には許されなかった。彼女にとっては周囲の人たちの好意がかえって仇（あだ）になった。それに抵抗して自ら生命を閉じたということもできる。おばあは何回もの入院に飽きたのであろう。しかも点滴だの、導尿だの、鼻腔経管栄養だの、酸素吸入だの、毎日毎日の臨床検査等などであった。そのため摂食拒否になり、点滴拒否になり、延命拒否になったと思われる。管を抜いてから、しばらく経口摂取する意欲が出てきたのだから、おばあは何も言わなかったけれど、少なくとも認知症ではなかったのでは？ 自宅へ帰りたかったのかもしれない。そのストレスから大腸憩室の破裂を導いた。おばあは百歳での敬老の日の表彰を目前に、８月17日に逝ってしまった。もう我慢し切れなかったのであろう。おばあの無言の叫びが聞こえる。

「私はこんなに元気だったのだよ。これが百寿者というものぞ」

そして一言「満足死でありたかった」。それをおばあは身をもって示してくれた。私はおばあに本当の百寿を見たような気がした。

「こんなにおばあのことを思いっきり話せて、気が晴れ晴れしました」「誰も聞いてくれる人がいなかったのです」

涙を浮かべる陽◯さんに後ろ髪を引かれながら、おばあの仏壇に頭を下げて家を後にした。

その後、陽◯さんからは何度も感謝の手紙が届いた。

## 第9節　あやかり文化

人間はただ長生きするだけでは意味がない。「元気で長生き」のためには病気にならないことが大切である。図9―1は1999年の年齢階層別の外来患者数を人口対で全国と沖縄県との間で比較したグラフである。全年齢層で、ことに75歳以上で、外来の受診者数が沖縄では本土に比して明らかに低くなっている。沖縄は医療過疎だから受診が少ないと考える方がおられるかもしれない。しかしその場合の対象は、離島僻地のことであって県民の大半は沖縄本島住民であるから、その考え方は妥当ではない。むしろ沖縄の老人は一般に「元気である」と考えるべきである。

ところで、WHOでは「健康には身体的、精神的、社会的健康の三拍子が揃わなくてはならない」と定義している。つまり寝たきりではなく、ぼけていないのみならず、社会的にも健康でなくてはならないのである。社会的健康に関しては個人によってレベルが異なるが、少なくともＱＯＬ（生活の質）が高いレベルで長生きしなければ得られないことである。

長寿には自然環境のみならず、社会環境条件が成人病の背景因子としてより一層大きく作用している。各種のストレスは、ストレス自体の種類や物理的大きさなどのほか、受ける側の個人の条件としてのストレスへの感受性が異なること、しかも、感受性は個人をとりまく生活背景によって、経時的に大きく変化することなどによって、一様に定量的表現をすることはできない。しかし、概して沖縄では自然環境でも社会環境でも、他地域に比較して相対的にストレスが少ないと考えられる。また、沖縄では人生の艱難（かんなん）や各種のトラブルも地縁・血縁による相互扶助の風習や習慣から意図しなくても自ずと回避することができる。現在の沖縄では日常生活は概して平穏無事であり、基本的には生活には事欠くことはほとんどないであろう。さらに精神的軋轢（あつれき）やストレスも比較的少なく、軽度である点も心豊かに生きることにつながる。さらに、沖縄では見かけ上、ただ単

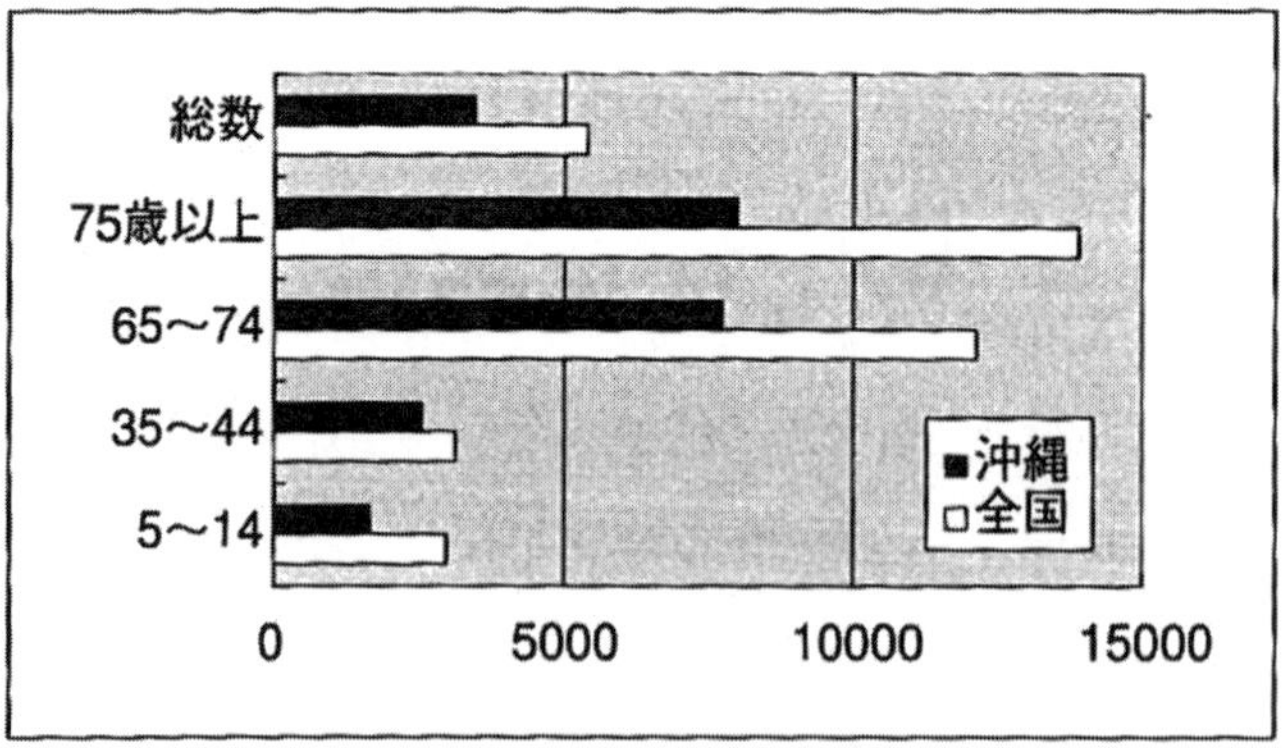


図9-1　1999年の年齢階層別外来患者数外来（人口10万対）
（2000年度厚生労働省「患者調査」データによる）

にのんびり屈託なく日常を過ごしているように見えるかもしれない。しかし彼らを直接に訪問して、日常生活やライフスタイルについてじっくり話し合ってみると、彼らが優れた生きがいを持ってポジティブに活力豊かな人生を送っている生涯現役高齢者であることがわかる。

健康長寿には文化的背景が重要な関わりを持っている。ことに、社会的健康には人々の持っている人生観や死生観がＱＯＬを大きく左右するから、そこにも健康長寿の要因を見い出すことができる。長寿の祝いのなかでは85歳の「トゥシビー」と97歳の「カジマヤー」が特に大きなお祝いなのである。このお祝いには門中や郷友会や友人をはじめ数多くの人達がつめかける。結婚式より盛大で５００人以上の人が来るのもざらである。この際、長寿者が長生きの祝いを受ける一方、祝いに参集する人々は長寿者からの杯を賜ったり、長寿者が人生の達人として何か霊的な、呪術(じゅじゅつ)的な要素を持っているとの考えから「アヤカリチクミソーレー」と言いながら長寿者と握手したり、肩に触れて声をかけたりするだけでも長寿にあやかることを願えるのである。一方、これらは老人が後世(グソー)へ行くための一種のリハーサルともいわれている。その儀礼を行うことによって死への扉を徐々に開いて、グソーへの旅立ちの心構えができてくる。これは人間の死への恐怖を和らげるのに大いに役立っているように感じる。

人の死は肉体と霊魂の分離という一つの通過儀礼と考えることから始まる。つまり、死亡するとマブイ（霊魂）がその場所に残るわけである。入院して死亡すると、死亡場所にマブイが残るために病院や病床はマブイで満員になると考えられている。そこで、マブイを定位置に移さなければならないことになる。そうしないと迷った霊魂は正規のお墓に入れないまま、この世に迷ったままになってしまう。そこで、「ヌジファ」という抜魂儀礼が行われる。患者が死亡すると、ヌジファ施行のお願いの申し入れが出される。病棟内や病室で行われる場合は病棟婦長の許可が必要である。ヌジファの方法はいろいろあるが、基本的にはいずれも同じである。原則として死亡したベッドサイドでお供え物をしてマブイが定位置に落ち着くようにお祈りをする。ユタにお願いすることもあるが、主として門中（一族）の長老の女性がこれを仕切る。同室の患者や病棟看護婦もそれを積極的に勧める者さえいる。現代の病院医療はいかにも機械的であるので、人の心を大切に考える医療のあり方として、決して一笑に付すわけにはいかない。ところで、この場合まっとうな死に方をした場合には定位置に収まることができるが、まっとうな死に方をしない人は、例えば自殺や事故などによる死の場合は、まっとうな死に方をしないからあの世でも宗教からも疎外される。

非常に興味ある点は、死亡後マブイが残るという観念である。したがって、死亡後も肉体を離れた霊魂は、家族といつも一緒にいて寝食を共にするのである。そして、門中のお見合いや結婚式など、門中の冠婚葬祭の一連の主要行事や村のお祭りなどの地域行事などにも同席する。十六日祭（グソーの正月）やシーミー（清明祭）などでことあるごとに、頻繁に門中がお墓の周りに集まって家族・門中が楽しく談合し、食事をとり、一緒に飲んで踊ったりする風景をよく見かけるのである。よく家のすぐ側に主家よりも大きいお墓、つまりマブイが入る別宅がある。この観念は、マブイが門中や地縁の人々の心の中に生き続けていると考えれば理解しやすい。死後49日を経ると死者へのウムイ(思い)は次第に人の心から遠ざかるかもしれない。確かに、33年も経てば思い続ける人々もなくなってしまうからであろうから、非常に合理的でもある。グソー（あの世）に到達するには33年を要する。そして、マブイは初めて「祖霊」になるわけである。

人は死んでも、霊魂はその場所に残っているので寂しくはないのである。こうした考え方に疑問を持っている人でも、心の底ではその観念をまったく否定しきってはいない。こうなると生から死への移行は、徐々でかつ連続的なのである。したがって安心して死ねるという考え方が健康長寿につながるのではなかろうか。このように、医療の実践は科学的基準のみでは律しきれないもので、文化的要素、人間の感情の問題も重要である。

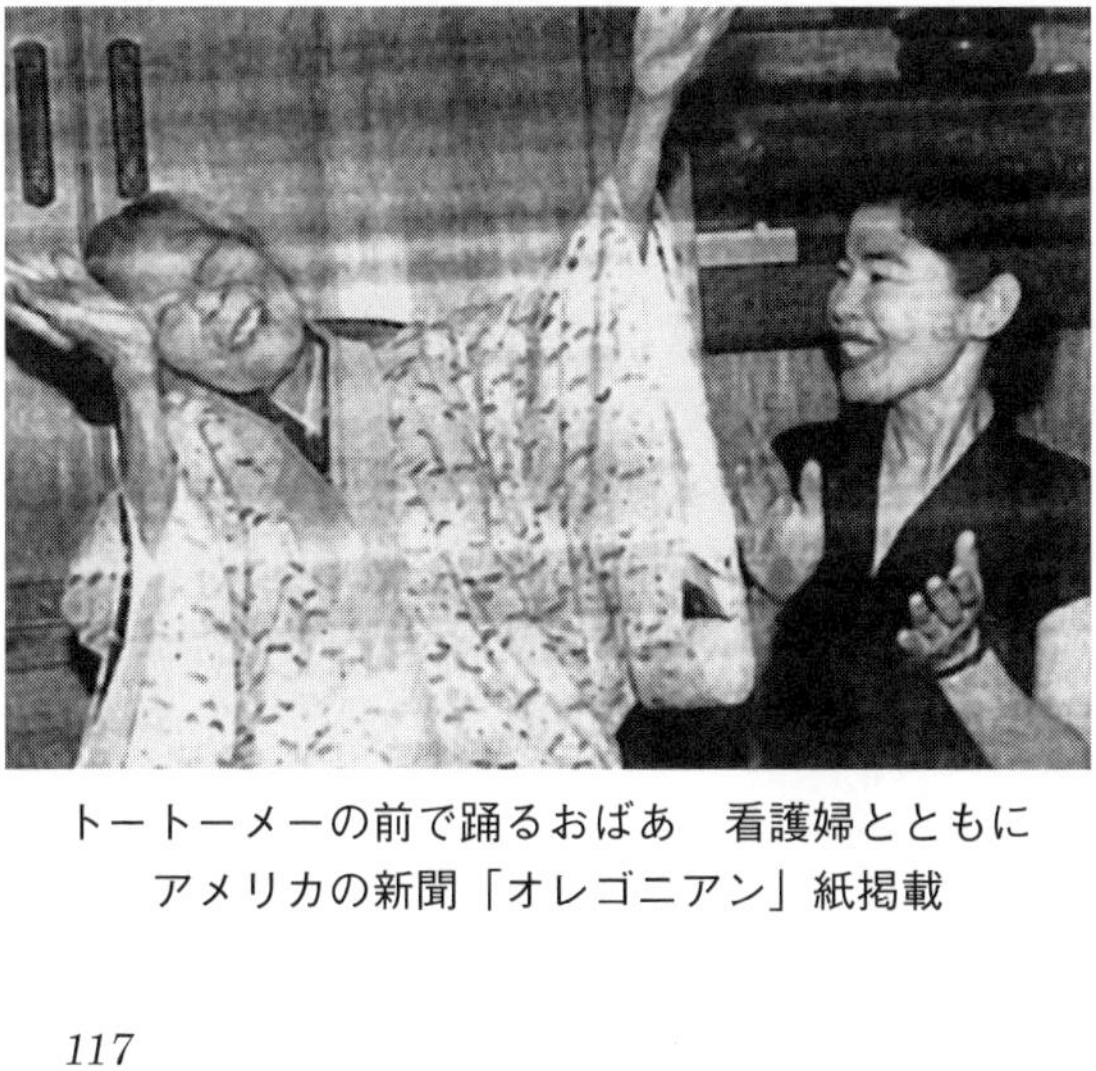

トートーメーの前で踊るおばあ　看護婦とともに
アメリカの新聞「オレゴニアン」紙掲載

沖縄の長寿は世界的にも非常に有名になった。このように考えると医学と違って、医療科学や保健学は、自然科学に加えて人文科学的要素も多分に含んでいる。そこで、沖縄長寿を探るために医療関係者のみではなく、文化研究者・研修者やジャーナリストなどが日本本土からだけではなく、アメリカからもたくさんやって来るようになった。

百寿者にはオレゴニアン紙の新聞の見出しに掲載された赤嶺さんのように非常に楽天的で快活である（写真）。これがまた一つの元気な長寿のコツではないかと思われる。彼女は息子を祀ってある仏壇の前にいる。

「艱難（かんなん）をいつまでもくよくよしても仕方ない」

太平洋戦争で息子を失ったものの、かえって収容所でアメリカ人の温かい思いやりに心を打たれたと言って、来沖したアメリカの研究員に積極的に握手を求めた。

沖縄の長寿は、沖縄人の独特な感性や伝統的人生観や物の考え方にも大きく根ざしているといえる。

## 第10節　台風を楽しむ

「せっかく用意したのでおいでください。なんなら早くいらっしゃってもよいですよ」

　マカさん宅からの連絡であった。当日は百寿者検診の予定が立っていて、午後2時半に自宅を訪問する予定であった。ところが、あいにくの特大の台風が襲ってきたのである。台風だから迷惑をかけてはいけないと思い、電話して延期を申し込んだ結果が、この返事であった。この種の検診は事前に手紙を送って、受診希望の承諾を得てから行う。健康な人たちを対象とするので、病院で待ち構えて行うのではない。むしろ診させてもらうのだから、われわれが当然延期になるものと思っていたものだから、検診の支度をしていなかった。そのためとっさに準備をすることになった。しかし街は台風に備えて、その対策のためかざわめき立って何となく慌ただしく落ち着かなかった。暴風警報が出されて下校となったので、小学生、中学生、高校生たちが道路にあふれていた。警報というものは安全を第一に考えて、早めに出される。しかし、雨足はまだ激しくはなかったが、風が強くなりかけていて、道路上に散らかった木の葉や葉っぱのついた小さな枝がぐるぐる踊ったり、風に吹き流されていた。ところが不思議なことに学生達はバスを待って家路を急ぐのではなさそうであった。傘を持っていないものだから、かばんや本を頭にかざして車の前を走り抜け、何となくウキウキしてはしゃいでいる様子であった。

「よくいらっしゃいました。どうぞお上がりください」

79歳の娘の米子さんと１０３歳になったマカさんがわれわれを迎えてくれた。マカさんは矍鑠（かくしゃく）としているばかりか、上品な人で、おばあというのはあまり適当な感じではなかった。耳はやや遠いもののヤマトグチ（日本の標準語）は達者であった。「今日は早いね」。マカさんが突然孫に声をかけた。中年の男性が戸口に立っていた。孫といっても〝50歳あまっていて〟（沖縄方言で「過ぎている」）、役所の職員で当日は台風で早引けになったそうである。

マカさんは芭蕉で有名な大宜味村（おおぎみそん）生まれ。15年前の88歳の時に黄綬褒章を国からいただいたという。「芭蕉布」で同じく大宜味村の金城トシさんも2年前に同じ章を受章した。マカさんはその道での第一人者である。現役時代にトシさんに手ほどきをしたそうである。芭蕉布は芭蕉の繊維で糸を紡いでそれで織りあげた布である。芭蕉布の着物は涼し気で、暑い沖縄の気候に最適である。今日では芭蕉布は高級で、一反・１００万円を超すものもざらではない。

「マカさんの長い生涯の生きがいはなんでしょうか?」

言うまでもなく「絣結び」である。絣結びはマカさんの考案した独特の織り方である。居間の隣には彼女の仕事部屋が作られている。その部屋は居間の外に持ち出しの部屋として作られていて、周囲がすべてガラス越しになっている。表の道路からもマカさんの仕事ぶりが見られるようなディスプレールームになっている。部屋の中央には機織り機が設置されている。その前には彼女の座る腰掛があった。その日は、透明なビニールが掛けられていた。以前は、その部屋に入るには膝の高さもある窓をまたいで入ったそうであるが、窓の高さに合わせて特製の手作りの踏み台が作りつけられていた。孫が考案して最近作ったそうである。

マカさんは慣れたもので、踏み台を上って窓を難なく潜って、スピンされた糸巻きと４本になった横糸の入った笊を持ち出してきた。「これは良くない糸、４本一緒じゃないと織ることができない。良い糸は１本ずつ細くなっているので、きめが細かくて絣結びには良い」。マカさんは織りあがった布の端の繊維をつまんでひっぱって見せた。「芭蕉の糸はこのように１本ずつ引っ張ることはできるけれども、木綿の場合はできないよ」。マカさんの日が輝いた。

いつもやっている百歳検診。手際よく診察、心電図記録、採血が済んだ時であった。突然のすごい音、家が激震した。突風が吹き抜けた。私は一瞬窓の外に目をやった。表の道路が真っ白になって、何も見えなくなっていた。私は恐ろしさを覚えたが、マカさんも米子さんも台風などお構いなしであった。「さあ、お茶でも召し上がって」。マカさんはすっかりユンタクを楽しんで、話に止まるところを覚えなかった。私達は研究室へ戻らなければならないし、研究室で血液を遠心処理したうえに、検体を那覇の検査所に運ばなければならない。検体は保存が効かないばかりか、少しでも早く試験開始が望ましいのである。台風が直撃して搬送できなくなったら、検体が何日も残されてしまう。検体は冷凍は利かないのである。気が気ではなかった。「もう、帰るの？　お茶でも飲んで。これはヤンバル（沖縄本島北部の山原地域）採れたてのみかんよ」。マカさんの話は名残惜しくも尽きなかった。そこで静香助手を一人残すことにして、私と千晶助手はマカさんの勧めを振り切って、後ろ髪を引かれるままに路上の人とならざるを得なかった。静香助手は自宅が近いのでマカさん宅から直接自宅へ帰ることが容易であったからである。殴りつけるような風と雨に車が左右に大きく揺れて、その都度ハンドルを取られながら、ほうほうのていで研究室に戻った。危険なので６時にバスを止めるとの予報がラジオから流れた。

最後のバスらしかった。買い物袋を持った家庭の主婦やＯＬ達がバス停に詰め掛けていた。千晶助手はけなげにも、雑用処理に追われている私を尻目に一足先に研究室を出た。ところが道路に出てみると、わずかの時間に状況がすっかり変わっていた。横なぎにされたままの木々は髪が逆立ちになったようになって引きちぎられそうになって唸っていた。道路では車の間を這うように風と雨が吹き抜け、真っ黒な空からぶちまけたような雨が横殴りであった。「しまった。千晶を行かさなければ良かった」。これは緊急事態である。反省しきりの私は、たまらなくなって千晶に携帯電話をかけた。夕方６時30分であった。もう大学を出てから２時間も経っていたので、当然自宅に戻っている頃であった。「ものすごい車の渋滞ですね。しかし大丈夫ですよ。これからＳＲＬ（臨床検査センター）に行きます」。ケロッとした声。私はホッとしたものの、心配はますます募るばかりになった。「無事に帰ってくれればいいのだけれど。きっと家の人達が心配しているだろうに」。それから1時間経った7時30分、「無事帰宅しました」の声を期待しながら再度携帯電話をかけた。「大丈夫ですよ。車がほとんど渋滞したままで、まだ那覇市内ですよ」。さすがに疲れた声だった。台風になると本土ではじっと台風が通過するのを待って、街はひっそり静まりかえる。しかし沖縄では、不思議なことに台風になると人々や車がいつになくたくさん路上に出て、街が騒がしくなる。道路が渋滞して、動かなくなる。

毎度のことながら翌朝になっても台風はまだ本島近くに停滞していた。台風は歩くようなスピードになって、なかなか去って行かなかった。台風が1週間も沖縄のまわりをめぐったこともある。大きな岩がごろごろ飛んできた。わが家の後ろには急な崖がある。一抱えもある岩が崩れ落ちて崖の途中に転がっていた。私はとても危険で外出ができず、家に待機していたところ、病院の電話交換手から連絡を受けた。「患者さんが一杯きてますよ」。そそくさと支度をして車を歩かせた。「車を歩かせる」という言葉は車を運転して走らせるという沖縄の方言であるが、ここではゆっくり注意して運転するという意味で状況にピッタリとあっている言葉だと私は感心しながらつぶやいていた。市内は意外に落ち着いたもので、もうすでにあちこちに街路樹や飛ばされた看板などを片付ける人達が忙しくしていた。

驚いたことに病院には最近来院していない患者まで来ていた。お母さんに同伴して幼稚園生から1年生ぐらいの子どもまで、患者としてではなく、付き添いとしてでもなかった。学校が休校だから、家にこもっているよりも久しぶりにお母さんと一緒に外出したのであろう。30年も昔のことを思い出す。琉球大学病院時代のことであった。台風が来るたびに停電でもないのに、エスカレーターをストップしなければならなかった。なぜなら台風が来ると病院が遊園地化するので危険だったからである。

「今度の台風は大きかったですね」。外来待ちの人々が挨拶を交わしていた。風速60メートルにもなったのである。人々はケロッとしたものである。台風が風速60メートルになっても沖縄では台風に慣れっこになっているためか、本土みたいな人的被害はきわめて少ない。しかも台風は生活に必要不可欠なものである。したがって沖縄の人々は台風も自然の恵みの一つとして考え、自然の神に感謝して、与えられた環境で生活をエンジョイしているように思えるのである。

## 第11節　沖縄初の百寿カップル

嘉手納（かでな）といえば沖縄の米軍基地として名をはせている。本島中部にあって、東シナ海から太平洋に向かって大きな滑走路が本島を横切っている。屋良（やら）は嘉手納町（かでなちょう）の中心部の嘉手納ロータリーからほど近く駐機場に面しているので一日中爆音が響いている。爆音というよりも身体にビリビリという響くような振動になっている。近くには飛行場内を見下ろせる安保の丘があって、反戦デモのときはごったがえす人波となるだけでなく、常時観光タクシーが訪れる。

真〇城松、マ〇ト夫妻の自宅はモルタル造りの新築された一軒家で、日本本土的なスレートぶきの住宅であった。小さな門構えはあるが、入り口が狭く水道管のコックがそのスペースに飛び出していた。検診に行った我々の車がひっかけて車のバンパーがへこんだのを覚えている。

彼らは二人とも1883年（明治16年）6月生まれで、我々の訪問した時は共に100歳であった。夫婦は百歳を迎えたカップルとして沖縄で戸籍上で認定された最初のケースであった。沖縄ではカタカナの「マツ」は女性、漢字の「松」は男性の名前である。松さんは6月29日生まれ、マ〇トさんは6月5日生まれで24日の年上であった。松さんは嘉手納町屋良に、マ〇トさんは同町池武当（いけんとう）に生まれた。二人とも同じ農家に雇われており、そこで知り合って結婚した。二人は親戚関係ではない。松さんは沖縄戦の時は60歳を超えていたので、兵役は免れた。しかし沖縄戦は戦烈を極めたが夫婦共に戦火をくぐり抜けて山原（やんばる）（沖縄本島のコザ以北地域全体を指す）へ逃げて、生き延びることができた。終戦直後、二人は石川の収容所で生活した。その後現在の屋良へ戻って自宅を建て、二人暮らしが始まった。松さんは農業を営みながら製糖工場に60歳まで勤務した。以後はきびと野菜づくりに専念した。マ〇トさんは松さんが製糖工場に行っている間は畑仕事を行っていた。松さんは４人姉弟で、当時弟が86歳で生存していた。マ〇トさんは６人兄妹の５番目であるが、４人の兄と妹がいるが、すでに全員死亡している。子どもは１人で女性、当時70歳であった。しかし他家へ嫁いでいるので同居してはいなかった。

松さんは生来タバコを吸わなかったが、マ〇トさんはいつからか１日・２～３本吸うようになり自分で外出してタバコを買いに行っていた。しかし百歳になってから転倒したために歩行が不自由になり、家の中でも起立できずほやほや（いざる）ようになったので、外出してタバコ屋に行くことができなくなった、やむをえず禁煙することになった。その後買い物はもっぱら松さんの仕事となった。松さんが炊事・洗濯及び妻の世話をしていた。ガスは危険なので、近所の人たちのすすめで炊事やシャワーは全て電気を用いるようにした。

マ〇トさんは無口で、もっぱら松さんが応答した。松さんはとつとつとした喋り方であったが、言語障害や麻痺はなかった。「気をつけて古いものは食べないようにしている。３度の食事はいつも新しいものをつくって食べることが長寿のこつ」と言った。マ○トさんの骨折の経験から転倒がことに怖いらしくて、「いつも転ばないように注意している」と強調した。百歳を迎えた年、１９９３年11月18日にマ○トさんが老衰で死亡した。松さんはその後も自立しており自活でき、２年後に死亡するまで独居生活を送った。

## 第12節　夫婦寄り添って百歳に

「ただでは百歳まで生きられないね」と、おじい（牛さん）が診察を受けているそばでおばあのカマドさんが言った。「さあ、おじいの診察終わりましたよ！　今度はおばあの番ですよ」。カマドさんは手を横に振って、どうしても検診は受けない、と言う。「今年は私が受けたのだから、おばあは勘弁してあげてください」とおじい。昨年も訪問検診に訪れたことがあった。おばあがちょうど百歳になった時であった。「検診が心配で、昨夜から寝付かれなかったんです」と、おじいは急に小声になってぼそぼそと言った。

昨夜から夫婦の周辺が騒がしくなった。県や市町村の職員、本土の大学等からの調査団、検診班、巡回診療医師、新聞、ラジオ、テレビの報道関係者等がひっきりなしに訪れるとのこと。一昨年、嘉手納町（かでなちょう）に百歳夫婦が誕生した時以上のお祭り騒ぎだ。昨年のことであった。東京の某テレビ局のプロデューサーが百歳同士の夫婦がいることを聞きつけて、レポーターとカメラマンらの一陣が本土から乗り込んできた。彼らのあまりにも睦まじい夫婦仲に感じ入ったようで、「この夫婦の秘密は」という観点から、二人の生活が生放送されることになった。人気タレントによる人気番組であったので、多くの視聴者が放送の最中に画面を見て続々と駆けつけた。彼らの家の前に延々と長蛇の列ができた。それからというものマスコミだけでなく、観光スポットになりそうになった。その後は「物珍しさを求めて二度とテレビにきて欲しくない」が口癖のようになった、私達が「百歳老人検診」を行う場合には、沖縄県庁老人福祉課や地元市町村役場を通して申し入れを行う。その際、検診の承諾は、役場の福祉担当職員や民生委員の熱心さに

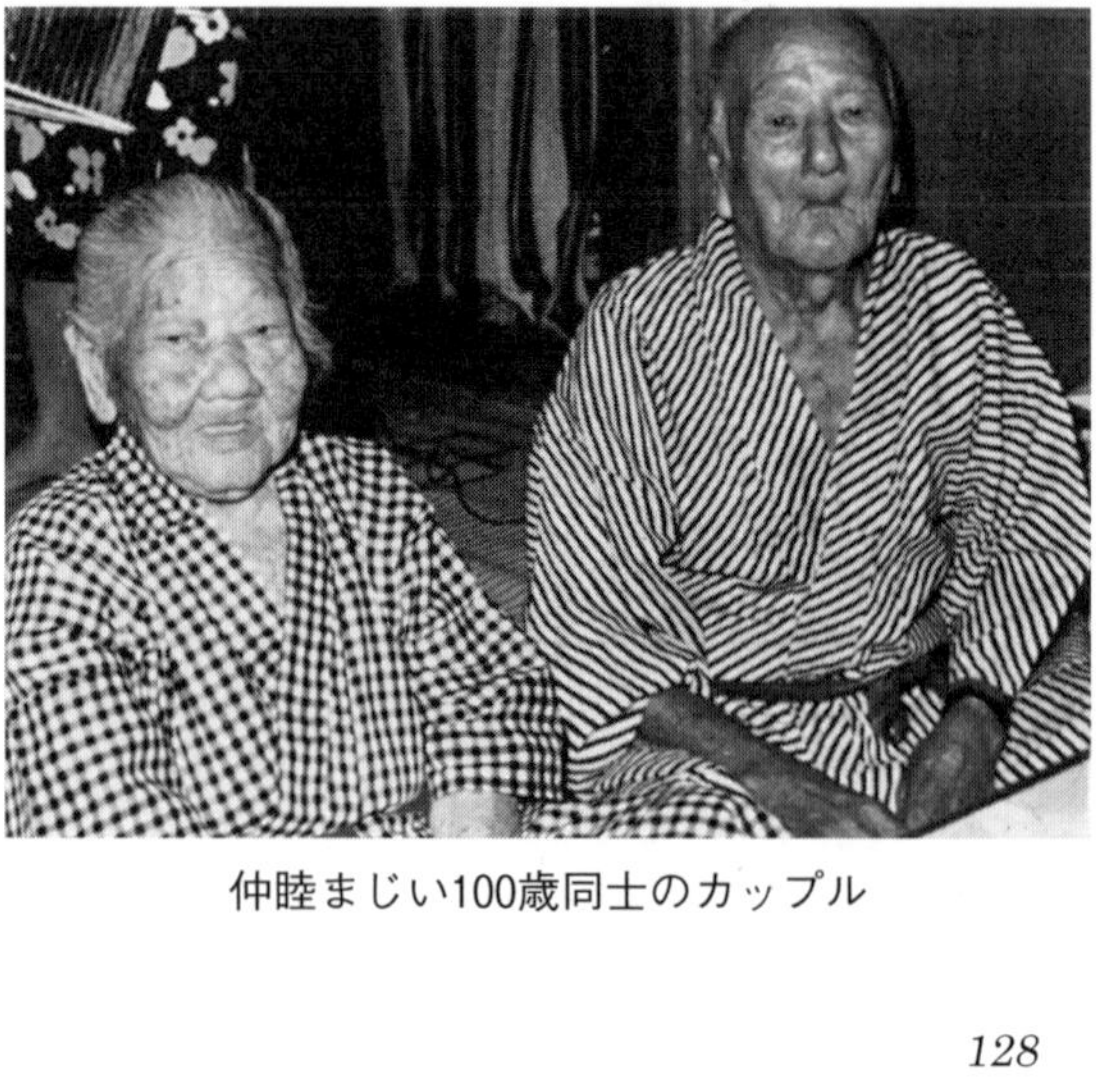

仲睦まじい100歳同士のカップル

負うところが大きい。我々の地元の大学病院チームによる健康チェックも断られたが、民生委員の隣人の伊礼さんがあまりにも熱心なので、それでほだされて今回だけ承諾したということであった。牛さんは、「もっと静かに二人で生活を楽しみたい」とつぶやいた。「また写真を撮るの！」と言いながら、おばあはおじいの側にちょこんと座って、笑いながらポーズをとった。二人寄り添って元気に収まった光景は、見事であったが、それは我々の勝手な満足であって、本人達はむしろ迷惑に感じているようにさえ思えた。「大騒ぎしないで、そっと二人きりで静かに生活させてくださいよ」と言うおじいとおばあの気持ちが滲み出ている光景であった。

座○味カ○ドさんは1885年（明治19年）の生まれ、今年101歳であり、夫の牛さんは1886年（明治20年）の生まれで検診の時点では99歳であったが、誕生日の8月15日で百歳になり、沖縄では2番目の百歳カップルとなった。現在二人だけで具志川市赤野に住んでいる。カ○ドさんは具志川市栄野比の生まれで、牛さんが24歳のとき結婚した。親戚関係ではない。二人ともキビと野菜の農業を88歳まで営んでいた。戦後、一時沖縄県宜野座村漢那の収容所住まいをした以外は赤野から出たことはなかった。二人とも元気百寿者である。牛さんは7人兄妹の末子である。カ○ドさんは5人姉妹弟の中間で、現在も98歳の妹と97歳の弟が生存している。牛さんは98歳のときに県立中部病院で前立腺肥大の手術を受けた。それ以外は特別な既往歴はない。おじいは、若い頃から全くタバコを吸わない。おばあは若い頃は吸わなかったが、60歳のとき、長男が死亡した時にタバコを覚え、一日10本ほど吸っている。現在でも毎日二人でする近所の散歩が日課となっている。掃除や炊事は二人で助け合って行うが、元気で自立している牛さんが主として行っている。微笑(ほほえ)ましい、慎ましい老夫婦なのである。6人の子供のうち次男が生存しているが既に高齢で、隣人が主として彼らの面倒をみており、週2回、役所から派遣された家政婦がお好みの食事の材料を買って届け、民生委員も頻繁に来訪して見舞っているそうである。お風呂は薪で沸かし自分達で入浴し、隣人が介助を申し出ても恥ずかしいからといって断りつづけている。

牛さんは「私達が長寿にあやかることができたのは、年寄りも大事にしたため」と言った。牛さんは長男ではないので、自分の両親と同居していなかったし、両親の面倒をみることはなかった。若い頃近所の老人の世話をよくした。そのときのことを言っているらしかった。「3合瓶にいっぱい入れたら米はつけないが、2合入れればつける。その要領でご飯を食べることが大切だ」一升瓶に米を入れて棒でつついて手で精米した昔を思い出しながら喋っていた。腹八分が大切であることを比喩を用いて説いたのであろう。また欲張らない人生を説いているようでもあった。いずれにしろ彼らは裕福な家庭ではなかったようであるし、戦後の混乱期の沖縄の事情から、満腹の食事は無理であったのであろう。最近でもそれを守り続けているのは、生活の知恵でもあったと思われる。

「おじい、おばあ元気でね。また会いましょう」

おばあはホッとしたように、タバコを右の人差し指と中指の間に挟み、いかにもうまそうに吸った。そしてニコッと愛嬌をふりまいた。

## 第13節　ろうそくが消えるように

安○屋○貞　男性、１０２歳。
○貞さんは１８８４年（明治17年）に、相撲取りを父に、９人兄妹の三男として沖縄県西原(ひしはら)町(ちょう)桃原に生まれた。日露戦争に出征、帰国後、１年年下の従妹と結婚した。30歳でペルーへ移民、妻は30歳で男児１人、女児２人を残して死亡した。末娘は戦争死し、他の息子と娘は現在、75歳と61歳でそれぞれアルゼンチンと西原町桃原に生存している。○貞さんは72歳で帰沖し、戦争未亡人である28歳年下の現在の妻と再婚した。
彼は91歳まで野村流琉球古典音楽の教師であった。現在でも生活に不自由なく、自由に歩行して外出できる。西原教会へ毎週木・日曜日に通っており、牧師と一緒に家庭訪問を行う。お説教が得意で、それを生き甲斐としている。

筆者らの訪問を待っていたかのように、「若いでしょう」と言わんばかりに自慢の妻（74歳）を紹介した。「神様、今日は私たちにこのように若い優れた人たちを遣わせてくださり、感謝申し上げます。私は、神を信じ、神の思し召しで生きています」とお説教が始まった。「神様のお恵みで、このように若い妻に恵まれました。若い妻のお陰で長生きできます。妻と長く、うまくやるのが長生きのこつ」と淡々と語った。最後に感謝の気持ちを表して「アーメン」と唱え、一同神妙に聞いた。

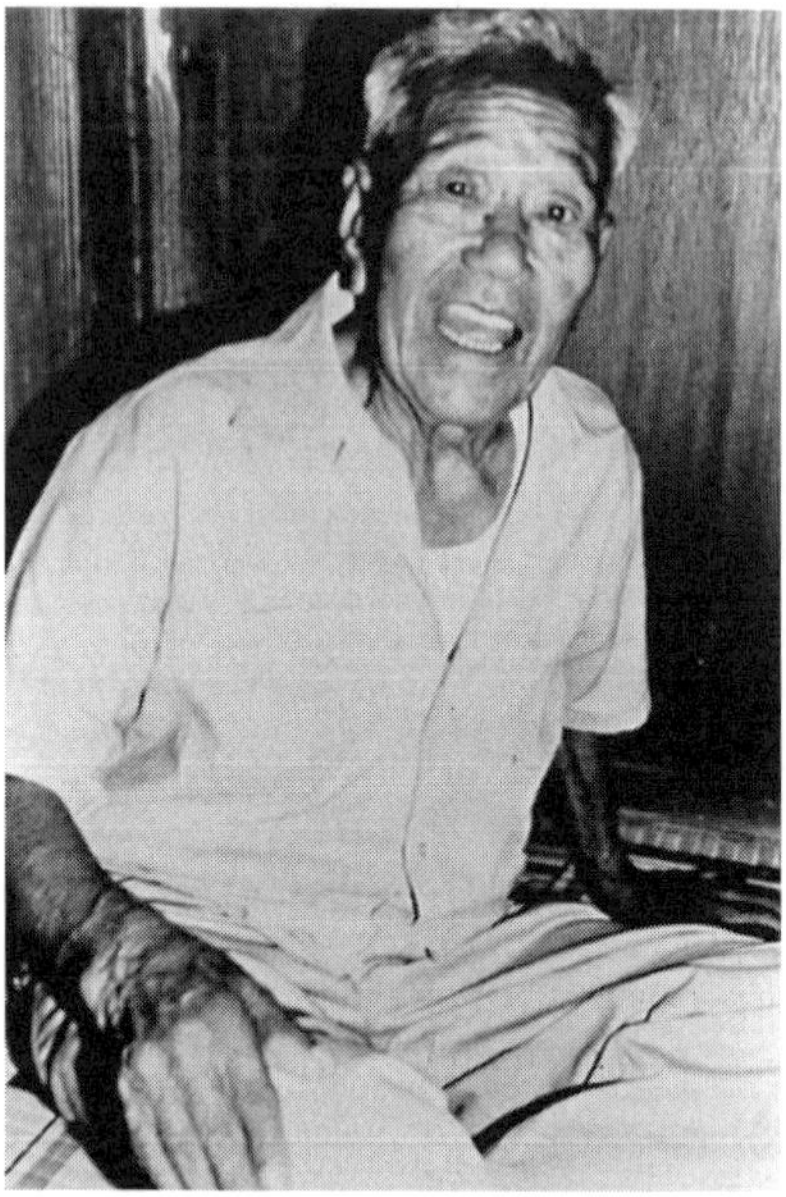
お説教するおじい

「毎日5分間の全身体操と、庭の散歩と、散水を日課としている」と語った。我々検診チームの看護婦が一同に茶碗にお茶を注ぐと、「礼儀を重んじなさい。お茶はホストが出すべきだ」と○貞さんの口元が引き締まった。検診を進行させるために看護婦が「すみませんが検査をするので尿をとってください」と声をかけた。「すみませんではない、お願いしますと言うべきだ。ウチナーンチュー（沖縄の人）は言葉の使い方を間違っている」とやや興奮気味になった。これをきっかけに再度お説教に拍車がかかって、代用教員時代の話から若者の道徳教育まで話が発展し、とうとう2時間におよんだ。「お疲れでしょうから」と、話のスピードがゆるんだすきに検査の進行を促すと、「真剣になれば疲れなんか感じない」と答えた。陽が傾いて薄暗くなり、大学病院の検査可能時間を過ぎたので採血を断念し、「また参りますので」と言うと、「明日も来るのか」と元の優しさに戻った。「必ず来てくださいよ。言い出したら聞かないから」と言って妻がそばから目配せした。

たまたま、沖縄で開かれるシンポジウムでのパフォーマンスとして琉球古典音楽演奏のお願いをしようと機会をうかがっていたが、話を切り出すことができなかった。最後に、妻を通しておそるおそるお伺いをたてた。「長く座っているとむくむので短い時間でないと」と妻が口添えをした。本人の拒否はなかったが、即答は得られなかった。暇をみて話をするということであった。

その1か月後、前日まで教会を訪問し活発だったが○貞さんは活動が止まるとともに、周囲に知られずに旅立っていった。11月3日のシンポジウムの前の日であった。蝋燭の火が消えるとは彼のようなことをいうのであろう。

## 第14節　百歳でプロポーズ

渡○喜　○完　男、１１０歳。

○完さんは１８８４年（明治17年）10月30日申年生まれ。佐敷町（現南城市）伊原の農家の出身、男兄弟はなく、１人の姉と５人の妹がいた。現在は、92歳になる妹が１人生存している。小学校は４年生まで出ているので文字を読むことは出来る。明治38年、日露戦争の時、21歳でハワイに移住して農業に携わった。10年後（大正５年）に自転車と懐中時計と懐中電灯を持って帰沖した。彼らはそれらを「三種の神器」と言っている。それは当時の沖縄では、いずれも珍しい物ばかりで、懐中電灯にいたっては「くれー、いくさどぅぐるやさ（これは戦争の武器だよ）」といわれた。

「昔はうーまくー（腕白）で喧嘩が好きだった」

当時、ハワイには家族ぐるみの移住が多かった。一旦、帰沖して８歳年下のカメさんと結婚した。31歳の時であった。再びハワイへ移住し、妻は彼を追ってハワイに渡った。２男４女に恵まれたが、次男は１９２２年（大正11年）年49歳で肝臓病で死亡した。次男の息子にあたる孫はハワイに残った。戦争中は沖縄南部の激戦地となった佐敷村にいたために激しい戦闘にみまわれ、いたましいことに、帰沖した妻（61歳）と長男と３人の娘を沖縄戦で失った。末娘は現在も不明である。

終戦直後、再婚したが３年後には気が合わないということで離別した。彼女は栄養不良で61歳で死亡したということである。その後８歳下の女性と仲良くなり97歳まで同棲していた。生来タバコは全く吸わなかったが、酒が好きでことにビールは欠かさず、85歳までは毎日６缶も飲んだと言うことである。陽気な性格で、来訪者を歓迎しお喋りや冗談を欠かさなかった。85歳までは佐敷でキビ作りの農業をしていたが、85歳で痔の手術、88歳で右眼の白内障の手術を受け、畑仕事が次第に困難になった。次第に自活が辛く思えるようになったので、97歳の時に次男嫁が引き取ることになり、具志川市宮里に移った。この際、佐敷の土地、家屋を手放したようである。

１９８５年（昭和60年）8月1日、百歳の時であった。検査技師と看護婦（Nさん）を同行して我々医療チームが自宅を訪問した。当時、○完さんは次男嫁とその次男と同居していた。彼はおじいの孫にあたる。血圧１３０／80、脈拍76、検診の間は神妙にしていたので、無口なおじいと思っていた。

「おじい、上等ですよ」

「上等」と言うのは沖縄では最高の誉め言葉である。途端に堰きった様に喋りだした。それまで喋らないように我慢していたのであろう。方言なので私には何を言ってるのか理解出来なかったが、看護婦が驚いた表情をしたのを覚えている。まさに声をかける機会を待っていたようでもあった。彼女が後で恥ずかしそうにこっそり通訳してくれた。

「結婚は楽しいよ、わたしと結婚しない？」

なるほど、彼は彼女に会うなり一目ぼれしたのである。何となくそわそわして胸が高鳴っているようでもあった。

彼女は20年前に私が勤務した病棟では特に目をひいたスマートでピカイチの美人の看護婦であった。その数年後であった。私がペースメーカーの植込み手術を行ったときは、手術室勤務で私の行う手術の機械取りをしてくれた。私は外科医ではない。今でこそ循環器内科医が手術を行うのは常識的であるが、当時としては内科医の手術は奇妙な目でみられたものである。今は、私の率いる地域医療部の外来看護婦長になって数十年になる。彼女は沖縄の方言が堪能である。沖縄方言は「うちなー語」といわれて、日本本土の方言と全く異なっていて、日本語と対等といわれるほど異なる言語体系を持っている。沖縄には日本語が全く通じない老人が現在でも沢山いる。彼もその一人である。

杖をついてはいるが、３００ｍほど離れた甥の家に嫁と一緒に歩いていき、とくに目薬などの買い物をしてくるのが日課となっていた。また、鎌原の病院へも時々歩いて通っていた。

「眼鏡があわない」と言いながら、彼自身指で目を開けてみせた。右眼は、角膜が混濁していて視力の矯正が不能と思われたが、左眼は視力が充分あって近づけて物を見ているものの、新聞の大きな活字が読めた。テレビは相撲の番組を見る程度であった。世間の出来事に興味があると言ってラジオのニュースを欠かさずに聞いていた。ラジオの民謡番組がことに好きであった。また、ラジオに合わせてラジオ体操を行った。三線（さんしん）は昔は弾いていたが最近はやらなくなったそうである。食事は腹八分と言いながら、何でも食べ、ことに野菜と肉が好きであった。ひげそりは人にやって貰うことを嫌い、安全剃刀（かみそり）を用いて自分でゆっくり時間をかけて行っていた。

「お風呂は熱感があるから嫌い」

入浴は大きなたらいを用いていた。

1年後の1986年（昭和61年）5月23日、101歳になっていた。1年後に同じメンバーで自宅を訪れた。「待っていました」と言いながら、真っ先に看護婦の手をとって小躍りした。驚いたことに、1年経っても彼女が彼の脳裏に焼き付いていたのである。

「若い頃は首里に行った、芝居が好きでよく行った。そこからは得るものが沢山あった。若い人達に昔話を聞かせて、馬鹿話をして笑うことが楽しい。それに結婚は楽しいよ」

ここでまたまたプロポーズの話がでる雰囲気になってきた。「また、冗談を言う」。嫁がたしなめたので話をここでいったん中断した。「あまりお喋りすると嫌われるから、黙っている方が無難だ」。真面目な顔になった。遠慮がちに断続的に「今の人々は贅沢をして、物を粗末にする。後々が心配だ」「長寿の秘訣は食事を３食とって、腹八分にして、少量ずつ採ること。野菜を多く採ること」「元々は太っていて60kgだったが、昨年は鎌原の病院の先生に体重を減らすように言われて、減量したので52・5kgになった」「泉重千代さんは１２０歳だ。仁徳天皇は１１０歳まで生きたんだから、１１０歳まで生きてぽっくり逝きたい」「英国の皇太子が日本に来たと言う話だね。彼と一度会ってみたいね」

２年後の１９８７年(昭和62年)７月10日、１０２歳になっていた。満面の笑みを浮かべて、手を叩いて私達を迎えた。

「看護婦さん、まだ結婚しないね？（結婚していないのですか？の意味）」「顔の輪郭は判るが目に膜が掛かって次第によく見えなくなって来て残念だ」「毎日佐敷の夢を見るよ。友達との楽しい日々のことを」

相変わらず自分で安全剃刀(かみそり)で髭を剃っておしゃれをする。「風邪もひかないよ、このように健康だ」と言いつつ積極的に検診を受ける。「今でも色気があって昔の話をするんです」。次男嫁が話を先取りした。「85歳まではよく遊び、若者を上げたりしては、楽しんだものだ」。毛遊び(もーあしびー)（昔、若い男女が夜集まって、三味線に合わせて歌ったり、踊ったりしたこと）

の話になる。「佐敷に好きな人がいた、彼女は現在94歳になるが、健在だと思う。彼女の話を出来る人がいなくなって寂しいよ」「まだまだ、気持ちは17、18歳」。胸を叩いて見せる。「目と耳さえ丈夫だったらまだまだ働ける。こんなにぶらぶらしていないよ」

沖縄で「男で自分より年上の人はいるかね？　私は日本で何番目かね？　女では最高齢者は何歳かね？」。長寿記録への意気込みが伺える様になった。

３年後の１９８８年（昭和63年）5月20日、１０３歳になっていた。「待ってました」。彼の歓迎の第一声である。看護婦の手を真っ先に取った。「白いかを食べたら身体がびくびくして茶碗を落とすようになった」「体の中から白い煙が上がって来るみたいで、急にすぅと倒れそうになる」。ゆっくりと立ってトイレへ行く。歩行は特に小幅になりパーキンソン様になった。視力の低下による可能性もある。

「病院へ行くのが嫌になったので、１週間前にユタ（沖縄の霊媒師の様なもの）を呼んで拝んでもらった。そうしたら佐敷の土地を売った時に2つの井戸を売ってしまったのでご先祖に悪いことをしたと言われた。しかし、病気ではないので、拝んでもらったら少しよくなった」

「仁徳天皇も応仁天皇も１１０歳、それまでは生きたい、しかしそれは神様が決めることだからわからない」。入浴は相変わらず自分で入るが30分もかかるという。最近肉を好まなくなって、豆腐、野菜等が主体となった、甘い物を好み、砂糖豆をよく食べる。

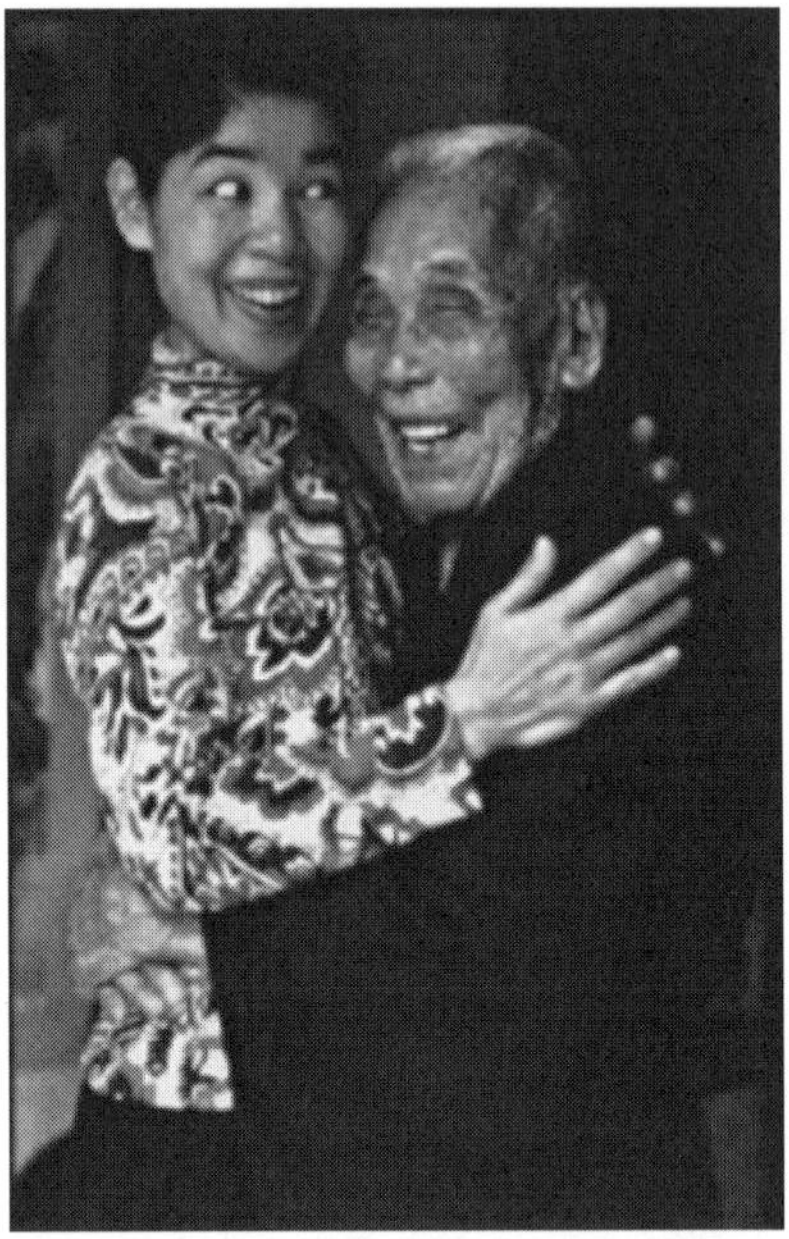

103歳　○完さんがプロポーズ

６年後、１９９１年（平成３年）９月４日、１０６歳になっていた。自宅を訪問。「待ちかねていた」と顔をほころばせる。相変わらず彼女を捜し求めているようであった。しかし、以前に比べて行動が少なくなった。しかし三食欠かさず食べる。沖縄独特のゆし豆腐を好む。ニュースや沖縄民謡などのラジオ番組を聴く。

７年後、１９９２年（平成４年）10月、１０７歳になった。地域医療センターの研究生でアメリカから来たジャーナリスト、アン・スタナウェイさんが我々のチームに加わって参加した。一緒に自宅を訪問する。彼は若い頃、ハワイにいたので英語が得意だと言う。〝Number One !〟右人差し指で〝1〟を示しながら何回も。ハワイと沖縄に孫３人と曾孫５人、玄孫３人がいることを話す。彼は士族の尚巴志（しょうはし）の子孫であることを誇りであるといった。「若い時に競馬の騎手をやった。昔話を出来る人がいなくなって寂しい」。色っぽい話が相変わらず好きだ。平成４年12月、きんさん・ぎんさんが沖縄を来訪した。彼女らの前でかちゃーしー（沖縄の踊り。主にお祝い等、めでたい時に踊る）を踊った。

８年後、１９９３年（平成５年）4月9日、１０８歳。

この年から急に元気がなくなってきた。うたた寝をすることが多くなった。手を引かれてトイレに行く。自分からは「一日も長く生きたい」とは言わなくなった。

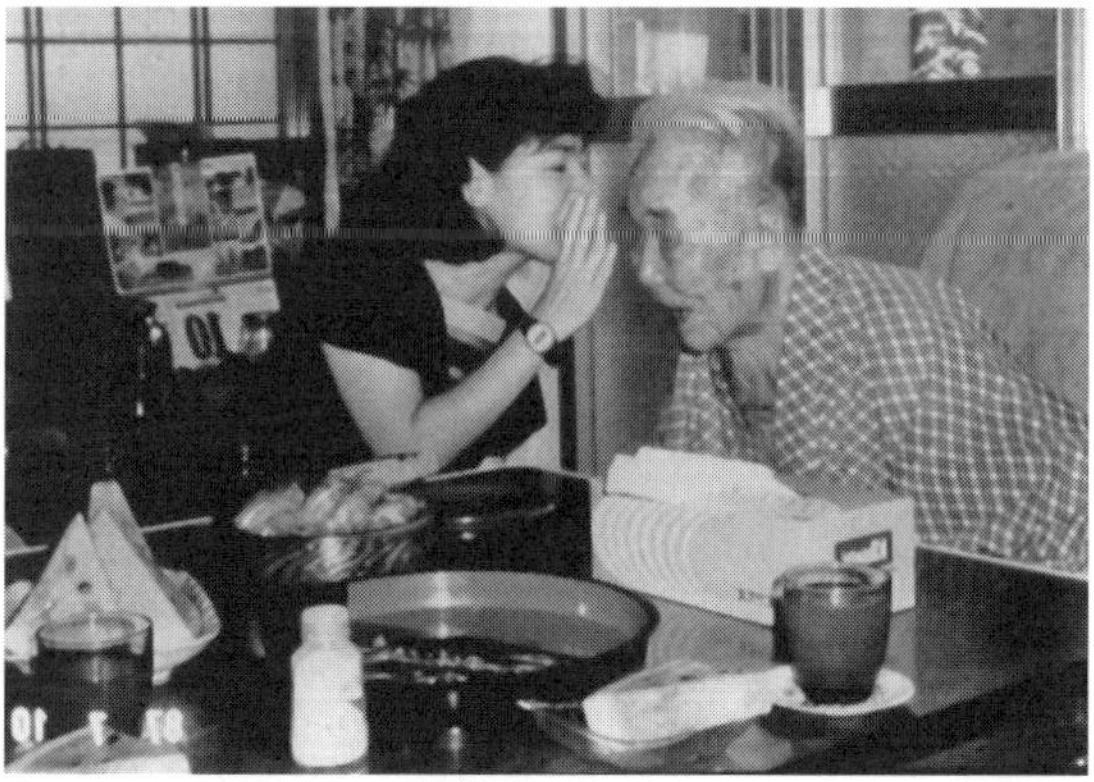

看護師と内緒話をする○完さん

９年後、１９９３年（平成５年）12月2日、１０９歳。

面倒をみている次男嫁が腰痛をわずらい十分なケアができなくなったので屋宜原病院に入院させた。「ここはトイレが遠いから嫌だ。うれー天命、なまー死ならん（これは天命だ、しかし今は死ねない）」。早く家へ帰りたいといった。人参、卵、蜂蜜入りのドリンクを飲む。

10年後、１９９４年（平成６年）10月30日、１１０歳。

孫がアメリカから帰ってきて、"Happy birthday"を祝うことになった。納豆、蜂蜜、焼き芋を食べる。

11年後、１９９５年（平成７年）9月8日、１１０歳。

好きな民謡を歌ってきかせてくれた。我々からは質問はしなかったのに、「90歳まで、毎日３㎞歩いた。歩くことと、よく噛んで食べるのが長寿の秘訣だ」。我々に諭すように話を始めた。こうして１９９５年10月30日に満１１１歳の誕生日を迎えた。

１９９７年（平成8年）1月24日、風邪をひいてH病院に入院した。１１２歳であった。特にとりたてた前兆はなかったそうである。翌朝、看護婦が気がついた時には死亡していた。痰がつかえて窒息したらしかった。艱難（かんなん）にもめげずに、思うままに生きた一生であった。

## 第15節　「命果報（ぬちがふう）」

天〇さん宅は沖縄戦の激戦地であった糸満の白銀堂の近くにある。現在は住宅密集地にあって狭い路地の奥にある。しかし屋根のある門で両開きの格子戸になっている。玄関のドアを開けるとすぐ客間兼居間が現れる。天井が低く、背の高い人なら手が届くほどである。正面に大きな仏壇があって、お寺に行ったような錯覚を受ける。彼の和装がいっそうその雰囲気をかきたてた。

天○さんは当時102歳であった。本名を由本（ユイホン）と言い、19歳下の妻と同居していた。

彼は1897年2月4日、波照間島（はてるまじま）の農漁業兼業家庭に生まれた。本名由本（ユイホン）といった。1904年（7歳）、父親が40歳で事故死したため、姉2人と養父母をしていたいとこの子供2人（女の子）と由本を含め5人を母親が女手一つで養育せざるを得なくなった。由本は10歳で小学校4年を卒業した。1910年（13歳）の時は母親の苦労をしのびず、住職岡本雲山を頼って石垣島に渡りお寺に住み込んだ。体力があったので、製糖工場の線路工夫の見習いになった。

1914年（17歳）で教員をしていた叔父の薦めで巡査試験を受けたところ合格。6か月の講習を受け、3年間巡査として警察に勤めることになった。彼はなかなかの文芸に秀でた青年であった。生活の傍ら趣味を生かして覚えた三線（さんしん）を弾いて、トバラマ大会に出て優勝した。トバラマは八重山地方独特の、しかも最も有名な民謡である。この民謡には特定の歌詞がなく、男女がかけ合いをして即席で自分の感情や気持ちを表現して歌い上げるもので、年1回、石垣島で大会が開かれ、のどを競い合う。声だけではなく、表現の豊かさや感性が評価される。彼は体力に恵まれていたので、徴兵検査を受けたところ、見事に甲種合格した。軍人の給料は良かったし、また軍人になることが当時の若人の夢であった時代でもあった。応募が多かったので、二次選考をすることになった。その際くじ引きで選ぶことになったが、残念ながら彼は落選した。うさばらしに那覇の遊郭によく通ったそうである。

彼は石垣島で第1回目の結婚をしたが、子供ができなかった。相手の女性は50歳で戦争死した。１９２２年（25歳）、２番目の女性と重婚（当時、子供ができないときは一般的に重婚が許された）。この女性の連れ子２人、実子５人を養育することになった。30歳頃、鹿児島の供応寺の浅野じょうずいを頼って師事した。じょうずい師は住職であり、かつ剣道道場の指南をしていた。しかし事情により天台宗から真言宗へ改宗した。それに伴って、彼は高野山で修行することになった。２番目の妻は70歳で心臓病で亡くなった。その後3番目の現在の妻と結婚して、男1人、女1人をもうけた。したがって、子供は全部で10人となった（全員健在）。戦争中は石垣島に帰って、火葬場の陰坊をやっていた。

１９４５年（48歳）の時のことである。石垣島でアメリカ軍の空襲にあった。敵機グラマンにより低空で機銃掃射を受けた。使用人達は火葬場の釜の扉を開けてその中へ逃げ込んだので助かった。足の遅い母親は逃げ切れなかったので、機銃掃射によって、瀕死の重傷を負った。

母は虫の息の下で遺言を残した。

「もう助からないだろうから三線を引いて慰めてくれ」

そこで山本は今なお毎朝、母親の面影を感じながら、赤馬節、三曲を弾くことにしている。赤馬節は同地方の典型的な祝いの歌である。


１９４６年（49歳）、石垣島から沖縄本島の豊見城村（とみぐすくそん）に出てきて、お寺の住職になった。おつとめに走り回る日々が続いているうちに、気がついたら百歳になっていた。現在は連れ子と実子が結婚してそのお寺を継いでいる。彼は百歳になってからも現役で活躍し、法事などのご指名を受けて、時間刻みでの仕事となった。夜は三線（さんしん）の教師をした。しかし、それは自分の技を少しでも多くの人に伝えたいとの心からそうしたのであった。おつとめ以外に、講演の申し込みが殺到した。頼まれると世のためになることと考えて断らなかった。東京のＮＨＫののど自慢に出演し、「トバラマ」で数回合格の鐘を鳴ら

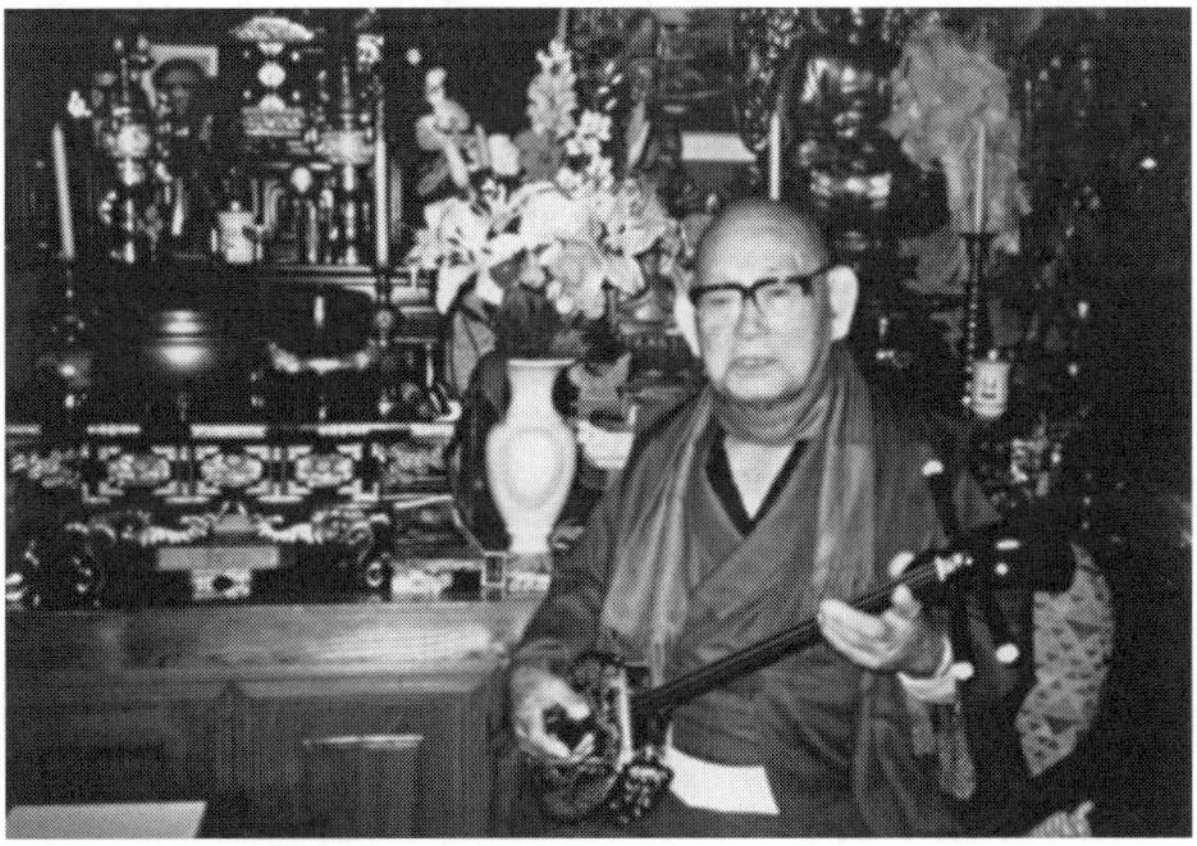

自宅の仏壇の前で三線を弾く天○さん

した。審査員の高木氏から「今まで聞いたことがない種類の歌」であるという評価を受けたそうである。

1998年6月19日、101歳の時であった。私が九州農村医学会を学会長として、那覇市の「てぃるる」で学会を開催した時に、彼に特別講演を依頼した。彼は快く引き受けてくれた。

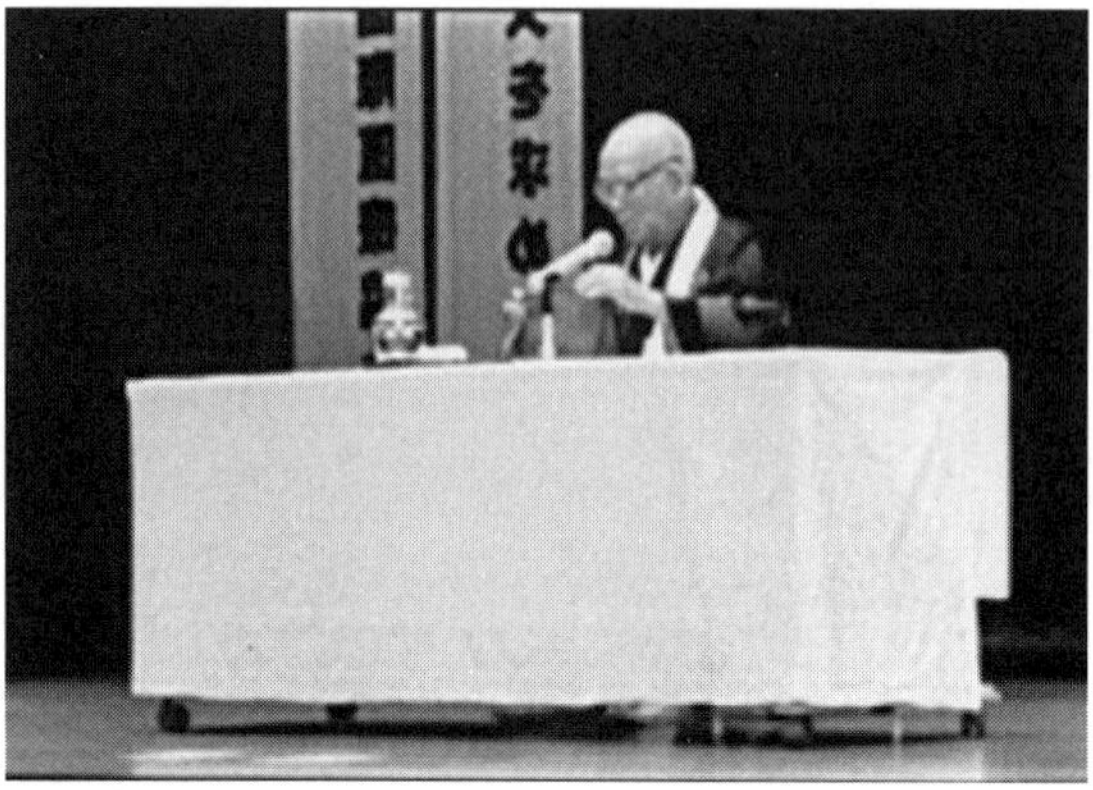

100歳の時、医学会で特別講演をする天○さん

私は沖縄で30年来多くの百寿者と語り合っている。その際、百歳を生きる「生きがい」についての話題が登場する。しかしいつも彼らをその話題に引き込むことができなかった。なぜなら「生きがい」に対する沖縄語の適訳がないからである。沖縄語の言語学者や沖縄の学識経験者から、沖縄の長老の人たちからも「生きがい」の沖縄語に関して質問したが、名答は得られたことはなかった。そして未だにない。そこで標準語を流暢に話せる彼にそれを求めたのである。しかし彼はしばらく考えた末、「やっぱりないな、しかし命果報（ぬちがふう）がそれに近いかな！」。そこで彼の提

案によって「命果報（ぬちがふう）」のタイトルで1時間、特別講演を行うことになった。百寿者が医学会で特別講演をしたのは、これが世界で最初の出来事であったと思われた。講演は彼の奏でる見事な三線（さんしん）の演奏でその幕を閉じた。拍手喝采を浴びた。

２００３年の冬、１０６歳の時、従兄弟である当銘由金（とうめゆうきん）さんの97歳のかじまやー祝いが那覇市のハーバービューホテルの大宴会場で開かれた。５００人もの出席者があった。その時、彼はタクシーに乗ってかけつけ、それに出席した。私は同じテーブルに並んで彼の隣の席に座った。彼は昔と今のかじまやーの違いについてとうとうと語り、最近の祝い事のあり方について批判を述べた。

２００１年、１０４歳の時、妻が子宮がんで死亡した。私は糸満の老健施設のさくらピアを訪問した際に偶然にも同施設に入所している彼に会った。入所の理由は家事の面倒をみる人を失ったためであって、特に麻痺はなく、関節の障害や歩行障害も認められず、また明らかな内臓障害もなかった。相変わらず頭脳明晰であったが、彼は「昔のように体が思うように言うことがきかない」と言った。享年１０７歳で老衰で死亡した。

既往歴は15歳と27歳のときのマラリア、それによって右眼を失明した。95歳の時左眼白内障手術を受けた以外、特別な病気をしていない。

嗜好としては喫煙、49歳まで7～8本／日、養命酒を毎日少々飲んだが、健康のためだそうである。祖父が酒飲みで家族が困らされたので、いわゆる酒は飲まないことにしていた。健康のため黄な粉、牛乳、蜂蜜、豆腐、野菜を多くとるようにしていた。

趣味は多く、毎朝母の面影を感じながら三線（さんしん）で母の面影を抱きながら赤馬節3曲を弾いている。また琉歌をたしなむ。書道も毛筆が見事で何回も入賞している。声は大きく響き、マイクを必要としないほどであった。石垣島のトバラマ大会で優勝、さらに東京のＮＨＫののど自慢で合格している。若い時から続けているものとして剣道があった。

健康の秘訣としては、自分で自分の健康を守ること、無理な運動は身体をこわす。母の兄が相撲取りで内臓破裂で早死にしているので、少なくとも相撲取りにならないよう母親から諭された。彼の主義は腹六分。自然に感謝することである。彼の言葉によると「音楽は健康の要」「怒らない」「〝性〟に興味」をもつことが健康長寿の秘訣である。

「生きがい」に相当する沖縄の方言について質問したところ、次のように答えた。「適当な言葉はないが、命果報（ぬちがふう）がそれに近い言葉でしょう。命果報は天の定めのようなものであるが、それは必ずしもしっくりした言葉ではないけれど」と結んだ。さらに、自分の考えを琉歌に託して即席で書き上げた次のような自作の琉歌をしたためてくれた。

歳寄たんと思て　思案しちなゆみ　人の命果報（ぬちがふ）や　天の定み

その和訳は「歳をとったと思って、思い悩むな、人の命果報は天の定めるところである」。さらに訪問の証しに色紙にしたためた教訓をいただいた。彼の色紙には次のような教訓が書かれている。

長寿の心得
人生は自己の任務と使命
を遂行して屈強な精神力を

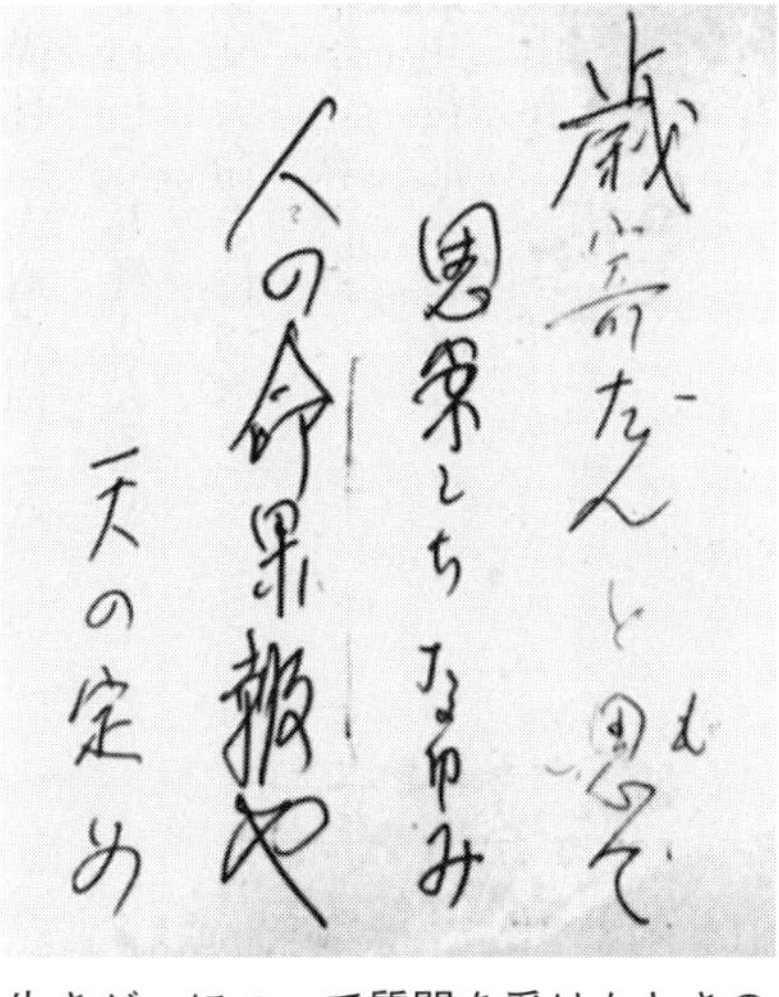


生きがいについて質問を受けたときの
天○さんの即席琉歌（自筆）

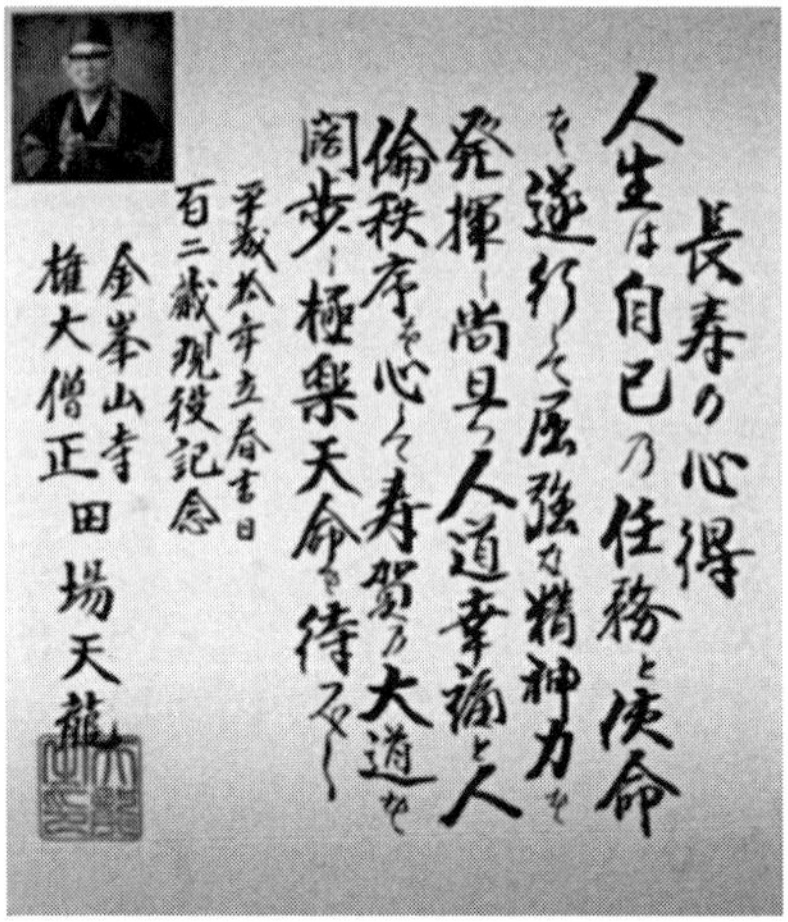

102歳の天○さん自筆の色紙

発揮し　尚且つ人道幸福と人
倫秩序を心して寿賀乃大道を
闊歩し極楽天命を待つべし
平成拾年立春吉日
百二歳現役記念
金峯山寺
権大僧正　田場天龍

## 第16節　頼まれたことは断らない

浦島太郎が故郷に戻ったのは、竜宮城に行った後、８００年から８０００年経ったと想像されている。すなわち長い長いタイムトンネルをくぐり抜けて、彼の年代よりも遥かに後の世に来てしまったのである。沖縄百寿者の場合は、そんなに違和感が感じられない。しかも、現世とそんなに隔絶されてしまったという感じもない。それは、彼らが連続した世界に住んでいるからである。高齢になればなるほど、身辺の家族や友人は、当然少なくなるであろう。このようなことは、誰しも老人になれば味わうものである。周辺の人々が減ってゆくたびに、寂しく感ずるのは誰しも当然であるが、その時に現世に違和感を感じ、それが次第に高じて厭世的になれば〝慢性浦島症候群〟にかかったといえる。

20年前のことである。その冬は特別に寒かった。雪のちらつく日が多かった。80歳を超えてから私の父と母が寒さに耐えかねて沖縄へやって来た。寝具やら生活用品を大量に持ち込んできたし、近所にもお別れの挨拶をしてきたのであるから、人生の最後の期間を沖縄で送るつもりできたのである。しかし沖縄にいながら、こたつの中に一日中閉じこもることが多かった。「沖縄の冬は東京より寒い」と、母がしきりに言った。「東京へ帰りたい」と毎日のように言うようになって、父を説得して「せめて3月まで」という我々の引き止めも聞かずに、とうとう東京へ帰って行った。なるほど、80年もの間、肌に馴染んだ東京の気候に比べて、沖縄の気候に違和感を感じたのはよくわかるが、多くの友人と離れたための心の寂しさを、「沖縄の冬はうら寒い」と、肌の感覚として表現したものと思われる。ことに年寄りには遠い親戚より近くの友人なのである。

本部半島に住む渡○地○瀧さんは１０４歳になった。97歳の時に妻を亡くした。３人の子供はそれぞれおじいを引き取ることを申し出た。しかし、彼はそれを断った。

「独り暮らしのほうが誰にも気がねをする必要がなくて気楽だ」

　彼は口癖のように言った。「鈴木先生、元気かね」。電話から彼の声が響いてきた。「明日は病院にいくからね、病院のお迎えのバスだと無料だからね、うちに来るのは明後日にして！」。我々の調査訪問の予約の電話には本人が直接出る。本部（もとぶ）半島の彼の集落から名護の病院へは車で30分はかかる。彼は病院へは具合が悪いから行くのではない。彼の健康チェックのためである。以前から2週間ごとのチェックを欠かさなかった。病院に着くと「おじい待ってました」と病院スタッフが迎えてくれる。病院の人気者である。具合が悪いときには自分で申し出て入院する。2、3日たって具合が良くなれば自分から退院を申し出る。彼の醸し出す雰囲気が何ともいえない温かさをふりまくものだから、周囲の人々がそれにつられてしまうのである。沖縄の市町村には集落ごとに区長さんがいる。ここでいう区長は自治会長に相当する。村民の生活を見守る役割を持っている。ボランティアであるし、決して役人ではない。区長は毎

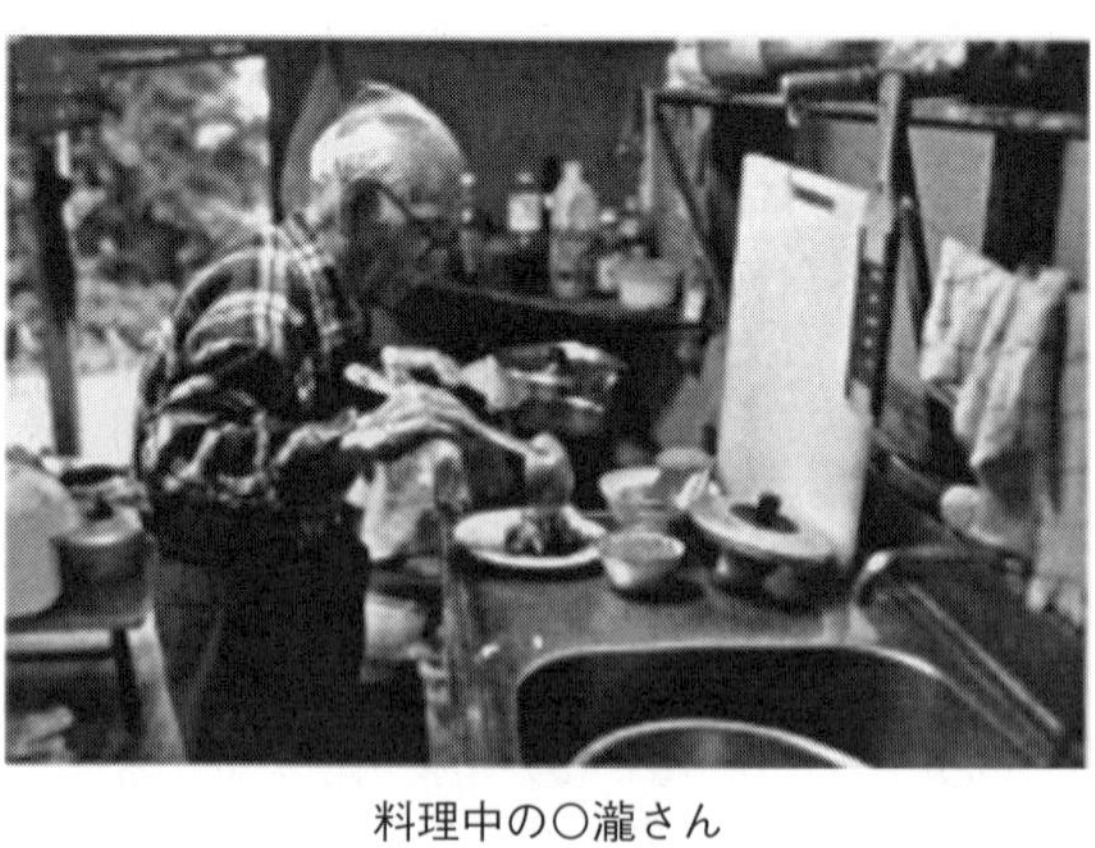

料理中の〇瀧さん
（オカアまかせだった料理は90歳を過ぎてから覚えた）

日、彼の生活の面倒はみていない。遠くから見守っているのであるから、一種のモニタリングである。「毎日のようにお友達が現れるよ。そしておじいの畑からおみやげをもらっていくようで」。区長さんからの情報であった。「キャベツが良くできているから、どうぞご自由に持っていって」。これはおじいのお世辞ではない。

毎日の出来事が刻銘に彼の日記に書かれていた。朝6時に起きて、畑にいく。菜っ葉の種を蒔き、オクラとキャベツの収穫をする。朝食はご飯と大根の味噌汁。自家製のニンニク酒を少々。それから当日収穫のオクラとキャベツを自転車に乗せて小売に行く。帰りに肥料を1袋買っておかずのグルクン（魚）を買う。午後は友人が来て昔話をした。夕方は魁皇（かいおう）（彼のひいきの相撲とり）を応援する。夜は三線（さんしん）を弾く。明日の予定はキャベツの先にニガナの種をまく……。何の変哲もない日記ではあるが、この日記が私の監修による『１０２歳のロビンソンクルーソー』の本となった。２００ページほどであるが、つい引き込まれて2時間ほどで読みきってしまう。

彼の3人の子供は名護、那覇、大阪に住んでいる。彼らはたまにしか来ない。友達と近所の人々が毎日といわず始終訪れるので、安心できるのである。「淋しくないよ！　友達と三線（さんしん）があるから」。ニンニク酒を我々に振舞いながら。

「大事なことを教えよう。頼まれたことは断らないこと。これは今からではだめ。若い時から

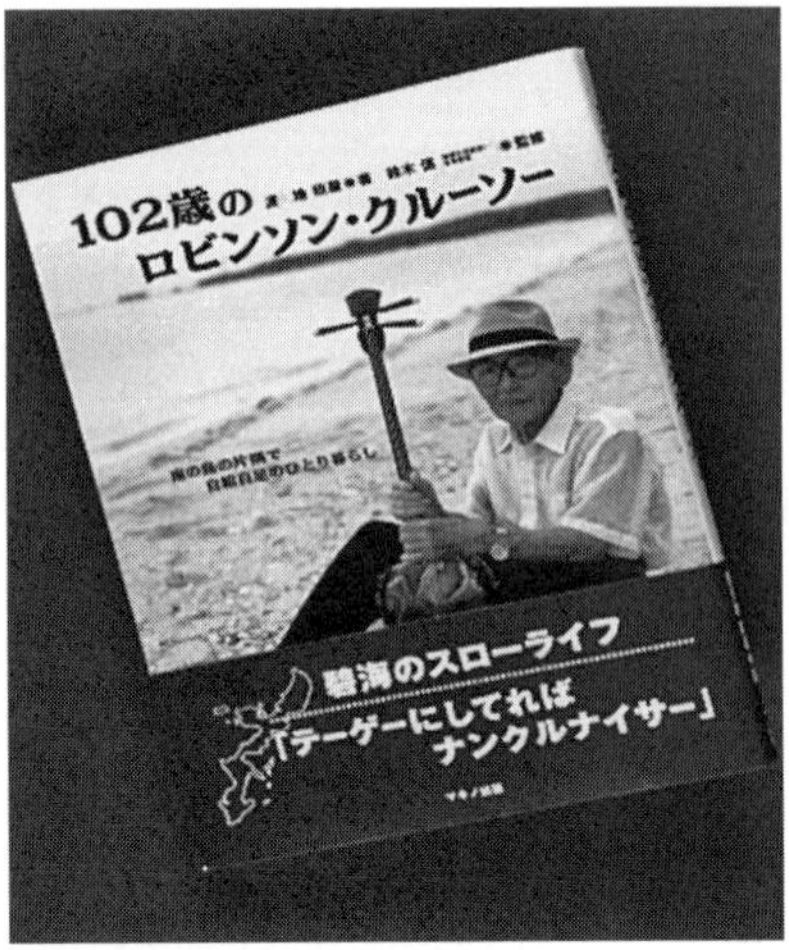


『102歳のロビンソン・クルーソー』

心がけることが大事さ。そうすると自然によいユイマールができるんだよ」

互助のコツを教わった。

昭和50年から60年に至る11年間に、我々琉球大学チームが訪問調査した１６７人の沖縄百寿者のうち、配偶者が生存していた者は７人のみであったが、子供が１人以上生存していた者は１３３人、独り暮らしの老人は９人のみであった。ホーム老人は25人であった。もちろんホーム老人は、独り暮らし老人の数に入っていない。

百歳老人でも、年々在宅老人が減って、ホーム老人が増えてきている。ことに、独り暮らし老人は減ってきている。なぜなら、矍鑠（かくしゃく）老人の比率が減って、痴呆や寝たきり老人が増えたから百寿者のユイマールがままならないからだ。矍鑠老人になるためには、「心の豊かさ」を保つことが大切である。そのためには、世代の異なる家族の同居よりも、同年代の友人の方が、大きな役割を演じているといえる。

# 第17節　はなしの人生

20年も前のことであった。東京の某テレビ会社番組制作部のSレポーターが来沖され、琉球大学付属病院の口腔外科の教授と私のところへ来られた。「長生きのコツは歯が丈夫である」と題して、テレビに百寿者の健康な歯を映し出したいとの企画であったと記憶している。キャンペーン番組の親会社は某製菓会社であるから、チョコレートかチューインガムを宣伝したい腹づもりであったようだ。ところが歯がそろっていた百寿者はあったであろうか？　数本の歯が残っていて、「歯が残っていますね！　立派ですね！」とほめた覚えはあった。百歳老人の多くの人々は歯が全くないか、入れ歯を持っていても使っていないのである。

１９７８～７９年の琉球大学地域医療部の渡辺敦子助手が、歯にとくに注目して検診した22人の沖縄百寿者について、調査できなかった５人を除く17人について、歯の残存状況を調査して、その結果をまとめた。歯が残っていたのは６本が１人（５・９％）、２本が１人（５・９％）、１本が１人（５・９％）、他の14人が全く歯がなかった。また、義歯を使用していたのは彼らのうち２人（２・８％）のみであった。彼らには１００歳から１１０歳が含まれていた。しかしそれは今から30年も前の百寿者たちのデータである。そこで新しいデータとして２００４年、沖縄県庁が発表した新百歳者２４１人の調査結果を表のようにまとめてみた。その中で最高に歯の残存していた人は26本であった。それこそTV画像には「メッケモノ」であったといえる（表）。

| 本数 | 1978年-1979年 沖縄県在宅百寿者 | 2004年 沖縄県新百歳者 |
|---|---|---|
| 0本 | 14人（82.3%） | 210人（87.1%） |
| 1-5本 | 2人（11.8%） | 19人（7.9%） |
| 6-10本 | 1人（5.9%） | 6人（2.5%） |
| 11-19本 | 0人 | 5人（2.1%） |
| 20本以上 | 0人 | 1人（0.4%） |
| 合計 | 17人（100%） | 241人（100%） |
| 不明 | 5人 | 11人 |

表　百歳者の歯の残存状況

今は「８０２０運動」が話題となっている。それは80歳になっても20本、自分の歯を保とうというキャンペーンである。成人の歯が通常32本であるが、乳幼児の歯は20本である。切歯と臼歯の機能は当然異なるが、人は歯が20本あれば義歯がなくてもほとんど咀嚼（そしゃく）に支障はないということであろう。

虫歯は奥歯の方がかかりやすい。奥歯がなくなって前の歯でもぐもぐと口を動かしている人をよく見かける。前歯ではうまく食べものを噛み砕けるものではない。元来、歯の機能は、前歯と奥歯とは異なる。奥歯は食べものをすり潰す働きがあり、前歯は食べものを噛み切る働きをする。しかし、日本語ではどちらも「噛む」という。しかし英語では奥歯は「チュウ」し、前歯では「バイト」するのである。これを間違って使うと、大変奇妙になる。チューインガムは「チュウ」するのであるから、奥歯で噛むものなのである。

しかしほとんどの百歳者は無歯である。義歯の利用状況を調べたところ約50％が利用していないことがわかった。義歯では構語や咀嚼に違和感があり、せっかく義歯があるのにはずしている人が多いのである。「歯がないのでしたら、歯茎や顎が丈夫なのでしょうか？」。Ｓリポーターが質問した。百歳者は、前もって食べ物を細かく刻んでから食べる人も多いが、多くは肉でもそのまま食べてしまう。丸飲みするのではない。結構よく噛んでいる。歯ではなく、確かに丈夫に鍛えられた歯茎を持っている。

咀嚼は単に食物を噛み砕いて消化酵素を多く含んでいる唾液とよく混合して消化をよくするだけではない。食物の味わいを高めたり、脳血流を高めて脳の活動を活発にしたりして、人のＡＤＬを高めて人生を豊かにできる。沖縄の百寿者はチョコレートより黒砂糖が大好きである。黒砂糖にはCaをはじめとしたミネラルの含有量が多い。しかしここでは黒砂糖の効用を述べているのではない。味覚は舌の味覚神経を経由して感ずるが、その感覚は人によって異なる。甘党の人も辛党の人もいる。そしてその人独特の風味、味わいは味覚神経からの刺激をもとに脳がその人独特の味覚を再構築しているのである。したがって特有な甘味の感覚は子どもの時から生まれ育った生活の中から脳が覚えた感覚なのである。したがってチョコレートも黒砂糖も舌ではなく脳で食べるといえる。つまり美味とは脳の活動なのである。こうして歯は脳を賦活することになる。

人は「ハメマラ」の順で老化するといわれている。「ハ」とは歯牙のことであり、「メ」とは眼球であり、耳をも含めた感覚器のこと、「マラ」は魔羅（梵語の māra）で男性の陰茎のことであり、性行動を代表する。いずれも人に生きる力を与えるものである。「琉球新報」に「老人の残酷物語」の題で記事が載ったことがある。人間の寿命は伸びたが、歯の寿命はかえって短くなっている。したがって歯なしの人生が長くなったということである。歯の脱落は咀嚼（そしゃく）に支障を来すだけでなく、発音も不確かになってコミュニケーションがスムーズでなくなる。また、脳の血流低下から思考力の低下にもつながる。したがって、味わいや風味というような高級な味覚はなくなる。それに、視力・聴力・性欲だけでなく、認知能力も低下して覇気がなくなり、認知症や寝たきりにつながる。したがって、はなしの人生は残酷物語であるというのだ。この時の「はなし」はハとメとマラを代表しているから、「覇なし」の人生を指している。「ハ」のある人生とは生き甲斐をもつ人生のことである。残酷な人生にならないよう、健康な歯を保つよう心がけようではないか。

## 第18節　長生きしてはずかしい

沖縄県北谷町の吉原はたいへん風光明媚な所である。眼下にアメリカ軍基地のキャンプレスターがある。東シナ海を隔て、慶良間列島が一望のもとに望まれる。コザにつづく小高い台地の中腹にカマおばあの家がある。４年前、99歳の時のことであった。おばあがテレビを消すために立ち上がったとたんに、畳の上でころんで左大腿骨を骨折してしまった。県立中部病院で人工関節手術を受けた。「じっとしていては歩けなくなるよ」といって、主治医や看護婦の止めるのもきかず、術後すぐに退院して、杖をついて歩き出したそうである。以後、庭の散歩が毎日の日課となっている。気丈なおばあで、若い時に痔をカミソリで切って治したことがあるそうである。

「こんなに長生きして恥ずかしい。どうしておじいは迎えにこないのかな」

周囲の人々にも聞きとれるくらいの声で言った。おじいの写真と仏壇がカマおばあの居間にある。そこに座っていると、お勝手が見通せる。娘や嫁がきびきびと仕事をしている。自分の思うままにお勝手仕事のできないもどかしさと、人の世話になる恥かしさがそう言わせているのかもしれない。

カマさんは、４人姉弟の長姉である。実の弟はフィリピンで戦死した。母親はカマさんの父親とは離婚して2度目の夫との間に一男一女ができたが、二人とも70歳でペルーで病死した。カマさんは2歳上の夫との間に6人の子供をもうけた。夫はカマさんが83歳の時に高血圧で倒れて亡くなった。長男は、37歳で南方で戦死し、今生きていれば78歳である。次男は末子で昭和3年生まれ、沖縄戦で死亡し一中健児の塔にまつられているという。当時15歳くらいであったろう。彼はカマさんが46歳の時の子供だそうである。したがって戦争終了時はカマさんは61歳という計算になる。戦後40年を経た今日から年齢を計算すると、カマさんの百歳の年齢は正しいのである。年齢の正確性はこのようにして、丁寧に調べる。カマさんには、４人の女児があって全部生存している。長女は82歳、次女は大正3年生まれであるから73歳、三女は65歳、四女は59歳である。末娘はカマさんの41歳の時の子供である。同居している家族の中では末娘のみが方言を話せるので、カマさんとの意思疎通は彼女を介して行われる。主に面倒をみているのは戦死した長男の嫁と、その三男にあたる孫夫婦であり、更に3人の曽孫と同居している。しかし、彼らのいずれも方言が達者でなく、カマさんが耳の遠いこともあって、身ぶり手ぶりによる会話が主となっている。

おばあには遺族年金が入る。「お金を早く持って来なさい」。札束を数え、「ドルだよ」と言って、孫や曽孫にあげるのが楽しみだそうである。

## 第19節　神が歩かせている

Ｇ・Ｓさんは１０３歳。現在70歳になる長男の嫁と二人で生活している。普段は宮城島（みやぎじま）に住んでいるが、この日は大学病院から我々が訪問することになっていたので、勝連（かつれん）半島にある孫の家に来て迎えてくれた。

「老人クラブを欠かしたことはない。煙草はふかすだけだけれど、話の間をとるのに良い」

煙草をうまそうに燻（くゆ）らせながら話してくれた。若い頃は煙草を口にしたことはなかったが、御主人が死亡した74歳の時から始めたそうである。彼女の御主人は若い頃、日露戦争に出征したそうである。75歳で死亡したが、村会議員であったので、村では夫婦ともに顔役であったと思われる。沖縄本島、中部の太平洋上に細長く突き出て、勝連半島がある。その先端から本島と平行に、北方に向かってリーフの海上約五㎞程離れて、浜比嘉（はまひが）、平安座（へいあんざ）、宮城（みやぎ）、伊計（いけい）と島々が並んでいる。現在、勝連半島の先端から天の橋立のような海中道路が平安座島へと延びている。平安座島には屏風状の山があって、手前の海中道路側に集落がまとまってある。山の後ろ側と次の宮城島の間は埋め立てられて石油タンクが林立している。宮城島はほとんどが丘陵であり、主として２つの山から成っている。山塊の北側は、切り立った崖になっていて、次の伊計島との間に、約２００メートルの狭い海峡がある。この海峡に赤いアーチ形の橋が架けられたのは、昭和57年のことであった。それまでは、伊計島は白砂の砂浜とモクマオウの林と、ひなびた農家の点在する素朴な島であったが、最近は日曜ともなるとマイカー族がうなりをたておしかけ、都会の塵にまみれようとしている。しかし、観光の波までが押し寄せていないので、まだまだ透き通った空気と海浜を心ゆくまで楽しむことができる。

沖縄本島と勝連半島とこれらの島々の間が内海になっていて、金武湾（きんわん）と呼ばれている。そのために、太平洋の荒れ狂う波濤を直接受けないですみ、湾内は静かな海が保たれて、沖縄本島の山並みを向かいにスイミングを楽しむことができる。

Ｇ・Ｓさんは34歳の時に、宮城島でただ一人のノロとなった。ノロはいわゆる呪祷者としてのユタとは異なって、村の公的な祭事を執り仕切る神聖な役柄である。現在も上原殿内（どんち）は、Ｇさんの責任範囲内にあり、お祈りと清掃と交流が日課となっている。往復２キロの山坂道を毎日歩く。

「自分が歩いているのではない。神が歩かせているのさ」

殿内(どんち)通いは、雨の日も風の日も欠かせたことがない。手作りのソテツの篝(かがり)（※夜、警護・照明・漁獲のためにたく火。かがり火をたくときに使う鉄のかご）が用意されて、家と殿内の周りはいつも手入れが行き届いているという。草はきれいに刈り込まれている。月に２回、ミズキ（本土では「貢ぎ」という）をしてから村の祭事を行う。そしてお祈りは今でも３～５分は行い、家人、村民の健康を祈り、外国へ行く人の旅の安全を祈る。また漁に出かけるものの安全・祈願をし、またキビ作りや農産物の虫バレーも行っている。

## 第20節　コーヒーの木

「貴方が面倒を見る必要はないのに、悪いクジを引いているね」

気の毒そうにKおばあはつぶやいた。おばあは明治14年生まれ。現在１０４歳である。面倒を見ているOさんは、末娘の次男、つまりおばあの孫に当たる。Oさんはすでに54歳、町小(マチグヮー)で肉屋をやっている。決して楽な生活ではない。なぜなら24歳の大学生を頭に、大学生３人、高校生２人、15歳の中学生まで計６人の子供を抱えているからである。家が狭いので、２週間前に那覇から豊見城（とみぐすく）へ引っ越して来たばかりである。引っ越して来た日から、おばあの様子が変わった。夜になると飛び起きて、「家へ帰る」と言って、真夜中に家の外を徘徊するようになったのである。

今まではこんなことを言うおばあではなかった。Ｏさんは我々に「分裂症になったのではないですか？」と、真剣な眼差しで相談を持ちかけてきた。このおばあは元来大変気が強かった。自分がたとえ間違ったことを言っても、その場では決して訂正したことがなかったそうである。

今は名護市へ併合された太平洋岸に面した過疎地域である久志村（くしそん）の生まれである。本人が73歳の時に、夫に先立たれた。夫は77歳であった。彼らには４人の子供がいた。例の頑固さで大変厳しくしつけたそうである。長男、次男、長女はいずれも若くしてペルーへ移民した。長男は熱病で現地で死亡した。他の子供たちは全部ペルーに住んでいる。末娘のみがずっと沖縄にいて、現在78歳。学校長を定年退職した84歳の夫と山原（やんばる）に住んでいる。彼ら夫婦には７人の子供がいるが、現在アメリカや本土に住んでいて、わずかにＯさんだけが沖縄に住んでいる。そこで彼ら自身ですら、実娘であるＯさんに面倒を見てもらうことが不可能で、ペルー帰りの姪夫婦の世話になっているのである。

おばあは気丈夫なので、夫の死後、84歳まで、一人で山原に住んでいた。その時五十歳代にペルーの孫娘が結核にかかった。そこでおばあが沖縄に引き取り、一人で看病に務めたが、その甲斐なく28歳で死亡した。それから5年間は、人が変わったように、家のことは何もせず、お墓詣りに明け暮れたそうである。85歳の時にOさん夫婦の所へ来たが、Oさんは肉屋を営んできたため、おばあは家政婦として欠かせなかった。百歳になるまで、色気たっぷりに、お化粧をして、スーパーマーケットへ出かけた。そして掃除をし洗濯をし炊事をし、家族の帰宅を待っていた。家事一切を仕切っていたのである。

「屋敷に大きなコーヒーの木があってね。山原の生活が一番良かった」

おばあが言った。

ミルクと砂糖をたっぷり入れて、1日に10杯もコーヒーを飲むそうである。それから１か月、おばあはコーヒーの木を見ることはなかった。誰が悪いのでもない。老人には些細な環境の変化も極めて大きなストレスとなるのである。

## 第21節　ウートートー

沖縄が長寿の1位の座を下りようとしている今日ではあるが、現在まだ女性が1位に踏みとどまっているのは、まさに沖縄のおばあのお陰ということができる。ところで、世界の何処の国に行っても女性のほうが男性よりも長生きである。女性はそもそも神様が丈夫に造ったとか、女性ホルモンのせいだとか言って、構造の違いを主張する人もいるし、一方では男性とは異なる立場、生活環境が生活スタイルの違いを主張する人もいる。それらの多くは医学的に支持されている。しかし、おばあの長生きはそれだけではなさそうである。そこで、社会心理学的に研究している東北大学の社会心理学の大橋教授の意見を参考にして考えてみよう。

沖縄のおばあと話をしている時、感ずることはヤマトンチュにはなかなか入って行き難い世界があることである。彼女らには独特の風習と観念があって、これはウチナンチュの男性ですら同調しにくいのか、避けて通っている傾向があるように思われる。

第一におばあは、自覚して行動しているわけではないが、ウヤファーフジ（祖先）とクァンマガ（子孫）を媒介しているという役割意識を潜在的に持っている。しかし、おばあは祖先崇拝の担い手としてウヤファーフジとクァンマガをつなぎ、家族を守っていると自負し行動している。各家庭には仏壇とは別にヒヌカン（火の神）が祀れている。これは竈の神様の一種と考えられる。毎日がヒヌカンに手を合わせることから始まる。とくに、旧暦の1日、15日になるとヒヌカンとそれに続いてトートーメー（仏壇の位牌）へのウガン（祈願）を欠かさない。そこでは家族内に起こった嬉しいこと、悲しいことを報告して、家族への加護のお礼を申し上げる。続いて家族の困ったことや願い事を呟いて「家庭が円満であり、健康であり、成功しますように」と祈る。つまりヒヌカンは家の守り神、守護神なのである。ヒヌカンへの祈り言葉のことをグイスという。グイスには決まった文句があるようである。その一例をあげると次のようである。

ウートートゥガナシー　チューヤ　キューヌ　ジューグニチ　ヤイビーン　チャー　ウマムイジュラク　カキティウタビミソーチ　ウシディガフーデー　ビル　ウブクン　カジャヤビトウティ　ニチニチヌカンシャ　アギヤビーグトゥ　チャー　カゾク（ユッタイ）ウヤビチャギ　クヮ　ヒチャギ　シミティ　ウタビミソーチ　カティ　エンマンニ　カラダガフー　ウタシキティ　ウタビミソーリー（ウートートゥガナシ）

日本語に訳すと次のようである。

今日は、旧暦の15日です。いつもお守りくださいまして、ありがとうございます。赤飯をお供えして、日々の感謝をあげます。いつも家族4名、親子お互いに助け合いをさせてくださって、家庭円満に、健康にさせてください。

一方、トートーメーを拝むときには〝般若心経〟の様な決まり文句はないようである。ここでは主としてチムガカカイ（心配事・悩み事）を報告して「見守ってください、助けてください」と自己流で祈っている。この祈り方には形式はなく、自由であることに特徴があると大橋教授は述べている。最近はヒヌカンのウガンも簡略化され自由形式になっているようである。

第二はグソー（あの世）の存在感が死の緊張感を緩和していることである。おばあは心配事、悩み事があるとユタのヤー（家）へ行く。ユタが祖先の霊を呼び出して語りかけ会話をする。その光景を見たり聞いたりするとそれがおばあの心に迫って自らがその世界に没入する。そしてあの世が現実感を持って迫ってくる。そこでは自分があの世に行ったとき、ウヤファーフジが喜んで迎えてくれる状態なのか気がかりになる。それはウガンブスク（祈願不足）かどうかで決まる。またあの世に行った時、現世の人々からウートートーつまりシービチ（ウガンをする）をしてもらえるかどうかが心配なのである。

沖縄では干支の年、13歳毎に成人祝い（トゥシビー）がある。つまり、13歳、25歳、37歳、49歳、61歳、73歳、85歳、97歳である。13歳の派手な衣装に着飾ったトゥシビー（成人祝い）を今もよく見かける。61歳の還暦は本土でも赤いチャンチャンコ（チョッキ）を着て行われている。沖縄では97歳は特にカジマヤーといわれ、結婚式より盛大である。門中、友人を集めてホテルの大ホールを借りきって行われる。人々は「誰それの成人祝い」や「カジマヤー」の出席を楽しみにしているし、余興の準備に余念がない。カジマヤーは主として旧暦の9月7日に行われるが、紅型などの派手なカラフルな衣装をまとって、メインテーブルに座る。風車を前に立てる。子供に帰ったという意味である。続いてパレードを行うが、これには7つの辻と7つの橋を渡る風習がある。これはあの世に行く時に7つの辻と7つの橋を渡るので、あの世へのリハーサルと考えられる。今日、車社会になって自家用車でパレードするが、老人ホームでは車椅子でパレードする。こうしてあの世への準備は着々と進行している。これによって死の心構え、グソーへ行く心の準備が整っていく。カジマヤー祝いに門中一同を代表して長男

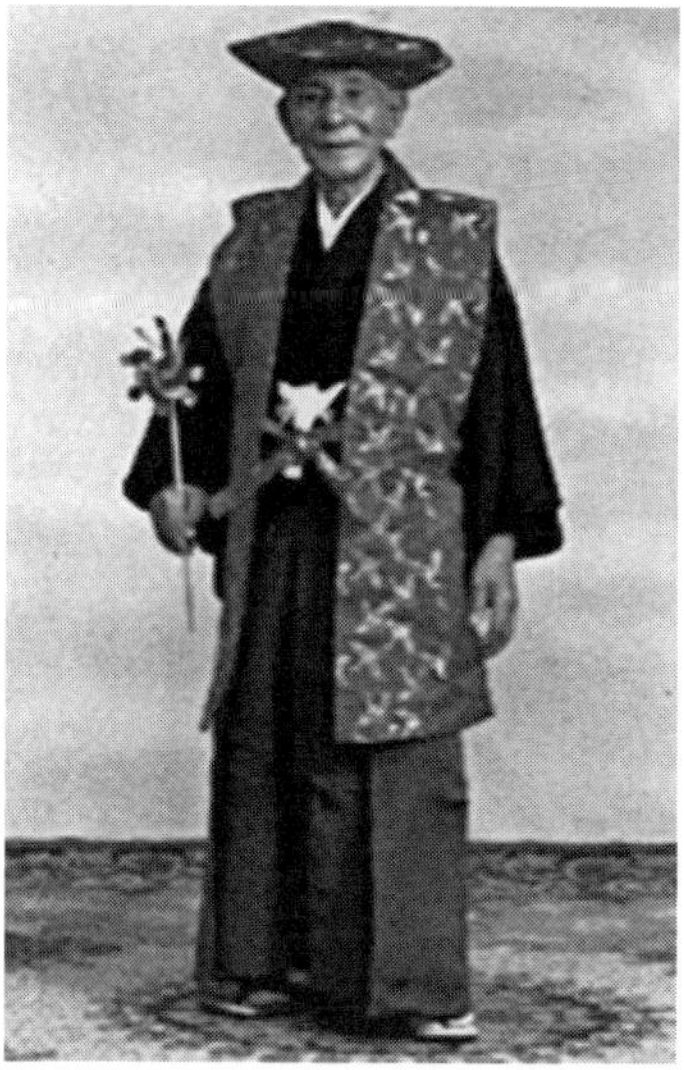
99歳のカジマヤーの時の記念写真

が作ったお祝いの本がある。この中のお祝いの曲の一節を次に紹介しよう。

花の風車

作詞　古波津　清昇　　作曲　照喜名　朝一

一、花の風車ん　軽(カル)く漕(ク)じ渡(ワタ)て　御万人の御思(ウン)　頭(チヂ)にかみら
二、願(ニ)げ事ん叶(カナ)て　幸の浮世(ウチヨ)　豊なる御世(ミヨ)に　子孫(ナシグァ)の栄い
三、賀寿舞哉(カジマヤ)の年ん夢(イミ)の間(マ)に過ぎて　子孫(ナシグァ)はい揃て　遊(アシ)ぶ嬉(ウ)しさ
四、心から姿　いちん若々と　百二十の御祝(ウエエ)　うかきみしょう

しかし、おばあの一生は生まれた時に始まり、死ぬ時に終わるのではなく、ウヤファーフジからクァンマガへと続く延々と続く一線の上のほんの一区切りと考えているのである。こうしておばあの世界観、人生観は死の緊張感を大いに和らげている。

第三にウガンは自己解放、治癒作用を持っているということである。旧暦の1日、15日になるとおばあは落ちつかなくなる。ウートートーの習慣は50年も60年も続けると、ヒヌカンのウートートーの習慣が身体の中に組み込まれて生活のリズムとなっている。

1日、15日にトートーメーに向かって報告し、さらに自分の悩みを、葛藤を打ち明け、助けを求めることによって気持ちがさっぱりする。やがてそれを心待ちにするようになる。これは一種の「カタルシス」である。つまり鬱積（うっせき）した感情や葛藤を自由に発散して吐き出すと心の緊張がほぐれること、つまり治療につながる。これはキリスト教の懺悔、告白にも通ずる。しかも、こういった一種のリラクゼーション状態はさらに進めば普段と違った意識状態になることである。これを心理学的では変性意識状態、トランスと呼んでいる。これは周囲の人々の目には異常と移るかもしれないが、こういう状態に入って身も心もリラックスさせるのであるから、自己治癒作用を起こしてやめられなくなる。これは滝壺に打たれる人、山にこもって修行する人、メディティションで瞑想に耽る人、座禅をする人、断食をする人、オウム真理教でみられるような空中遊泳の修行をはじめとして、マラソンをして恍惚（こうこつ）となって走っている人、太鼓を叩き続けたり、演劇に没頭して

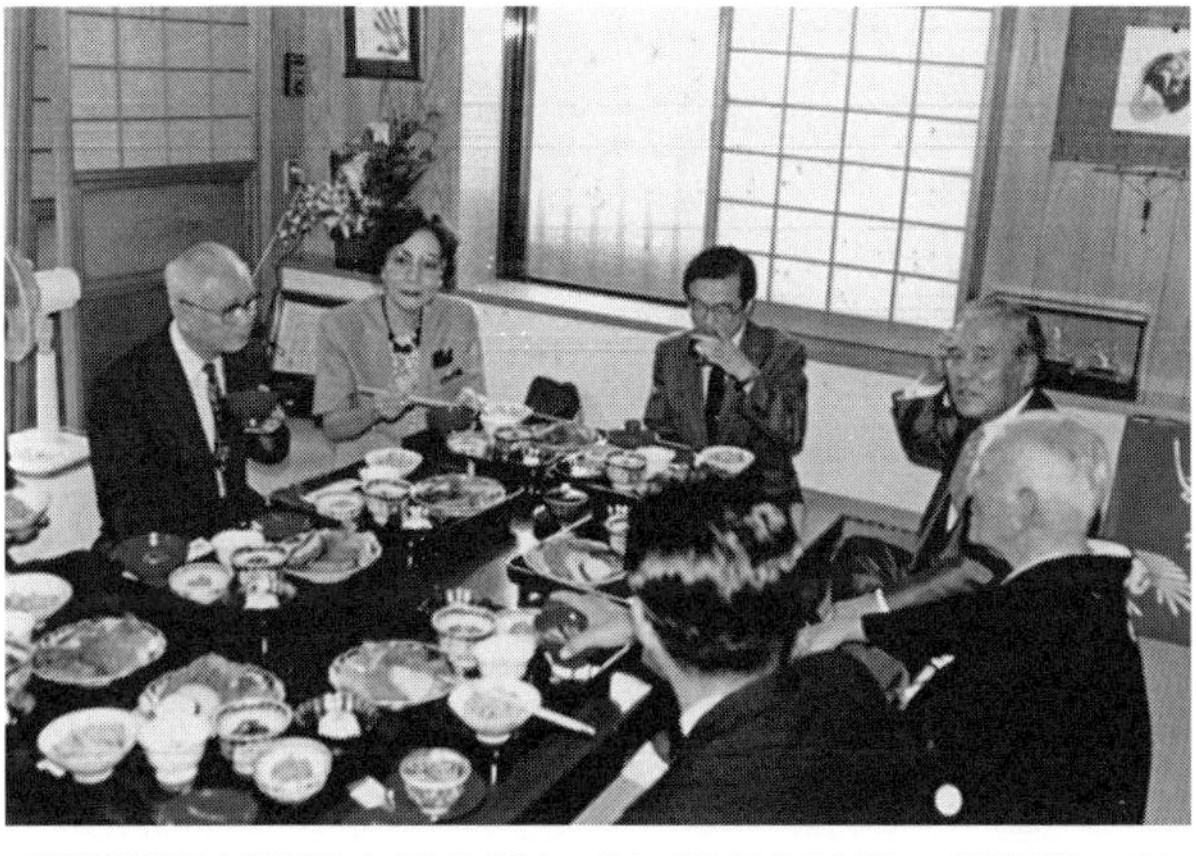

尚副知事が総理大臣の授与式に自宅を訪問。出席者一同が、あやかりの献杯をうける

いる人、カラオケに陶酔している人、音楽に吸い込まれている人、さらに神憑りになったユタ、いずれもチムワジワジ（心の葛藤）を発散しているおばあと同じように自己治癒をしているのではなかろうか。

つまり、祖先崇拝の実践による世界観、さらに精神療法を取り入れた沖縄の精神文化が沖縄のおばあの長生きの要因の一つと考えられる。

# 第2章　21世紀の超々長寿者と語る

## 第1節　大きな虫を産んだ仁王さん

### 【その1　大きな虫】

かやは、１９１０年（明治43年）12月6日に静岡市有東村で、山○久○・せん夫妻のの三女（兄妹9人の8番目）として生まれた。かやは第2部の第3章の山○す○の妹にあたる。百寿者篤農家としては大きな屋敷を持っていて屋号は「背戸」であった。尋常小学校6年を卒業後、裁縫学校和裁科に入学した。その頃かやは、よく若い男に声をかけられたが、ぽっと頬を赤らめ、ものが言えなくなるような娘であったという。

16歳（満年齢では14歳にあたる）のある日、父から突然に嫁入り話を持ち掛けられた。炊事なども一切やったこともないまま、言われるままに結婚することになった。相手は鈴○銕○と言って、８歳上の24歳で中田村の村長の三男坊で、県立静岡中学校を卒業して上京して銀行員となった。結婚式を鈴〇の本家で行った時に初めて顔を合わせたが、かやはその時の彼の印象等は覚えてないという。

　この結婚には特別な謂(いわ)れがあった。夫（鈵〇）の兄で本家の長男である源〇と、かやの姉（つね）が夫婦であったから問題が起きた。ところで源〇の前妻が突然亡くなったのである。そこで後妻として山〇家の長女（つね）に白羽の矢が立ったのである。しかし、山〇家ではつねがすでに他家に嫁いでいたのを無理やりに取り上げて源〇の後妻としたのであった。しかし亡くなった前妻には一人娘（志ず）がいた。本家の棟梁は相変わらず源〇の父の第10代源〇衛〇がとっていた。彼は孫の志ずを目に入れても痛くないほどの可愛がりようであったのである。しかも源〇の後妻の結婚と、志ずの結婚はほぼ同時に行われた。そして両カップルは大家族で同じ屋根の下に住んでいた。しかも両者ともほぼ同時に男児を出産したのである。そこで一家に大問題が生じた。当時の家

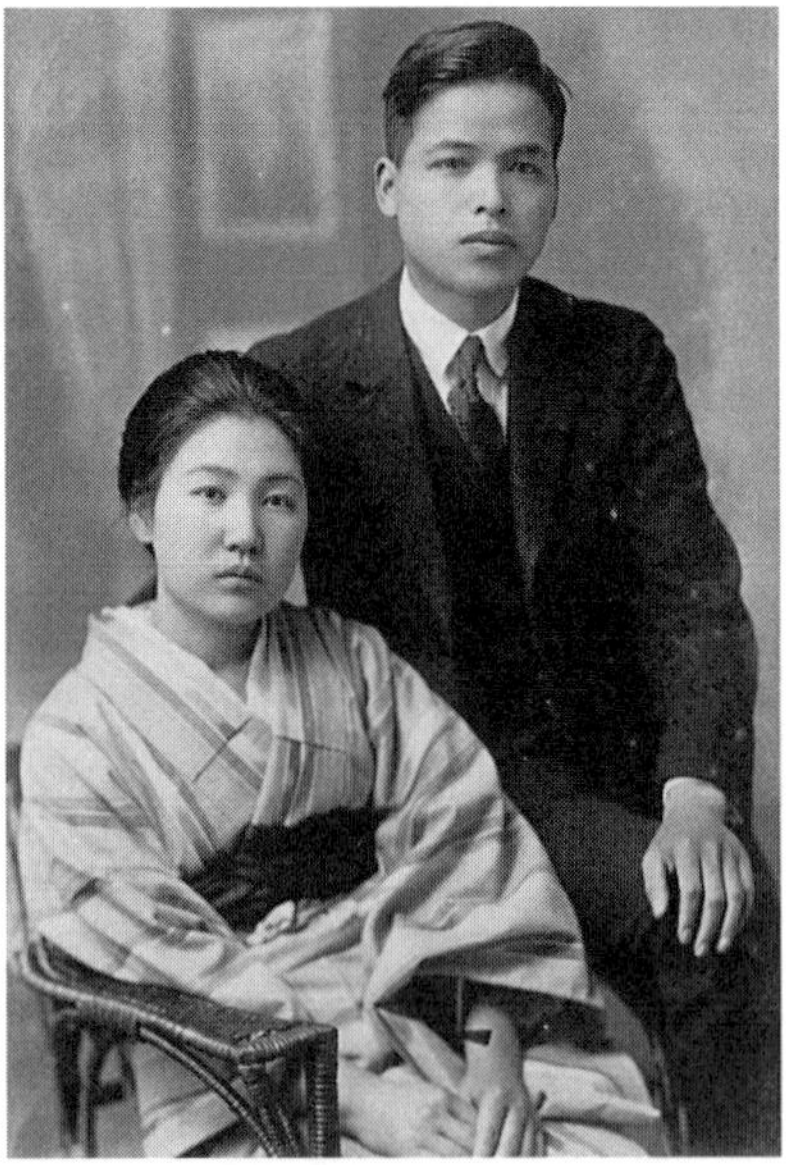
かや（数え年16歳）結婚時

督相続はお家の重大事なのであった。鈴○家は源氏の重臣の末裔なので、代々家督を継ぐ男子に（源）の文字をつけ、次男以下には（重）の文字をつけて命名することになっていた。そこで源○衛○は孫娘の子に「源」を与え、後妻の子は長男にあたるが、戸籍上源○衛○の養子とすることにして「重」を付けたのである。そこで一族会議の末、本家をサポートする目的で、鋓○・かやカップルが生まれたのであった。しかも鋓○と志ずは兄妹のように生まれ育ってて大変仲が良かったと聞いている。そのためか、かや達の新婚旅行にも伊豆・湯ヶ島までも志ずがお忍びで密行していたという話であった。その後、案の定、かや達は本家の相続の大問題に巻き込まれたのであった。

ところで叔母（せんの妹）が国鉄職員に嫁いでいたので、そのツテで鎌倉の大町の住宅に入居することになった。さて結婚はしたものの、かやは世間に何一つ知らずで天真爛漫に育った田舎娘が一気に上京したのであって、料理の仕方も知らず、家事一切ができないので、夫の給料が渡されてもそれをどのように使ってよいか分からなかったという。そこでかやの姉であり、かつ本家の嫁である（つね）が母親に代わって上京して調理の仕方や家事一切を教え込んでいたのである。ところで夫の勤務が東京であったので、鎌倉から朝夜明けとともに出勤し帰宅は深夜であった。そこでかやは昼間の時間を持て余して鎌倉の名所旧跡・お寺というお寺をあちこち歩きまわったという。後年になっても鎌倉のことになるとかやの話は尽きなかった。その後、夫の勤務の都合上、東京・亀戸に引っ越した。後々かやが次男に語ったところによると、大家さんの奥様より「かやさんはお寿司をたくさん食べられていいね、うらやましいわ」と言われた。しかし銅○は寿司が大好きで、すし屋に入りびたりでツケで支払い、持ち金が少なくなると大屋さんから借金する。かやは一度も寿司屋に連れて行ってもらったことがなかったので呆然としたと言っている。東京・市ヶ谷の神楽坂に引っ越した時のことである。隣家のイギリス人の娘のベリルさんに会った。彼女はかやを大層気に入り、毎日お互いに出入りしていたようである。かやはとても苦くて飲めないようなお湯を出されたと言って帰ってきた。今でいう珈琲(コーヒー)のことであった。

その後、横浜の白楽に引っ越した。結婚後8年も経っていた。子供ができる気配がないので養子を迎えることが決定した時であった。胃腸が不調で病院を受診した。お腹に「大きな虫」がいると言われて帰宅した。それが今でも話のタネになっている。こうして待望の長男が生まれた。それが本文を書いた筆者のことである。それもそのはず、かやは一生にわたって月経がないままであった。その後は最初5年毎に子供ができたが次第に間隔が短くなり、気がつくと妊娠、出産となってほぼ年子(としご)となり、全体で7人の子供に恵まれた。

１９４１年（昭和16年）、太平洋戦争が勃発した。鋼〇は幸いなことに、脚気と診断されて徴兵検査が不合格であった。ある日、かやの従弟の緑さんが現れて５歳の長男である私を連れ出してカフェという店に行った。お姉さんがバナナの皮をむいて差し出してくれた。尻込みをするのを見て「美味しいよ、おあがり！」。お姉さんは怪訝な顔をした。「子供には毒になるから」というかやの言葉を信じていたからである。かやはバナナが大好物であった。緑さんは出征してどこに行ってしまったのやら！　緑さんの母は「何故？」「緑はきっと帰ってくるよ」の言葉を残したまま他界してしまった。

戦況が悪化した１９４３年（昭和18年）、かやの長男（筆者）と次男は親元を離れて静岡に疎開させられることになった。戦時中の昭和18年に三男が生まれた。横浜は夜間の空襲に襲われ、１０００機以上のボーイング29が一気に現れ、横浜は炎上して焼け野原と化した。その日、夫は東京の銀行の当直をしていた。我が家も丸焼けになり、かやは三男をおぶって戦火の中をどうさまよい歩いたのだろうか！　その後も三男はいつもかやの背中にあった。

## 【その2　腰巻仁王さん】

次男が語るところによると、戦後、横浜の六角橋の焼け残りの三軒長屋に住んだ。三軒続きの長屋の二軒には玄関があるが、その二軒に挟まれた六畳間には玄関もなく、その六畳ひと間に一家全員が住むことになった。引っ越しして半年した頃、この長屋を鋲○が購入したことを知った。玄関もない六畳一間に大屋が住んで借家人が広々としたところで生活しているのには驚くとともに、悲しくもあった。かやは口には出さなかったが、鋲○に対して憤りを感じたと後々、次男に語ったという。六角橋の住まいの横を小川が流れていた。次男はその小川でよく魚取りをして遊んでいた。そのついでに流れてきたゴムの筒状のもの（コンドーム）を拾ってきてそれを膨らませて遊んでいた。かやはそれを知り「汚いから捨てなさい！」と注意したものの、それが何であるかを幼い子供に説明できず苦しみ悩んだそうである。

その後、銀行が従業員の社宅を建てたので、東京・目黒に安住の居を得ることが出来た。筆者は疎開して静岡の有東の実家に預けられたまま5年も経っていた。私は育ち盛りの中学時代に叔父・伯母が実の親に思えた。それを見て実家の兄はできるだけ早く長男を引き取るように勧められた。父・鋲○が静岡まで迎えにやってきた。私にとっては何かひとごとのように思えた。しかも心に残る故郷の静岡を去るのが辛かった。横浜から東横線に乗って元住吉の駅、あいにく車両の車庫入れのため、車両乗り換えとなった。筆者にとっては長い時間待たされたように感じた。その時、筆者は初めて会った時のことを思い浮かべて一刻も早く、と思いながら胸が高鳴ってくるのを感じた。あのおしとやかなかやの胸を夢見ていたのであった。

ついに来た。あの時のショック。筆者は目を見張った。その驚きは言い知れなかった。あの乙女のようなかやは仁王様になっていたのであった。背中に肩に両手に４人の子供達がぶら下がって弁慶のようになっていたという。もう長男はよそ者であって母の懐へなど入り込む余地すらなかった。一家は戦後のただでさえ食糧難の時代にさらに食いぶちが増える苦難に晒されることになったのである。鋏○と私と次男は闇の食料品の買い出しにリュックを背負って奔走した。私は静岡へ戻りたいとさえ思った。

鋏○にとって待望の長女、続いて四男が生まれた。四男が２歳の時であった。かやによると三男が通っている小学校に行くと言って一人で出かけたという。四男がその結果、迷子になった。かやは心配して交番に捜索願を出した。四男はその時の記憶を「楽しかった……」と言っている。交番のお巡りさんのお宅に一晩御厄介になり、そのうちの三人の子供達が遊んでくれたのである。こうしてかやはいつも家にいて、もっぱら小さな子供達の世話で精一杯であった。そこで上の子供は下の子供の面倒を見るのが鈴○家の習わしのようになった。学校のＰＴＡ等も上の子供が代行して出席した。お風呂屋に行くのは鋲○の日課で、全員の子供達を引き連れて行った。「父さん１人足りないよ」。家へ帰った時にかやが大声で叫んだ。五男はお風呂屋で泣きもせず佇んでいた。

四男が小学校１年生になった時であった。かやが学校から呼び出され担任教師からさんざん文句を言われた。その時かやは担任教師に「文句があるなら教育委員会に言え」と言ったそうである。

社宅には立派な塀などは無いから、表から家の中が丸見えであった。かやは腰巻だけで仁王様のように座っていて、子供達はパンツ一丁で現れた。近所からは金魚鉢のようだと言われたそうである。しかも子供達全員がかやにならって家族の気持ちも行動もあけっぴろげになっていた。

その後五男、そして次女が生まれた。その時「やっと願いが叶えられた」。鋲○が言った。ところで鋲○の退職に伴って、住み慣れた社宅を去り、五本木の一軒家を夫の退職金で購入し一本立ちすることができた。ところが一方、家族の半分の私達四人を東京に残して、三人の子供達を連れて東京から埼玉に引っ越しをすることになった。繊維会社の社長とはいうものの会社の経営が思うようにいかなくなった。かやは四男以下の子供三人のほか、会社社宅の従業員の若者の世話に明け暮れることになった。ある日、四男が疫痢に罹った。病院にも入院させずに労(いたわ)ってくれたかやの看病。当時1年生の時の借りを返してくれたと今もかやの心を込めた愛情をしみじみと語る四男。確かに戦後のかやは相手の人を気にもせずズケズケと思うがままにものを言うようになったのは確かである。「私の子供には1人も出来損ないはいないよ！」。それがかやの自慢の種で、彼女の生き甲斐になっていた。四男が記憶しているかやには友達が多く、自分の経験をもとに何でもストレートに物を言う信頼を得て頼りにされていた。四男は言う。人生の一つ一つの困難を乗り越えるたびに自信をつけていったのを子供達に教えてくれた。そして子供達には「私の子供には出来損ないはいないよ」と自信を持って言わせたのは「私を育てた経験の言葉」ではなかったであろうか。そして子供達は周囲からの文句はあっても、ひと言も文句を言わずやらせてくれたのであった。と。

　晩年のことである。デイケアに初めて誘われた時、「あれは馬鹿が行くところだよ」。それからデイケアへの誘いは一切断った。ある日、鉐〇は終生の棲み家と観念してかやを連れて沖縄に来た。その時、彼らの大きな荷物の中には旧式のカラオケ一式があったのを覚えている。それもそのはず、鋲○は音楽好きであり、白楽の家の中にあらゆる楽器を置いて、さらに蓄音機があって大きなサイズのＳＰサイズのレコード盤が山の様にあったのを覚えている。

筆者は沖縄では近所の老人の友達ができるようにとかやを紹介した。ところが「よくもこんなものを食べられるね！　東京には美味しいものがたくさんあるよ！」と臆面もなく言ったものだから総スカンの雰囲気になってしまった。そして鋲○に毎日のようにせっついて、とうとう二か月で東京へ帰って行ってしまった。

晩年、夫婦であちこち旅行した。しかし、筆者を映画を観に連れて行ったこともあったが、映画館、山登り、海水浴には、かやはいつでも留守番役であった。それは鋲○の償いだったのであろうか。しかし、かやはいつもこぼして言ったのは、旅館での後始末が大変だったと。鋲○は満87歳で旅立った。

あれから20年。かやは気がついたら満百歳になっていた。かやは五男の世話で群馬・高崎の老人ホームにいた。かやの部屋には掛け算の九九を書いたノートがあって、壁には五十音表が貼ってあった。毎日九九を暗唱してノートには足し算・引き算の練習が書かれていた。筆者は

「ああ立派」と頭を撫でると、私に答えた。「おまえに言われたから！」。その時、かやは東京都知事・石原慎太郎から銀杯と賞状をもらった。

かやには二つの人生があった。戦前と戦後。これほど豹変した人はなかった。おしとやかな娘、そして裸の仁王様。しかしかやは戦前・戦中・戦後を通して７人の子供達を立派に育て上げた。かやにとっては７人の子供達がかやのすべてであり、生き甲斐であった。しかし死ぬまで幼児魂が宿ったままの仁王様に変身していた。かやはこの世にひとりしかない不思議な母であった。人間が病気にならないで命を全うする時の究極像はどうなっているのであろうか。それはどんな医学書にも書かれていない未知の世界であり、永遠の謎である。筆者は病理解剖した沖縄のカマイおばあを思い浮かべた。筆者は世にも稀なこの人こそが未知の人間の究極の真の長寿像を表すものと考え、かやの病理解剖を弟妹に提案した。それは長寿科学研究者の義務

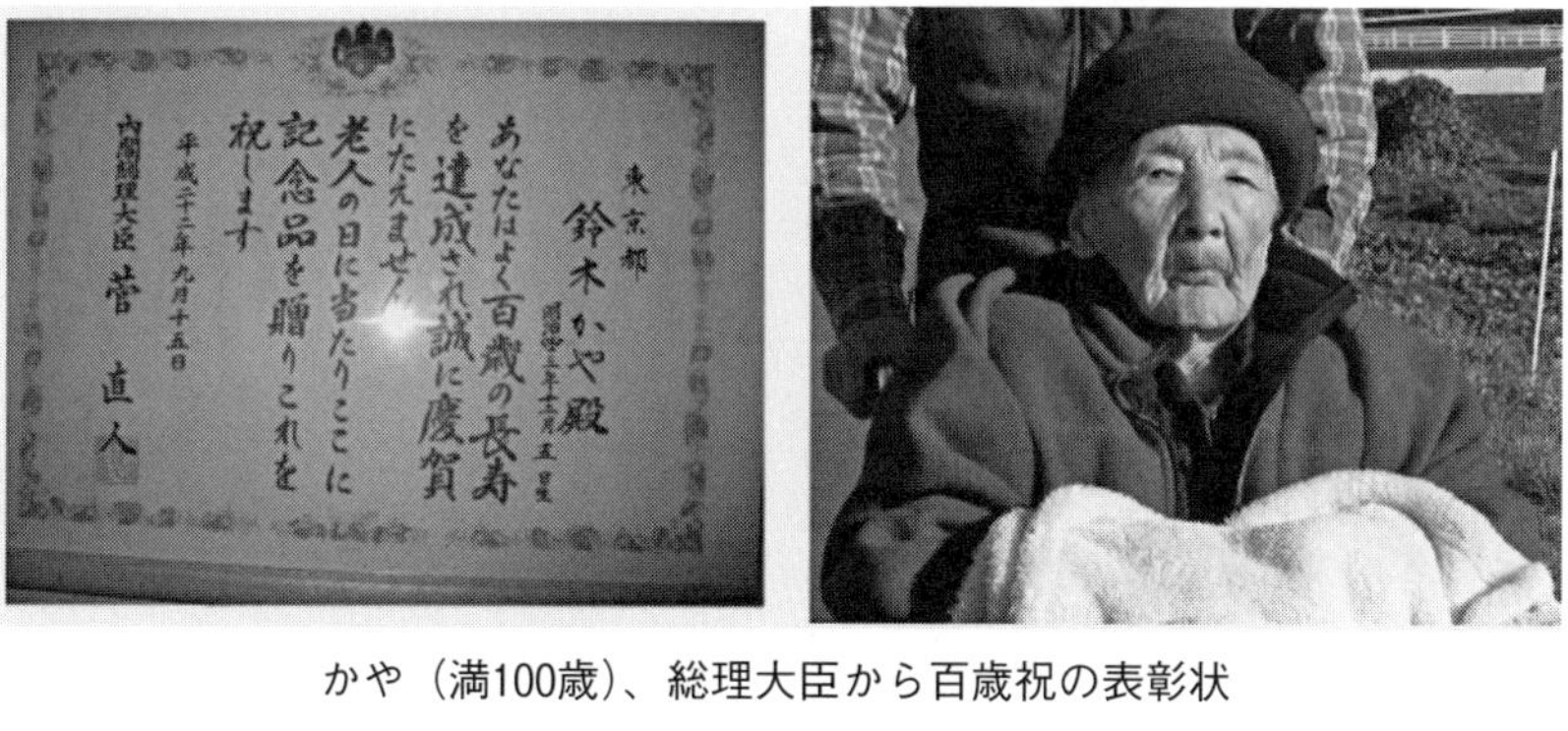


かや（満100歳）、総理大臣から百歳祝の表彰状

でもあり、長寿科学の発展に貢献できるものと考えた。それがかえって母への孝行かもしれないと。一方、それは子供にとっては鬼ということかもと。それが筆者にとってはせめて母への最終の長男の甘えだったのだろうか？　しかし、かやは長男だけの母ではなかった。

最後に次男が大切に保管していた記録から、三男の書いた小学校卒業記念集の中にある三男の詩を見ることができる。

母さん

母さんは手一杯あかぎれを切らしている。それでも痛いと言ったことはない。そんな手で平気で冷たい水を使っている。僕ならば決してそんなことはしないだろう。お母さんは何時も掃除、洗濯、ごはんづくりをしている。僕たちのいない時でも何かと動き回っていることでしょう。誰の為に、僕たちの為にと思うとお母さんありがとうとつくづく思う。

## 第２節　やっきり

す〇さんは１９０７年（明治40年）10月28日、静岡県の有東村の山〇久〇・せ〇夫妻の一家に次女（８人兄妹の第５番目）として生まれた。第１節の百寿者である鈴〇かやの姉にあたる。山〇家は「背戸」という屋号を持った代々の篤農家であった。次女ではあったが兄姉をはじめ多くの一族がひとつ屋根の下に住んでいる大家族であった。それに加えて叔父夫妻には子供ができなかったので、す〇さんが生まれて間もなく叔父夫妻の養女として引き取られて実子のように育てられた。

叔父は国鉄の静岡駅の近くの泉町に米問屋を営んでいた。そこにはたくさんの丁稚（でっち）小僧が奉公していた。二階建ての母屋の後ろには大きな米倉があった。母屋の一階には大きな精米機が何台もあって唸っていた。米倉にはうず高く米俵が積まれていたが、精米の順番待ちと思える米俵が所狭しとあちこちに置かれていた。

す〇さんは城内尋常小学校６年を優秀な成績で卒業した。非常に勝気な女の子で、６年生の時には同級生の河○嬢とクラスのトップを熾烈な勢いで争ったという。河○嬢は近くの大邸宅に住む大富豪の医師の娘で、何事にもよらず不自由なく育っていた。担任の先生からもいつもひいき目に見られていたようであった。河○さんの大邸宅は周囲が堀で巡らせれ、中には白壁の大きな土蔵がのぞめたが、周囲が大きな塀で囲まれて中の状態は望むことはできなかった。す○さんは彼女を羨ましく思うよりも、返って猛烈な競争心を燃やしていたようである。しかし彼女は育ての親の恩情を感じると同時に〝養女という運命に悩み続けていた〟ようである。ところがある時、養夫婦が相次いで他界してしまったので、番頭と急遽結婚せざるを得なくなった。しかし、す○さんは彼女の積極的な立ち回りが効を奏し、山○米問屋は隆盛を極めていた。

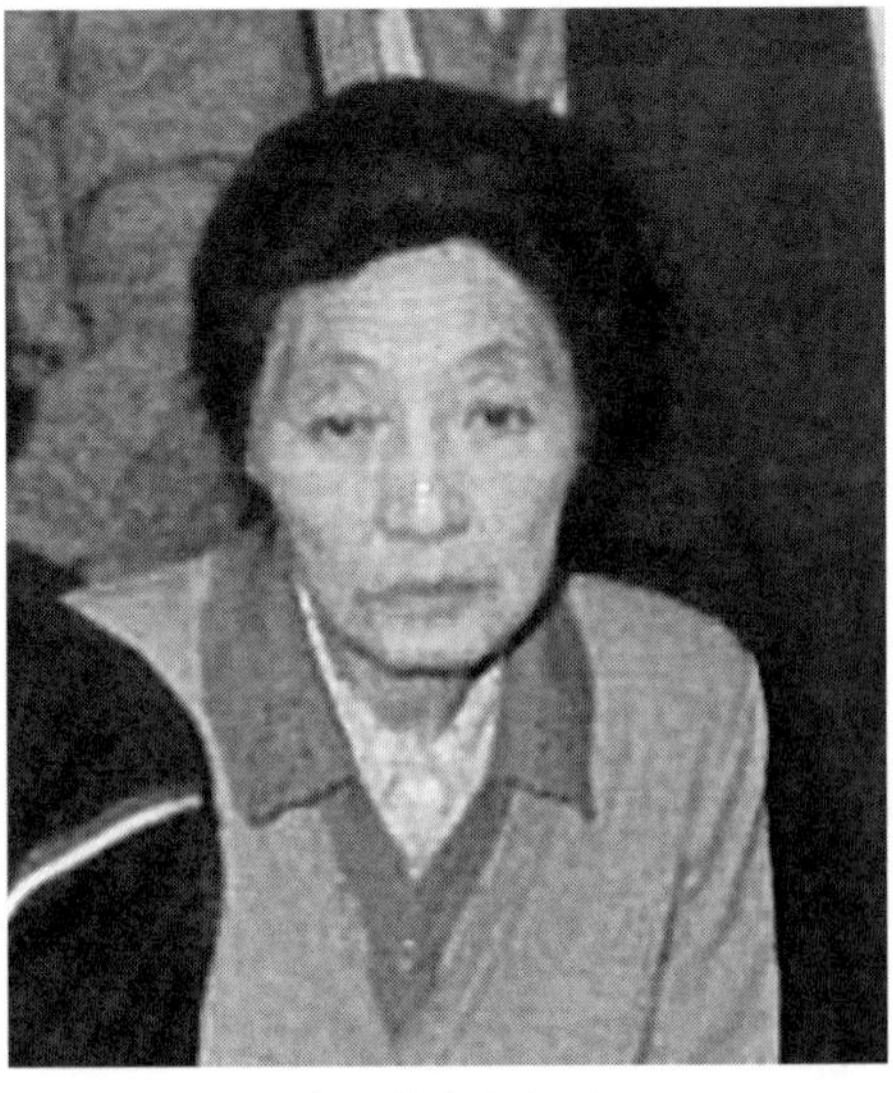
夫に旅立たれて

ところが、す○さんは先代と同じように子供ができなかった。そこで有東村の兄の三男を養子（筆者の従弟にあたる）として申し受けることになった。さらに第2次世界大戦の戦況悪化に伴って、横浜に住んでいる妹夫婦の長男（小学4年生の甥、筆者）を彼女の家に学童疎開として引き取ることになったのである。都合、筆者と養子とは従弟同士の兄弟関係になった。「す○さん」は、もともと実子がなかったので、その引き受けはかえって彼女の望みでもあった。筆者はす○さんに瓜二つであったことから、「す○さんにもお子さんが？」と人から言われると得意満面であったという。そういった事情から筆者の伯母にあたるす○さんにはすっかり甘えることが出来た。筆者は店の前をちょろちょろ流れている小川にいたずらに足を入れてみた。濡れたまま座敷へ戻ったものだから、す○さんは「やっきりしちゃう」と言いざま柄杓（ひしゃく）で水をかけられた。ところが筆者がうまく体位を交わしたものだから、後ろにいた従弟がずぶ濡れになったのを覚えている。一方、学校では担任である川村教師によるイジメをされて伯母のやっきりが連発した。す○さんは二人の子供を分け隔てなく面倒を見ることになったのである。

終戦も間もない１９４５年（昭和20年）６月、小都市の静岡にもアメリカ軍の空襲が押し迫ってきた。東京をはじめ日本の大都市のほとんどが空襲で焼きつくされた。その日はいつもと違っていた。深夜の3時、空襲警報が鳴ると同時に敵機の襲来の爆音と焼夷弾の轟音。突然見たこともないようなボール大の火の粉が雨あられに降ってきた。す○さんは必死にバケツであちこちに水をかけた。次々と落下する焼夷弾。最後には防空壕を捨てて防空頭巾を被って命からがら逃げるほかなかった。全市内から郊外まで灰塵（かいじん）と化した。市全体が火と煙でくすぶる朝、焼け残った有東村の実家に逃げ戻った人々が続々と集まってきた。しかし、その家の屋根には爆弾の破片が当たって大きな穴が開いていたが、焼失は免れた。有東村の実家は田舎であったにも関わらず二軒先まで焼かれていた。そうしてす○さんのそれまでの苦労はすべてなくなってしまった。

戦後はバラック住居に住んで、戦中にも増して日本の食糧事情は極端に悪く、主食、砂糖、塩からお芋までも食料統制が激しく、特にお米は配給制になり、庶民にはほとんど口に入らなくなった。す○さんは、米は商売の対象にはならなくなったので雑貨の販売も始めた。荷の配達のために60歳近くになってから自転車乗りに挑戦した。

昭和30年代になり、養子である息子が結婚して初孫が生まれた。ところが孫が3歳になった時に不幸が起きた。母親が虫垂炎の手術の後、突然他界してしまったのである。不憫に思ったす○さんの孫娘に対する可愛がりようは尋常ではなくなった。一方、息子は若い盛りであり後妻をめとることになった。不幸はさらに続いた。孫娘が外傷性てんかんになったのである。す

○さんは上京して病院を探し治療に専念した。その時には医師になった筆者が役に立った。その甲斐あって彼女の病気は見事全快にこぎつけることが出来た。

す○さんは高齢になっても自転車に乗って働き続けた。ある日、風邪をもとに呼吸不全に陥り突然この世を去った。それは満百歳を迎える直前の99歳と11か月の時であった。その直前に彼女は自分の余命が幾ばくも無いことを悟っていたのであろう。私宛の文章が残されていた。最後の最後まで心に秘めていた魂の内底を打ち明けた文章であった。す○さんは「本当に医者になりたかった！」と書いていた。幼な心に秘めていたやるせない心情が滲み出ていた。思い出せば小学校時代のライバルであった河○嬢のことを思い出した。彼女は医者の息子であったし、彼女白身も医者を目指していたのであった。それは彼女の生き甲斐にも通ずるものがある。それは偶然ではなく運命の出会いであるかも。す○さんの告別式で、私は彼女に代わって

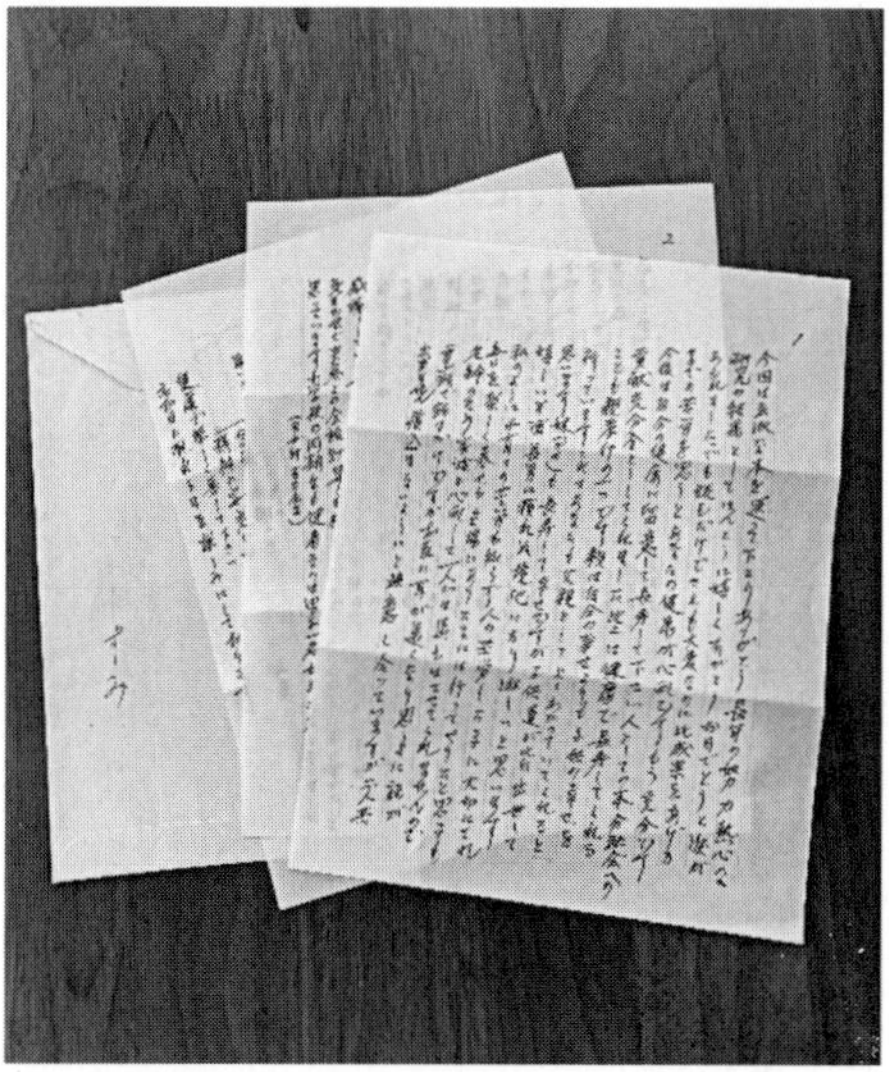

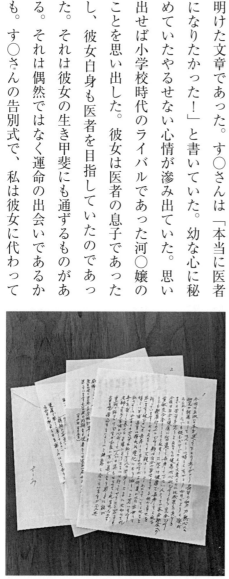

真心こもる自筆の手紙（す○・99歳）

参加者にそれを披露するのが私の義務であると感じたという。そして今、彼女の二人の孫娘は広島と香川で医学生になった。す○さんの夢は三代にわたって大きく花開こうとしている。

## 第3節　笑顔を絶やさない、百歳の生と性

田中旨夫さんは1918年（大正7年）3月22日に台湾の中部の田中街に生まれた。台湾名を〝陳奎村〟という。日本名は出身地の名前を取って〝田中〟としたと言われる。当時台湾は日本の属領になっており、台北に日本総督府がおかれていた。台北には台北帝国大学があった。彼は幼少時、腕白なところがあって、木登りが好きであった。2回も3メートルの高さから落下した。幸い骨折はなかったが、ケガを隠し切れず父親に見つかってしまった。無理やりにしばられたのを忘れることはできない。小学校3年の時にも木登りを見つかり、学校で立たされたが校長先生に木登りをする子は尊敬される人になると褒められたのを覚えている。彼は台湾で小学校を卒業してから、日本の首都・東京に上京し、青山学院中等部に入学した。しかし彼の医師志望の望みが深く、昭和医専（現在の昭和大学医学部）を受験し見事に合格した。

１９４２年（昭和17年）、医専2年生の時、角尾学長から呼ばれて「至誠一貫、医師である前に人間であれ！」という言葉をもらった。「いつも笑顔で楽しいことだけを考え、前向きな気持ちを持って誠心誠意、患者と友人に奉仕しなさい！」と諭された。その記憶に添って心の中にピカピカの黄金のお寺を建てようと考えた。それは修行坊主として常に新しい学識を広げる。それを駆使して患者に奉仕しようと考えた。そこでいくつになっても研究を続けたいと思った。

戦時中で軍医が必要なため6か月早く１９４２年（昭和17年）9月に卒業させられた。卒業すると同時に台北赴任を命じられた。そして台北帝大医学部の寄生虫学教室に入局し、横川定名誉教授の元で2年間の研修を命じられた。そこで大鶴正満先生と出会った。

１９４５年（昭和20年）、第2次世界大戦で日本が敗戦し、台湾は日本の属領から離れた。中華民国初代の総統であった蒋介石が国共内戦に敗れ、１９４９年、台湾に逃れて台湾が独立した。旨夫さんはその時、台湾に居残った。そして総合病院で産婦人科と腹部外科の研修を受けた。１９５０年、肺結核に罹患、ストレプトマイシン等を治療して完治した。１９５０年、台北で産婦人科を開業した。

沖縄は戦後も、27年にわたりアメリカの占領下にあったが、１９７２年（昭和47年）にやっと日本復帰を果たした。しかし沖縄の医療は極めて低く、ことに医師不足が際立っていた。そこで日本語を話せる台湾人や韓国人が沖縄医療に貴重な存在であった。旨夫さんは日本医師免許証をもっていたし、沖縄の要望に応じ台湾の医院を閉じて、１９７５年（昭和50年）６月に沖縄に来ることになった。最初は東風平（こちんだ）診療所、次いで療育園、日赤沖縄支部へと転勤。旨夫さんは流暢な日本語が話せた。西洋医療と漢方に通じていたので沖縄では人気が高まって患者が引きも切らないようになっていった。この間、個人として那覇市救急診療所に16年間にわたり奉仕した。１９８６年（昭和61年）、上海の中医薬大学でツボ医療を研修、さらに北里大学の東洋医学総合研究所でも研修を受けた。

一方で旨夫さんは向学心が高く、昭和63年（１９８８年）、70歳の時に琉球大学医学部で心電図を勉強することの志望を持って筆者のところに現れた。当時、琉球大学医学部は発足したばかりであったし、初代の医学部長は大鶴正満教授であった。大鶴学部長は以前、台北帝国大学の教員であったのである。当時、筆者は琉球大学医学部に赴任して、日本の初めての地域医療部の部長兼教授になっていた。しかし循環器内科の専門医でもあり、ことに心電図に堪能であったので、大鶴学部長がそれを悟っていて筆者を推薦されたと思われる。地域医療部には助手が少なく、部員が不足であったので、返って彼の希望を快く引き受けることが出来た。彼は研究者として来られたが、私費研究者で授業料を大学に納めたのである。筆者は彼の学問への情熱には感服した。そして指導医として心電図のほか、百寿者の調査研究にも参加することを薦めた。彼は積極的に参加しただけではなく、学会発表や研究論文の執筆をも行った。

90歳になってから、自らの肝臓がんを発見し台北大学病院で手術を受けたが、その後再発していないばかりか、元気はつらつで百歳まで屋宜原病院付属のクリニックの長として総合内科診療及び漢方医療を担当していた。この時、97歳のかじまやー祝いと続いて百寿祝いをラグナガーデンホテルで大々的に行った。また99歳の時には「新老人の会」沖縄支部の創立９周年フォーラムでの特別講演を快く引き受けた。そこでは５００人を超える大観衆が詰めかけ

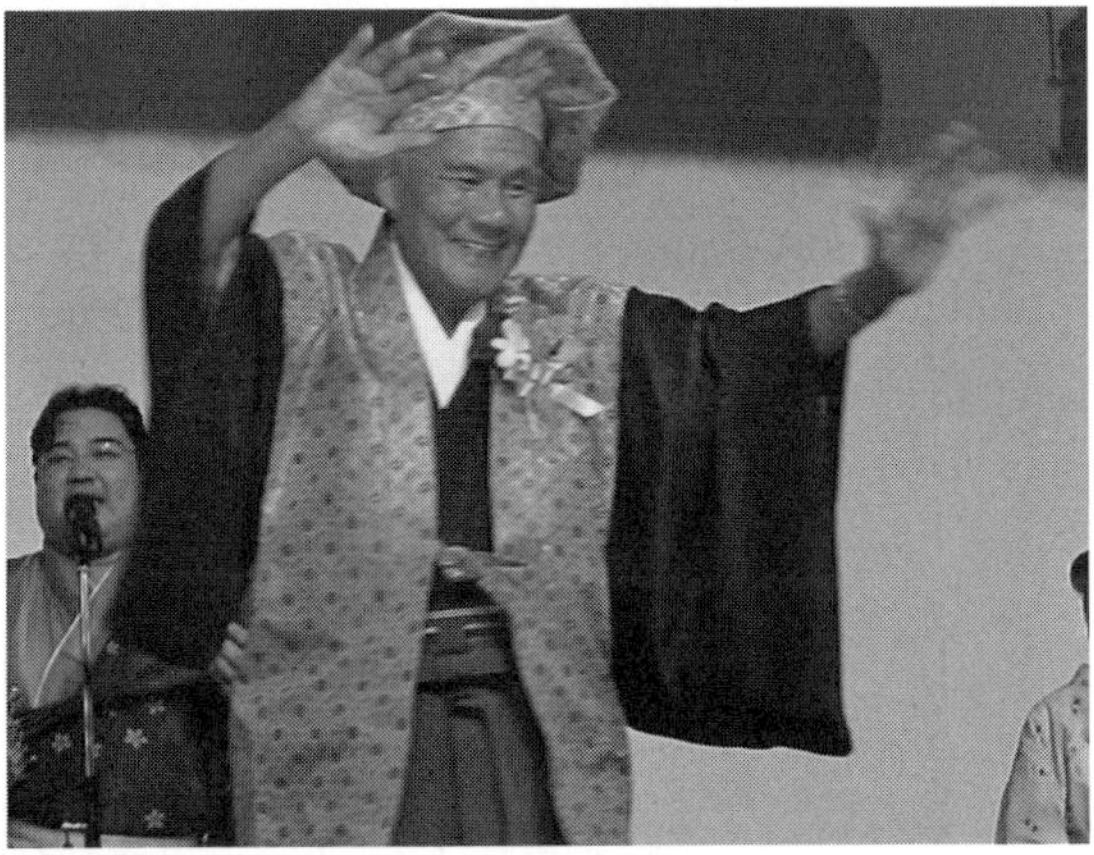

Dr. 田中のカジマヤー（99歳）の祝典時にカチャーシーを踊る

た。最近、奥様が認知症の傾向が出てきたので昨年沖縄を去って台北に戻った。しかし台北ではボランティアの臨床医として１０１歳の今も社会に貢献している。

２０１９年（平成31年）3月、１０１歳の現役医師として沖縄を訪問した。そしてかつて会長を務めた宜野湾ロータリークラブに出席され、さらに沖縄本島の百寿者宅を訪れ、１１０歳のスーパーセンテナリアンにインタビューを行った。さらに上京して母校の昭和大学医学部で特別講演をも行った。彼は生涯現役で西洋医療と漢方の懸け橋となって多くの人々との交流に生き甲斐を感じていて、いつも笑顔を絶やさない。これが彼のモットーになっている。現在１０２歳。

「台北と沖縄を往復してでも健康百寿の研究をつづけていたい」と！

## 第4節　走即人生

○川○康さんは沖縄県羽地村（現在の名護市）の仲尾次の眼科医の○川○信・歌さんの11人兄妹の六男として生まれた。兄妹が多かったのでミーアンマー（乳母）に育てられたので、その人がアンマーだと思っていたと言う。彼の兄妹は皆、運動選手であった。彼も小学6年生の時に高跳びで１ｍ30㎝を跳んだので、将来陸上の選手になろうと決心をした。県立三中と高松商業高校でも陸上部に入部し、またさらに柔道部にも入った。その他、仏教にも興味を持っていたので仏青会にも入会した。

１９４１年（昭和16年）に第２次世界大戦が始まり、徴兵のために1年早く卒業を許された。徴兵検査を受けたが生まれつきの色弱であり、乙種合格となってしまった。しかし１９４２年（昭和17年）に兵力増強のため、都城連隊に入隊し、翌年には北満に送られた。そこで狼や獰猛な野犬に襲われて多くの兵隊が亡くなった。彼も大怪我をしたが、騎馬に乗っていたので助かった。１９４３年（昭和18年）、戦争が悪化したので満州を撤退し宮古島に転送された。そこではマラリアが蔓延しており彼も罹ってしまった。その時、隊長の娘であった節子さんの手厚い世話になった。それをきっかけに彼はその人への恋心を感ずるようになった。ところで彼女もマラリアに罹り、逆に彼が必死になって看護することになった。宮古島も空襲が激しくなった上、十十空襲で那覇は灰塵と化した。その時、彼は大事な愛馬〝マツユキ〟を売って結婚式の費用に充てたのである。

１９４６年（昭和21年）、沖縄本島に帰郷して那覇の安里に住んだ。その時から彼は幸運にも沖縄の産業界の多くの著名人との交流に恵まれた。そして琉球銀行の要職に就くことができた。そして沖縄の昭和・平成を闊歩する人生を歩んだ。その間も彼の陸上競技への熱意は戦中、戦後、そして高齢になっても変わることがない、生き甲斐そのものであった。また彼の心霊研究はひとかたではなかった。

筆者と彼との付き合いは彼の長男の〇川始であった。彼はスポーツ担当のアナウンサーで彼のとんちは抜群であった。筆者がロータリーの那覇クラブのパスト会長の時代であった。「父を何かに利用してくださいよ」。しかし〇康さんはすでに沖縄では高名であった。筆者は「新老人の会」の沖縄支部の世話人代表をしていて、ある日、〇康さんを世話人会に招待したのである。これが彼に会った初めてであった。彼は自転車に乗って現れた。見たところ飄飄としていたが、筆者は彼の人柄に惚れた。自分を決して売り込まない。しかし話をするうちに実直であることがよく分かり、90歳なのにその博識に恐れ入った。彼は「新老人の会」の世話人を快く引き受けてくれて、いつも自転車で来所され皆出席であった。

彼は自分からボウリングサークルを主催していた。また健康体操サークルや琉舞サークルの責任者にもなってくれた。彼の長女の島○君○さんは琉球舞踊では国の重要無形文化財保持者であり、「新老人の会」のフォーラムでは総拍手喝采で最高のイベントとなっていた。○康さん自身も事あるごとに見事な縁起の舞踊「かぎやでふう」を踊ってくれた。

彼は朝5時に起きて波の上ビーチに行って三角倒立をしたまま100m歩く。その後、100m泳いでから帰宅する。それを察知したナショナルジオグラフィックのリポーターが来沖した。ナショナルジオグラフィックは週刊雑誌業界では世界一である。彼の三角倒立が「ナショナルジオグラフィック」（2005年11月号）の表紙を飾ったものだから、世界中の彼のファンを唸らせた。そして彼はヨーロッパなどで開かれた高齢者陸上十種競技等で獲得した金メダルが50以上にもなって、自宅には展覧しきれなくなった。

彼の〝走即人生〟の講話は会員を虜にした。そこでは会員の憧れの的になっていた。一方、彼は1999年

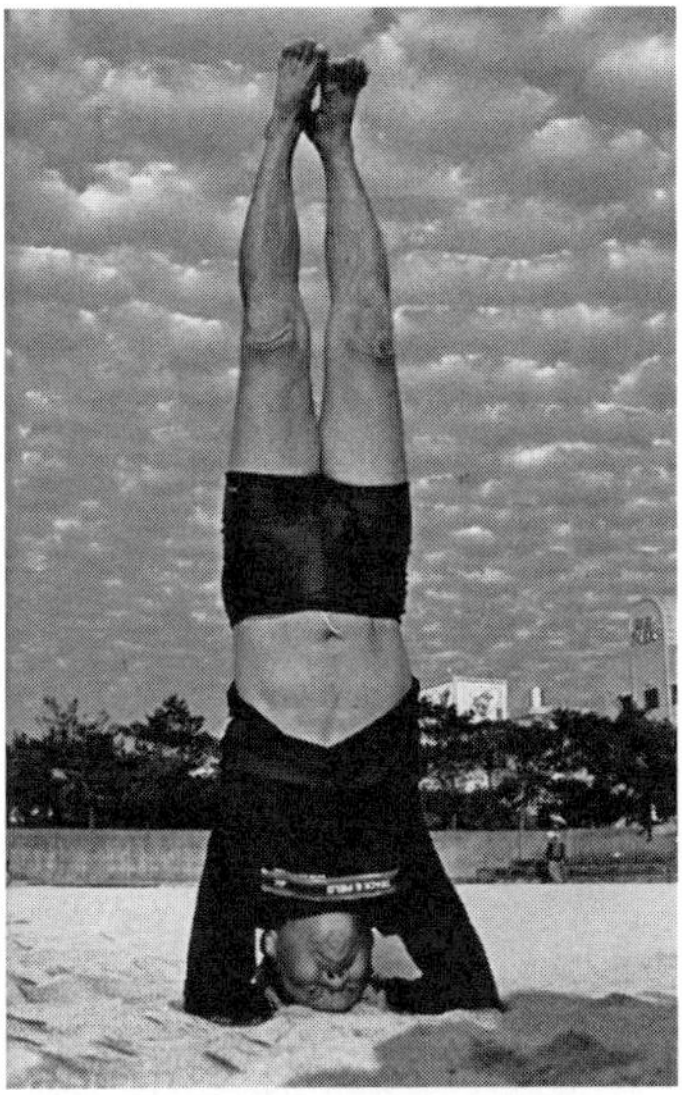

毎朝5時に波之上ビーチで逆立ちして1時間ほど歩く、そして泳いで帰宅する（ナショナルジオグラフィック取材同行）

（平成11年）８月、沖縄健康生き甲斐づくりアドバイザー協議会をも設立していた。

ここで彼の心霊研究の講話の一節を紹介する。「脳は一種のコンピューターで、心は情報であるから状況によって変わる。この世は電磁波の様なもので目には見えないが確かに存在している。そしてテレビの画面を通して目に見える電磁界はあの世で、テレビ画面はこの世である、という」。筆者は彼こそ百寿者候補者であり、どこまでいけるかを楽しみにしていた。ところがある日、健康体操サークルの帰り道、汗をかいたのでサウナで汗を流した。自分の自転車をそこに残したまま〝走即人生〟になったのである。彼は言う。「走即人生」とは〝ピンピンコロリ〟ということで、彼はそれを実践したモデルであった。それが彼の座右の銘であった。

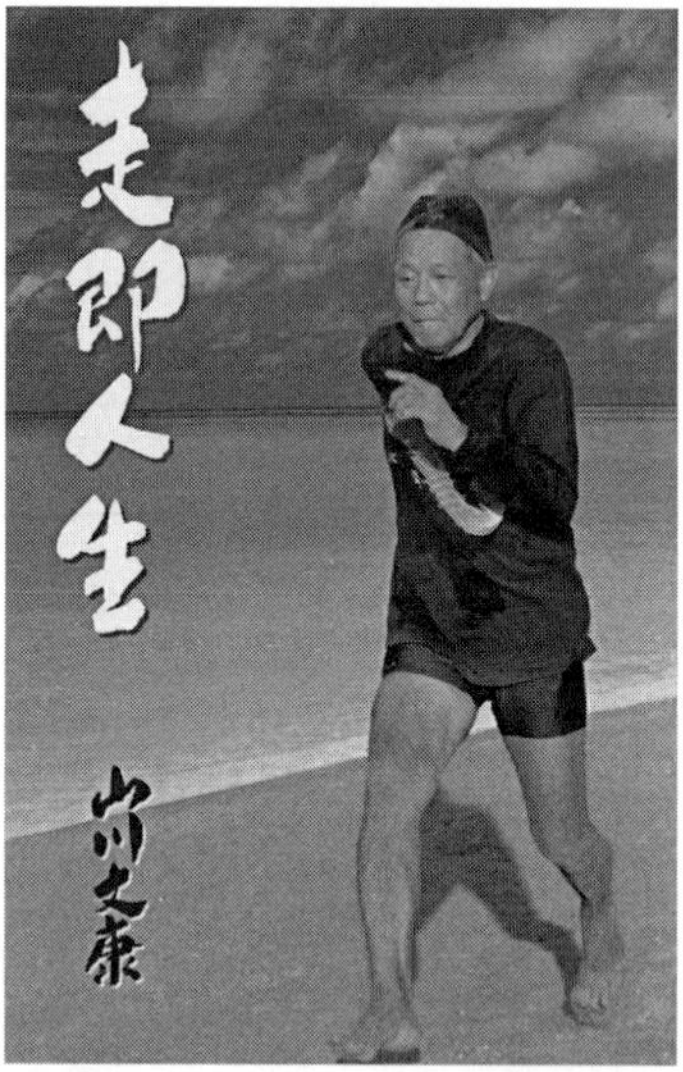

95歳の時に出版した『走即人生』が座右の銘。その人生を走り抜けた“ピンピンコロリ”の典型

## 第5節　戦争犯罪人の抜け穴

植○操氏は１９００年（明治33年）８月25日、東京の芝・城山町で12人兄弟の三男として生まれた。父は芝・神谷町で内科を開業していた。操氏は１９０７年（明治40年）に鞆絵小学校、１９１３年、芝中学に入学した。腕力はさほどではなかったが、やんちゃ坊主でよく廊下に立たされた。長男が結核で早世した後、操への親の期待が大きくなった。彼は機械をいじるのが好きで工学部志望であったが、医学部に変更させられた。１９２３年（大正12年）、医科３年の時に眼底検査実習の時であった。眼底の面白さに病みつきになったのであった。そして眼底と全身病の関連性に興味を持ち、あちらこちらの病院を回って眼底写真を撮りまくったそうである。そして早稲田大学出身の荻野義夫氏と共同研究することになり、眼底血圧計や脳動脈波形を完成した。それで荻野氏は日本光電工業を創設した。さらに眼底と生理検査の関係性に興味が広がり、荻野氏が作った心電計と合わせて眼底血管の変化に興味が及んだという。

１９４４年（昭和19年）、日本政府と慶應義塾大学の医科からビルマの診療所へ診療班を出すべきしとの要請が来た。当時の眼科教室は教授のほか３名しか医局員がなかった。しかも一人息子と結核患者であった者を除くと該当者がなく、教授自ら軍属として派遣に応ずることになった。しかし戦況が悪化して戦場を退却移動中のことであった。斥候（せっこう）を交代した時にその隊員が目の前で砲弾で吹き飛ばされた。助かったのは天運に恵まれたためという。数々の死線を乗り越えて１９４５年（昭和20年）６月、浦賀に復員した時に戦犯容疑者になっていた。それはビタミンＡの大量投与が網膜細胞に作用して夜間視力が増強することを以前報告したことがあり、それがハワイの真珠湾攻撃に利用されたということであった。その結果、戦争犯罪人として「今後教壇に立つことを禁止する」との判決があった。そこで彼は教壇の〝下で〟講義したそうである。彼のユーモアのひとつである。

１９７１年（昭和46年）、総理府長官と武見医師会長の懇請によって国立東京第二病院を辞して琉球大学保健学部付属病院初代院長を務めることになった。当時は学生運動が盛んな時代であった。東京大学の安田講堂が学生に占拠されたのもこの時であった。その運動がいち早く沖縄にも波及した。病院は赤旗で囲まれ学生寮は占拠された。彼は憤然として理事会の席を蹴って退席したことが何度もあったそうである。自らがのんびり屋と言われているが、その運

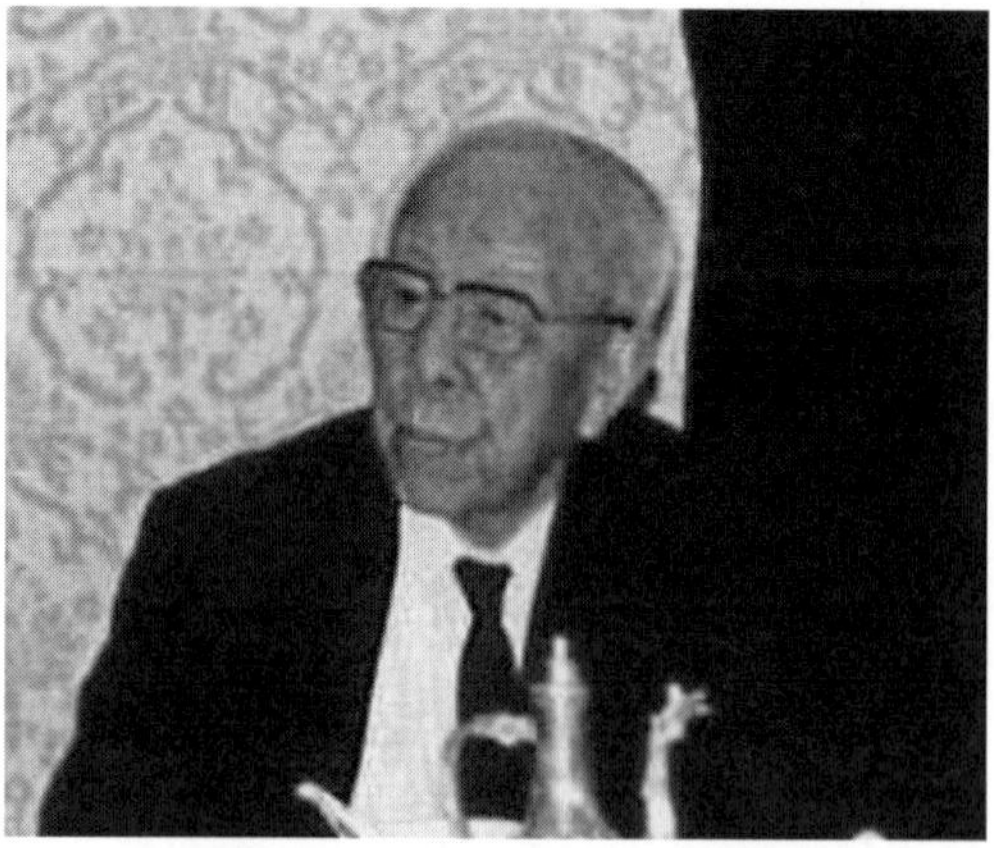

琉球大学医学部創設準備委員会で

を天に任せる性格あってのことだろう。「諦め早い」と言われるのはせっかちな性格のなせる業かもしれない。しかし「世の中はどうせなるようにしかならない」。彼の口癖であった。

80歳の時に両足の股動脈閉塞によって起立不能になった。「回復の見込みはない」と言われたが、「それなら余計やってみよう」という意欲がモリモリ湧いてきたと言われ、努力に努力を重ねて奇跡的回復となった。「努力して待て」が彼の信条であった。

彼は文部省「高齢者のすぐれた頭脳に関する研究」内薗（うちぞの）班の研究対象に選ばれた。「長寿傑出人と語る。研究者のみた傑出人のこころとからだ」（１９９４年）に「眼底研究のパイオニア」として掲載されている。

## 第６節　いまを生きる、模合（もあい）

１９４５年（昭和20年）４月から６月にかけての第２次世界大戦の末期、日本本土決戦を避けるために日本軍は沖縄戦に総力を挙げて死闘を繰り広げた。米軍も運命をかけて総力の決戦となった。沖縄本島に１３００隻の船舶と７万人の連合軍の陸海空軍を送り込んで戦慄極まりない陸上戦を展開した。その結果、地図上の地形が変わるほどの攻撃を受け、市民合わせて20万人の死者が出た。アメリカは60万発の砲弾と1・7億回の火炎放射を行った。いわゆるスティール台風と言われている。伊江島の戦いはアメリカの記者・アーニーパイルの戦死によって、いきり立って戦闘が一層激しくなり、６日の間に市民の２人に１人が犠牲となった。

40年経った今日、我々が伊江島を訪れた時には島の人口は５０００人であったが、そのなかで百寿者が８人もいた。そのうちの一人が「新○カマダ」であった。我々は最初に伊江港に近い村役場に訪れた。伊江島戦の最中、彼女は43歳で彼女の３人の子供と一緒に１３０人の村民とガマの中に避難していた。それは伊江島攻撃のある５日前であった。アメリカ軍が来た時のために村民一人ひとりに手榴弾が「自爆するように」渡されていた。アメリカ軍は西海岸に上陸して３日目にガマに到達した。村民はほとんどが手榴弾で自殺した。ところが彼女の手榴弾は不発であった。その時、彼女は我が子を生かせたいと思った。彼女は咄嗟に子供達をガマの奥に投げ込んだ。途端に閃光が閃き、耳をつんざく爆音があり、ガマの天井が落下した。それを村長が記録帳を読み上げて説明した。

村役場から一筋下がったところに彼女の家があった。普通のスレート瓦の家屋で、沖縄独特の赤瓦の家ではなかった。その時、74歳のはげ頭の男が同居していた。彼がカマダさんの次男であった。我々は靴を脱いで上に上がり、低いテーブルの前に座った。お茶がサービスされた。

「私達の戦前の生活は大変でした。自給自足でさつま芋を３食にわたって食べていました。たまには魚も食べることもありました。１年に１回は旧正の日に豚を殺して食べました。戦時中は食べ物がなく雨水で作った中身のない味噌汁だけでした。米軍が１９４５年に上陸してから火炎放射器で攻められ海岸に逃げました。しかし海からの攻撃で村民の半分が死んだのです」

「米国人と一緒にお宅を訪問したのは嫌だったでしょうね」。我々は恐る恐る声をかけた。

「違います。我々は米軍の弾丸から逃げたのは確かです。しかし我々は食べ物も水もなく寝るところさえなかったのです。その時誰かが『米国人が来たよ』、私の母は気強い女性で一瞬『子供達を死なせたくない』。弾丸が破裂する前に私達に向かって『地面に伏せて』。そして布団を被せてくれました。その時天井が落ちてきました。私は耳をつんざく音で今も耳鳴りがひどく良く聴こえないんです。気が付いた時には爆音もなく、ただただ恐ろしく静寂な状態でした。その時１１０人の人が死にました。しかし私の家族は奇跡的に助かったのです。我々は米軍に捕らえられましたが、何も痛めつけられることもありませんでした。しかも食べ物を配給してくれました。戦争が終わってむしろ安らかで豊かな時が来ました。今、私は母と妻とその子供と孫と一緒に住んでいます」

その一か月後に、我々はもう一度伊江島を訪問した。その時、老人センターで集まった人達は空手の練習をしていた。そこには30人ほどの女性の老人がいてテーブルを囲んでおしゃべりをして思い思いに編み物やお絵かきやゲームをしたりしていた。ちょうど幼稚園みたいであった。しかし部屋が何となくオシッコ臭かった。なかには歩行器で歩いている人や車いすに乗っていたりする人もいた。

彼女は１０２歳になった時点でも彼らと違って普段畑仕事をしていた。我々が訪問したその時は模合（もあい）をしていた。彼女はテーブルクロスを囲んで座っていて、他の３人と同年齢位の老人とおしゃべりをしていた。彼女は１３０cm位で小柄でカラフルなシャツとショーツ、髪はきちんと結ってあった。彼女の顔にはカボチャの様なしわがあった。彼女は高度難聴であったが、応答はしっかりしていて頭の回転は早かった。そして注意力が十分で周囲の観察力が高かった。私は全世界の百寿者にインタビューしていたが、彼女の話は最高であった。私は話を切り出した。最初は遠慮がちに問いかけた。彼女はやっと口を開いた。

「私の一生は苦難の連続でした。長い間の空腹に悩まされてきました。また長男は戦争で亡くなりました」。私がガマの話を切り出した。その中で「私は確かにそこにいました。大爆発でしたが私と私の子供達は助かりました」「もうこれで十分。過去の話をすると疲れる。これ以上話したくない」「今、私は幸せです。十分食べ物はあるし、水もある。友達も十分いて、彼女らにいつも囲まれています。この幸せな時を苦難の時に戻さないで。過去を思い出させないで。皆が現在私を幸せにしてくれています」。カマダおばあは過去に戻さないで、現在この瞬間に生きていると強調した。これがストレスを回避する秘訣。それが彼女の Thriving Longevity（幸せな健康長寿）の秘訣だと。そして粗食であるが家族と一緒にいる、ことに孫と。結局カマダさんの健康長寿の秘訣は「過去ではなく今に生きる」ことである。

「今を生きる」代表的風習として模合（もあい）がある。モアイは意気の合った同士の集まりである。“ritualistic”と言うと儀礼という難しい行為になってしまうが、具体的には日時と場所とルールが決められているという意味である。例えば毎月第4土曜日の正午で特定の場所に集合する。その時に毎回1万円を持ち寄る。メンバーを10人と

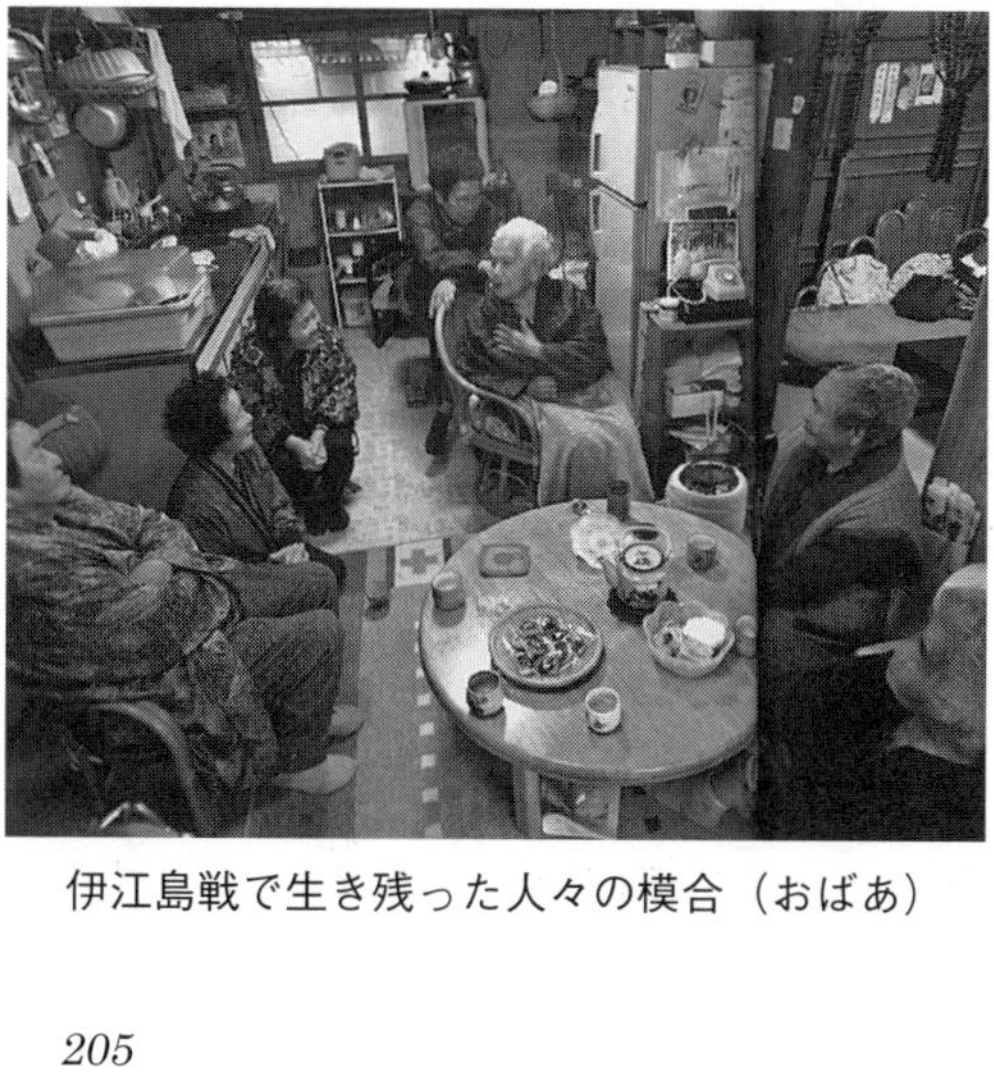

伊江島戦で生き残った人々の模合（おばあ）

すると毎回総計10万円が集まる。それを順繰りに獲得する。そのメンバーの１人が身体的あるいは経済的等の理由で不調になった場合は順番を変えて助け合う。つまり助け合い模合（もあい）である。

モアイのルールを破るとトラブルとなってモアイが分解してしまう。そこでグループを組むときに信頼のおける仲間でなければならないことになる。お互いに自分のすべてを打ち明けられる仲間でなければならない。それは「心の友」という人達である。グループには各種のものがある。学校時代のＯＢや同じ趣味の仲間や同郷の人達や近隣の人々さまざまである。その効果は大きい。仲間意識や社会とのつながりであり孤独を避けることができる。つまり閉じこもりを避けることになる。人は加齢と共に身体的にも精神的にも、社会的にも経済的にも寂しさを味わうことが多い。それらは禁煙や肥満よりも高血圧、心疾患、脳卒中、がん等の生活習慣病のリスクとして最も大きな危険因子と言われている。

人はひとりでは生きてゆけないのである。その生活パターンが個人のブルーゾーンの基礎形態と考えられる。それが発展すれば世の中から軋轢、いさかい、イジメがなくなり豊かな平和が訪れると考えられる。

モアイの収集は韓国にもあって韓国では〝契(ケイ)〟と言われているそうである。しかも他の諸外国でもそれに似通った風習があることが分かった。例えばローマリンダでは金曜日の休息日サバスがそれに近い。最近ロンドンで〝Book Club〟という運動が始まった。ロンドンではＧＰが患者に孤独を避けるために〝Book Club〟を勧めるというＣＮＮのニュースがあった。モアイは、人々に生き甲斐を作るインセンティブを与えることになる。

# 第3部

# ブルーゾーンの
# ウェルネス活動から

２０１８年1月のことであった。ＮＨＫ沖縄局のリポーターが私の事務所に駆け込んできた。沖縄の大宜味村に毎日のように外国人グループが次々と押しかけてきている。それは〝鈴木のせいだ〟という。それは5大ブルーゾーン地域だけではない。西洋諸国やアジア、大洋州、全世界からといった方が良い。

最近、私と元気百寿者へのインタビューの申し入れが引きも切らなくなっているのは確かである。私は彼らへの対応を商業ベースで考えるのではなく、彼らの要求に応じて時間の許す限り受け入れることにしている。それはブルーゾーンを世界に広げるのに役立つと考えたからである。その中には新しい研究施設の開設やブルーゾーンの新設の希望が多くみられる。それらの事情は国によって、地域によって、団体によって異なるが、前述したとおり全世界に仲間や友達ができる。その結果、世界中のブルーゾーンや長寿地域から招待されることも多くなってきている。それらの地域を訪問してみると、それぞれがブルーゾーンと思える独特な特徴があったり、それぞれの地域がどうしてブルーゾーンになったか分かったり、またブルーゾーンに共通する要素が見いだせたりする。それが私の今後の活動に役立つものと思われる。

それらの地域にはブルーゾーンをすすめる地域在住の人たちがキーパーソンとして必ず存在する。その人たちを見つけ出し、彼ら彼女らに長寿地域の中の超長寿者の生き方を書いてもらうことにした。これが従来のブルーゾーンの今後の在り方や新設ブルーゾーンの参考になると思われる。

沖縄については沖縄の百寿研究は駐在型公衆衛生看護婦（公看）の貢献がなかったら立ち上げることができなかった。最初は琉球大学保健学部時代の大学院生で、地域医療活動に熱心で現在名桜大学の准教授の清水かおりさんに公看制度のスタートとその後について紹介していただく。次いで荒廃した沖縄戦直後の沖縄の医療体制の基礎をつくったのは１２０人の公看講習生である。その中で現在も生存していて頭脳明晰な知花さんが、的確であると考えた。さらにそれを引き継いだ久米島の駐在保健婦として活躍され、現在なおパワーあふれる宮里さんに公看についての体験を披露していただくことにした。医介輔については残念ながら生存・該当者が見つけられず、私が医介輔との交流体験を中心に述べることにした。

長野については「新老人の会」長野支部の前事務局長であった切り絵作家の柳沢京子さんがかつての保健補導員の方々を結集してOB会を開き、その時の議事録をもとに洞察していただいた。そしてさらに日本の地域医療の原点と思われている佐久総合病院を直接に訪問して当時の地域医療を担当していた方々を取材してその歴史や体験を書きとめていただいた。ローマリンダに関しては、一昨年、私がローマリンダ・シンポジウムでお目にかかった沖縄の宮古島出身の下地のり子さんに依頼したのである。彼女の熱意のこもるローマリンダ大学大学院の学位論文に私の目がとまったのである。

コスタリカに関してはコスタリカのニコヤでブルーゾーン・サミットの時に沖縄の代表として来られた伊良部秀輔さんに私が原稿依頼し、快く応諾していただいた。彼は沖縄人で現在グァテマラ・コスタリカの沖縄県人会会長でもあり、彼の意気込みはひとかたではなかった。翌年、沖縄県庁まで訪問され県庁職員にしたたかに教訓された。ところが彼は最近消息が不明となり、やむを得ず私がコスタリカブルーゾーンについて以前彼からいただいた資料やインターネットの資料等をもとにＥＢＡＩＳについて私から紹介することになった。

第三部の最後にナチュロパシー（自然療法）の立場から「ブルーゾーンのこころ」と題して

鈴木陽子さんにブルーゾーン地域の人々の心の持ち方を論じてもらった。それは医学が伝統医療から近代医療へと発展したのと同様に、伝統的自然療法から脱皮して近代的感覚でブルーゾーンのこころを洞察してもらった。それらは過去・そして現在の人間の生き方を論ずるのではなく、21世紀の人間の生き方のモデルを示すものかもしれない。そのこころの持ちようがブルーゾーンの実践にあたって基礎にあることを忘れずに。

# 第1章　駐在公衆衛生看護婦「公看」

## 第1節　人と地域に寄り添った駐在公衆衛生看護婦「公看さん」

清水　かおり

### その1　駐在公衆衛生看護婦の誕生

太平洋戦争前の保健婦活動は全て日本本土と同様であった。１９４１年（昭和16年）７月に発令された厚生省（現厚生労働省）令第36号により保健婦規則が制定され、それに基づき同年に沖縄でも保健婦規則施行細則（県令31号）が交付されている。これにより、沖縄で初めて保健婦制度が発足し、翌年の１９４２年（昭和17年）から保健婦検定試験が実施された。

１９４３年（昭和18年）には、保健婦設置規程（訓令11号）、市町村駐在保健婦庶務規程の公

布により、保健婦活動が開始された。しかし、太平洋戦争によりその活動は中止された。
１９４５年（昭和20年）、日本の敗戦により沖縄県は日本本土と分断され、アメリカの統治下におかれた。終戦直後の沖縄は、唯一の地上戦が行われたことにより焦土と化し、殆どの人々は衣食住を失い、栄養失調に加え、衛生状態も劣悪であった。特に、マラリア、結核、性病、寄生虫などの感染症や風土病等が蔓延し、医師や看護婦等の医療要員や医療施設は極度に不足していた。そのため、医師のいない市町村も多く、離島へき地に医療が行き届かない状態であった。

琉球政府は、１９５１年（昭和26年）に看護婦の要請に関する布令第35号、看護婦の資格免許に関する布令第36号を交付した。これらの布令により、公衆衛生看護婦の名称が誕生し、資格及び業務などが初めて規定された。同年7月、中部保健所、8月に南部保健所（現那覇保健所）、及び北部保健所の業務開始と同時に40人の公衆衛生看護婦（Public Health Nurse）が採用された。各保健所内に婦長1人と市町村に37名の公衆衛生看護婦が配置さ

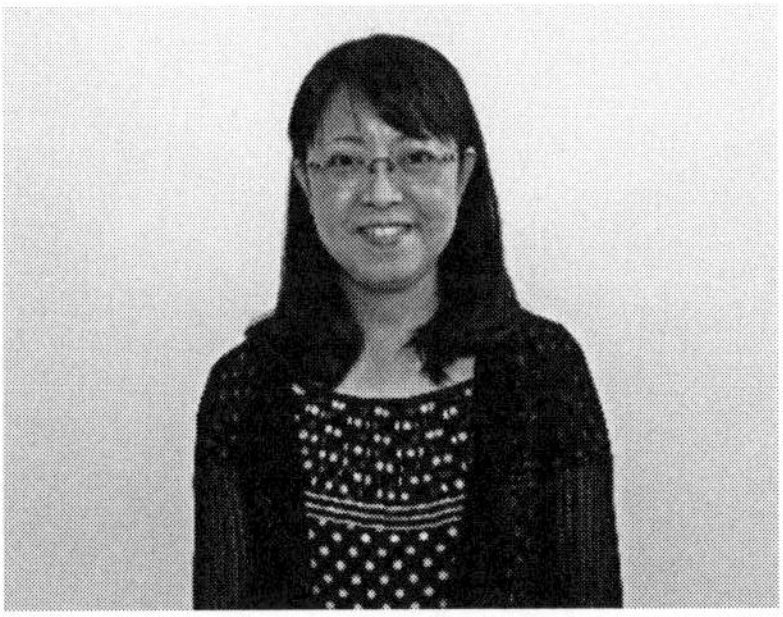

清水かおり・名桜大学上級准教授

れ、公衆衛生看護事業が開始された。これが、戦後の沖縄における公衆衛生看護婦による地区駐在制の始まりである。各市町村に駐在勤務する公衆衛生看護婦は「公看」と称され地域住民に親しまれ、公衆衛生事業の重要な担い手となった。

１９５１年（昭和26年）に各地に保健所が設立されているが、公衆衛生看護婦の駐在制度の開始準備はその1年前から行われていた。当時ＧＨＱから沖縄軍政府公衆衛生部に看護顧問として１９５０年（昭和25年）1月にワニタ・ワータワース女史が着任し、同年10月には国立公衆衛生院の保健婦教育顧問をしていたジョセフィン・Ｈ・ケーザー女史が着任し、公衆衛生看護婦の講習及び活動に対する指導を開始していた。１９５１年（昭和26年）5月には、米軍、公衆衛生部、シャーマン少佐、ケーザー女史、並びに南・中・北部の保健所長、医官、公衆衛生看護婦講習生の協議により業務基準案が作成されている。翌年8月には、保健所長会議に於いて軍公衆衛生部ビル中佐、ケーザー女史、厚生部予防課長、婦長（保健所）により、業務基準案に対して一部改正がなされ、公看が地域で救急処置や伝染病等の医療的処置ができる体制としての業務基準である“Standing Order”（処置基準）が作成され、地域活動の中で行われる処置基準が示された。金城妙子氏は、「公衆衛生看護事業とは、資格を有する公衆衛生看護婦によって個人、家族及び社会集団に対する保健指導の組織的な社会活動である。この事業の目的は、疾病予防、健康増進、精神的及び身体的欠陥の矯正のための医学的、環境衛生的、社会的問題を解決するにある。そしてこの事業には家庭看護指導が含まれている。」としている。

公衆衛生看護婦（公看）の活動は、当初から駐在制がとられていた。開始時の公看の数は、駐在公看37人、所内３人（婦長）の計40人で、南部保健所13人、コザ保健所14人、北部保健所13人であった。公看活動の目的は、担当地区住民の健康増進と疾病予防および健康管理であり、公衆衛生看護婦は地区担当の駐在保健婦として全地域住民を対象として活動した。離島へき地を多く抱えているという沖縄県の地理的特徴に加え、医療機関や医療従事者が少なく、経済的にも困窮していることなどから、沖縄における公看活動は地域住民の身近な市町村に駐在し、どこでも均一的な保健サービス受けられる駐在制が最も効率的で効果的な活動方法として実施された。公看が初めて市町村に配置された１９５１年（昭和26年）当時は、１村または２村を

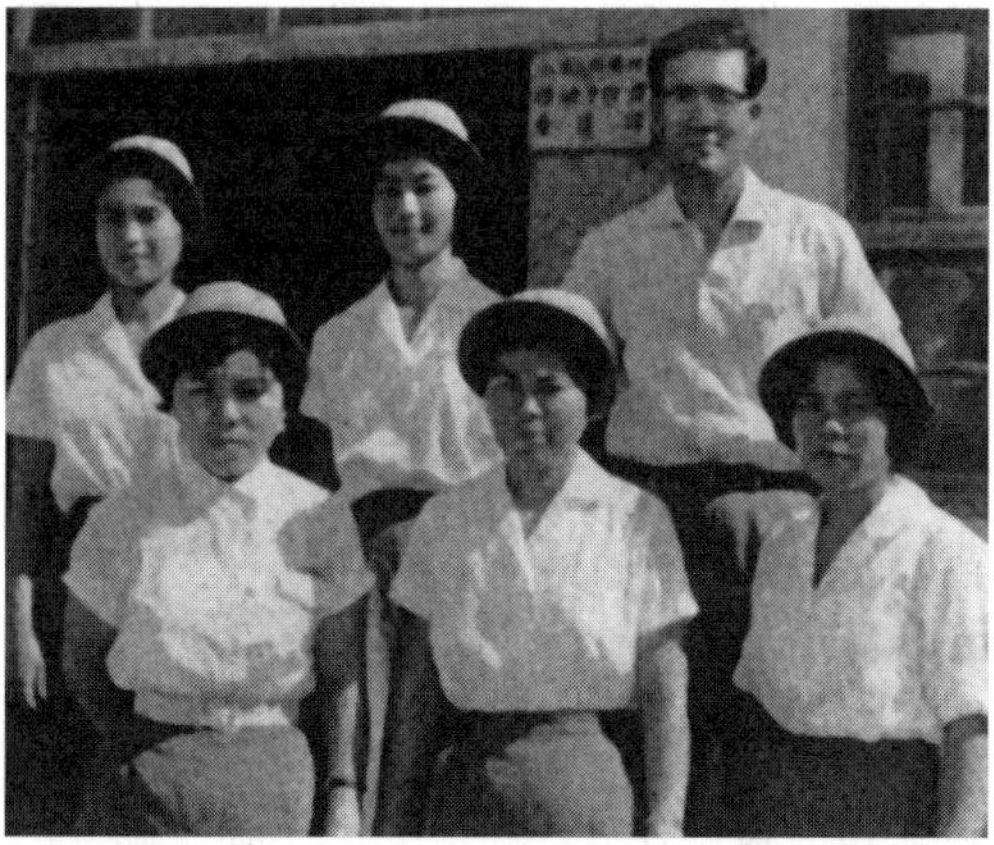
吉川先生（前列中央）と公衆講習会卒業時に初めての帽子をいただいて〔1964年（昭39年）〕

担当する形で公看活動が開始された。年々公看数が増員され、1村に1人、あるいは人口の多い市町村の場合は複数の公看が配置された。１９５７年（昭和32年）には琉球政府社会局規則（34号）により、公衆衛生看護婦駐在所の名称、位置、管轄区域が規定され公看活動が強化された。それにより、公看活動開始当時40人であった公看の数は、１９５５年（昭和30年）には95人、１９６０年（昭和35年）には１３３人となった。

１９９４年（平成6年）7月、地域保健法の制定により、県と市町村の役割が明確になり、駐在保健婦は市町村保健婦と同じ業務をすることが法的にできなくなった。また、市町村の責務として、地域保健対策を円滑に実施するため、必要な施設の整備、人材の確保及び資質の向上等に努めることも定められていた。これを機に、１９９５年度（平成7年度）、県の重点施策として市町村保健婦設置促進事業をかかげると共に、県保健婦による駐在制を廃止することになった。市町村長へは「県保健婦の市町村駐在引き上げについて」文書を発送し、市町村保健婦の採用を促進するよう通知した。１９９７年（平成9年）3月31日に、１９５１年（昭和26年）から開始した県保健婦による市町村駐在制は廃止され、46年にわたる公看活動は幕を閉じた。

## その2　公衆衛生看護事業の12の原則

公衆衛生看護事業には、12の原則があり、公看活動はそれを支えに行われていた。12の原則は、1936年（昭和11年）、アメリカのメアリー・S・ガードナーによって書かれた『公衆衛生看護学』に記載されている。戦後の沖縄では、GHQ看護顧問のケーザー女史により、1950年（昭和25年）から1954年（昭和29年）に行われた公衆衛生看護婦養成講習において、通訳を通して12の原則の指導がなされている。この養成講習は計5回実施され、120人（10人の奄美大島出身者を含む）が講習を修了している。当時の教師陣は、ワータワース女史、ケーザー女史、ミセス・カトレア女史をはじめ、国立公衆衛生院の保健婦再教育（4か月）または1年コース修了者及び医師等であった。1955年（昭和30年）には、沖縄公衆衛生看護学校が設立され、国立公衆衛生院正規看護学科課程（1年）を修了した人が専任の教師によって教育が引き継がれた。12の原則の指導も、金城妙子氏らをはじめとする公看教育の専任教師によって継続されていた。その12の原則について、金城妙子氏によって書かれた『原点をみつめて―沖縄の公衆衛生看護事情―』より、その大要を紹介する。

1.「いかなる公衆衛生看護事業をする場合でも、事業を始める前にその地区が要求している問題を研究し、地区の人々が求めている事業をしなくてはならない。また、事業を開始した後も社会に対する適応性を定期的に検討しなければならない。」

例えば、

（1）地区の沿革及び特徴（地勢、気候、交通機関、環境、風習（習慣）、宗教等が住民の健康に及ぼす影響を知る。）

（2）地区の衛生行政及び衛生状態

（3）衛生統計（人口構成、出生率、死亡率、罹患率等）

（4）人々の教育程度及び教育機関

（5）経済状態（産業）など

2.「公衆衛生看護事業は孤立した事業ではなく、地区の代表的団体によって後援されなければならない。」

永続性のある事業であり、地区全体の人々のためであるから保健婦のみの一方的な働きではなく代表的団体の協力と後援がなければ事業は発展しない。

3.「事業は、宗教的、政治的の干渉をうけることなく、また地区の人にこれを強要したり干渉すべきでない。」

宗教的あるいは政治的関心は個人の自由意志によるものであるから、保健婦は職業的立場を利用して、これ等を押しつけてはならない。しかし、他の人々の信ずる宗教を理解することは必要である。

4.「事業は地区のすべての人々のために行わなければならない。」

特に国民の税金によって維持されている公共団体の事業であれば対象を限定しないで貧困の階級を問わずすべての人々にいきわたった事業でなければならない。

5.「公衆衛生事業の公の責任は地区の公衆衛生事業の指導者でなければならない。」

地区における公衆衛生事業の責任は保健所長であり、公衆衛生看護事業の業務は、所長の監督のもとに行われるものである。しかし、所長の監督のもとに婦長が保健婦の直接の指導をする責任を持っている。

6.「事業の記録は保存されなければならない。」

記録には事例と家族の家庭訪問及びクリニック、日報、月報及び年報等がある。

（1）記録は仕事が継続されることを意味するものである。

（2）記録は仕事の評価と計画、改善のために役立つものである。

（3）記録は教育的資料として学生または一般の人々の教育的資料として役立つ、正確に記録し、失わないように保管しなければならない。

7.「他の施設との連絡協調を必要とする。」

保健婦は多数の事例をかかえており、事例により身体的、精神的、経済的及び社会的に直面している問題は異なる。保健婦のみでは解決できな事例があるので、関係機関・他機関との協力を得て問題を早く解決するよう努めなければならない。また、相互の仕事を理解し責任を分担し、かつ指導の統一をはかり、重複を避けること。

8.「公衆衛生看護事業に携わる者は、保健婦の有資格者でなければならない。」

社会人を対象とし、責任のある事業をするのであるから基礎看護及び専門教育を受けた者で、事業の責任と義務を果たすことができるものでなければならない。また、他人と協調できる円満な人柄、感情の安定した信用される誠実さをもち、専門以外の広い視野にも関心をもち、正しい判断力を養うことに努めなければならない。

9.「個人、家族及び社会の人々の衛生教育は保健婦の重要な任務である。」

衛生教育には個人に対する教育とグループに対する教育があるが、事業の目的である「健康増進、疾病予防、病人の看護」等に関する指導はすべて衛生教育である。教育は科学的知識をもとにして健康生活の方法を教え、生活に実践できるよう指導し、病人の看護を必要とする場合には家族の者に看護の仕方を教え看護をとおして衛生教育を行う。

10.「職業倫理を守らなければならない。」
公衆衛生看護事業が各国で行われた際、相互の人格と仕事を尊重し、他人の仕事の範囲をおかさず、また個人の秘密を守るという職業倫理を厳守した結果、今日のような発展をみたといわれている。

11.「保健婦のための継続した教育が計画されなければならない。」
よりよい事業を人々のためにすることと、正しい看護教育をするために絶えず新しい知識を得ることに努めなければならない。

12.「勤務時間を定める必要がある。」
保健婦は人々の健康の指導者である前に自らの健康を保持し健全な精神を維持するよう努めなければならない。そのために一定の勤務時間と休息時間の確保が必要である。

## その３　様々な理論を活用する公衆衛生看護婦

離島・へき地の医療職者は、勤務する地へ移住し生活することで、住民の一員としての役割と専門職者としての役割を発揮する。駐在公衆衛生看護婦は、自らが担当する市町村に移住し、そこで生活をすることにより、その地区の特徴や沿革について身をもって知ることが出来る。人々がどのような環境で生活しているのか、その地勢、気候、交通機関、生活環境、電気・上下水道などのライフライン、習慣、宗教や重んじていることなどを知ることから始まる。その地で移住し、まず住民の一員と成ることで、その地域が見えてくる。地区には昔から行われている「習慣」がある。沖縄を代表する習慣として、祖先崇拝がある。先祖代々引き継がれてきた方法で、祖先を敬い、様々な行事をもって供養する。その方法は地区によって多少異なっており、地区の住民総出で行う大きな行事もあれば、世帯や門中で行う行事もある。事業を計画したりする場合は地区の大きな行事を避けたり、家庭訪問をする場合は世帯の行事や、職業を考慮して日時を調整する必要がある。何よりも、地区の住民が大事にしていることを、共に大事にするという気持ちが大切であると考える。これは12の原則の１に相当すると考える。

私にとって最も身近な駐在公衆衛生保健婦は、私の上司であった吉川千恵子先生である。沖縄県立看護大学を退職する際の最終講義では、「看護職者としての実践・管理行政・教育研究」として45年もの経験をまとめ伝えてくださった。講演の冒頭で、白い開襟シャツに紺色の膝丈スカート姿で赤い自転車を携えて出向こうとしている若い公看の姿があった（写真）。写真自

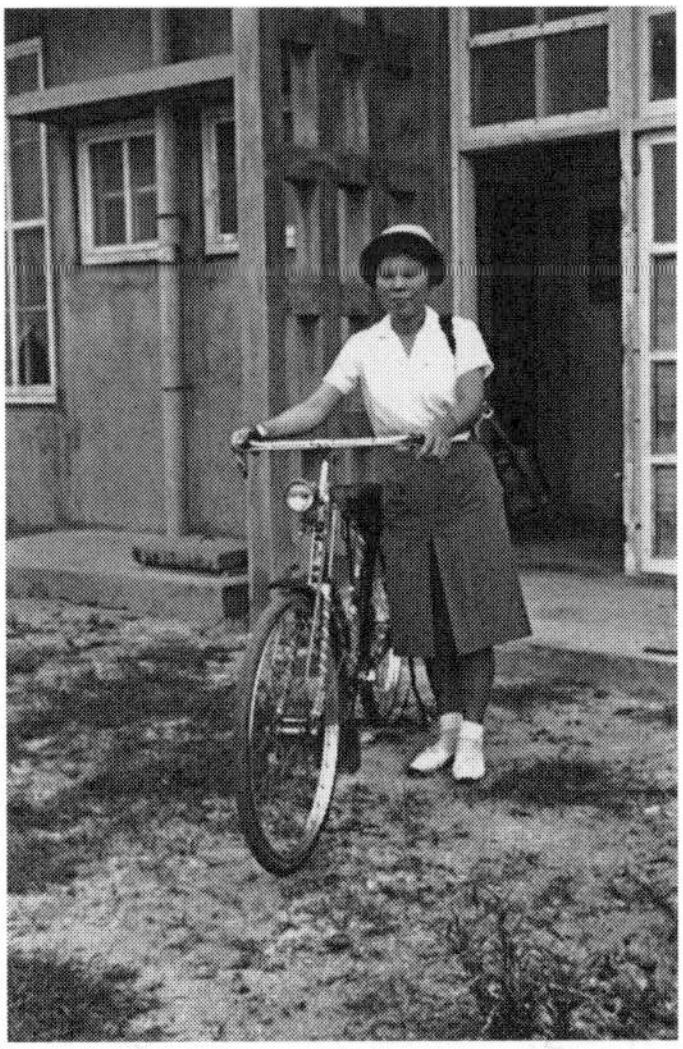

駐在公看に下賜された公看のシンボルである自転車に乗って家庭訪問

体は白黒であったが、赤い自転車が色づいて見えた。これまで住んだことのない地域に、若い公看がたった1人の保健婦として赴任し、あらゆる事例に出会い、住民に寄り添い、共に考え、今の問題は何であるのか、それをより良くするにはどうしたら良いのか、真摯（しんし）に向き合い、追求していたことが伝わってきた。

1964年（昭和39年）～1967年（昭和42年）の3年間、吉川先生は八重山保健所管轄のある地区を担当された。その頃の社会のトピックは、東京オリンピックの開催という明るい話題と、沖縄全島に風疹が大流行し風疹児が数多く生まれたことでもある。担当地区の特徴は、へき地で無医地区、寄生虫保有率26・5％、フィラリア保有率19・0％、トイレは掘穴式、ドラム缶埋め込みあるいは一層式、人びとは裸足の生活、水道は字の2～3か所に設置された共同水道、電話は区長宅にのみ（公看駐在所にもない）、電気は通っておらずランプ生活、蚊の発生が多く夜は蚊帳を使用、素人による家庭分娩介助が多く子ども数も多いことであった。

これらの状況から、吉川先生は寄生虫、フィラリア、結核、急性伝染病などの対策を重点施策に挙げ、１年間の重点活動目標を５つ掲げて活動を開始した。その目標は、（１）寄生虫ゼロ作戦を開始し、保有率を減少させる、（２）裸足をなくす、（３）トイレの改善、（４）手洗いの励行、（５）お風呂に入り、身体を清潔にすること、である。具体的な活動内容については、寄生虫予防活動「寄生虫ゼロ作戦」を取り上げて紹介する。寄生虫予防活動は、衛生教育（５つの字ごと、２つの小学校）、集団検便・集団駆除、後検便・駆虫、家庭訪問による手洗・トイレ指導・お風呂の工夫、裸足の解消（履き物、ぞうり、靴）、トイレの改善（案）厚生省式改良トイレの普及のための補助金の新設）、保健所、寄生虫予防協会八重山支部の応援体制の確立であった。これらの重点活動の評価も行っており、寄生虫ゼロ作戦を展開した結果、（１）寄生虫保有率26・５％から９％に減少、（２）裸足がなくなった、（３）トイレの改善（補助金による三層式便所）が始まった、（４）家庭におふろ場の工夫が始まった、（５）父子家庭の検便の結果、一家５人保虫者の検出と駆虫（訪問による確認の結果、問題発見と対処）と多大な成果が得られていた。

この一連の活動は、クリミア戦争後のナイチンゲールがスクタリの病院に出向いた際に行った活動に酷似している。当時、スクタリの病院に収容されている兵士の死亡率は42・７％と高く、その原因は劣悪な衛生状態（下水道に多量の汚物、病院付近の動物の死骸など）によるものと原因を突き止めた。また、死亡率と罹患率のデータを収集し、その関連を分析した結果、兵士は戦争による傷ではなく、感染症で亡くなっていたことが判明した。そこでナイチンゲールは、放置同然だったトイレを掃除し、衣類の洗濯を徹底し、下水道の汚物をバケツ何千倍分も除去し、病院内や付近で発見された動物の死骸を埋める活動をした。その結果、６か月後には清潔な入院環境が整い、病院での兵士死亡率は２・２％へと激減したのである。駐在公衆衛生看護活動も同様であり、地域が抱える問題を把握し、データを取り、原因を突き止め、それの解決に向けた方策を立て、実践していた。ナイチンゲールは部下を引き連れてこれらの活動を成し遂げたが、公看は地域に１～２名と少なく、ほとんどが孤軍奮闘をしていたと考えられる。そんな中でも成果を残せたのは〝何かを明らかにしたい〟と考えたからだ。そこで、吉川先生に取材を申し入れ、私の中で捉えていた「公看活動のスピリット」を確認した。事例を通して、吉川先生の活動を紹介したい。

Ａさんは奥さんを亡くし、子ども４人を男手一つで育てていた。そのＡさんの家族５人全員が寄生虫の検査で保虫者とされていた。吉川先生は、なぜ家族全員が保虫者なのか不思議に思い、家庭訪問をすることにした。Ａさんの仕事が終わり、在宅する時間に家庭訪問を実施した。まず、「一人で子育てしていて大変ですね」と労い(ねぎら)の言葉をかけ、父親が子育てするのは大変と共感をした。色々と世間話をしながら、便所についても聞いてみると、Ａさんは「バナナの木の下に掘り式の簡易トイレを作って、一杯になったら埋めてまた新しく掘って作る。便所がなくても便利にしてる」と、その場所を見せてくれた。吉川先生は、掘穴式のトイレに対する指導ではなく、「そうだね」と一旦受け止め、その後、トイレ後の手洗いをするように伝えた。続いて、家族全員が寄生虫陽性になっていることを伝え、全員が陽性なのはどうしてなのかなと思い、トイレを見せてもらったと伝えた。また、寄生虫は薬を飲めば駆虫できるから、家族全員に薬を飲んでもらうことになるんだけど、と伝えた。するとＡさんは「それは、一人ひとりの便を出すのは大変だったので、5つ全部に自分の便を入れて出した。全部自分の便を出したから、全員同じ結果になってる」と答えた。吉川先生は、「そういうことなら、お父さんだけが陽性で子どもたちは大丈夫かもしれない」と喜んでみせた。そして、今回の検査結果では家族全員に駆虫薬を飲んでもらうことになってしまうので、忙しいと思うが再検査をしてくれないかと伝えると、Ａさんは「今度はきちんと、一人ひとりの便を出す」と約束してくれた。さらに「あなたは何故僕を怒らない？　前任者なら怒ったよ。いつも自分は責められていたのに、どうして責めないの？」と聞いてきた。吉川先生は、再度、一人で仕事もしながら子育てをしている大変さを労った。後日、Ａさんは、家族全員の便を再度提出し、その結果、Ａさんだけが保虫者とされ、駆虫へとつながった。

この事例では、公看である吉川先生はＡさんの家族構成や父子家庭であるという事情を把握し、日中は仕事をし、帰宅後は育児や家事に追われていると考えた。そんな多忙な毎日を過ごしている父親に、役所に便検査の結果を聞きに来てもらうのではなく、訪問という手段が適切と考えた。訪問の時間帯は、仕事で不在の日中ではなく、仕事が終わる時間を見計らった。訪問時、まず父親一人で子育てを頑張っていることを労うことで、Ａさんの公看への警戒心を緩ませたと考える。また、トイレ環境も直接確認したいと考えていたので、話を進めながら、トイレを見せてもらっている。トイレが掘穴式であること、溜まったら蓋をして次の掘穴を作っていることを確認した。Ａさんが、便所がなくても便利にしていることに、否定的・指導的な態度をとらず、共感の態度で臨んでいる。Ａさんが公看を受け容れたことを確認し、家族全員が保虫者であることを伝えると同時に、薬で駆虫できることと、本当に家族全員に駆虫が必要なのかの確認を進めている。Ａさんは、あっさりと自分の便を全員の検査に出したことを表出した。これにより、全員が保虫者となった原因がわかったことと、保虫者はＡさんだけなのか、他の家族員も保虫者なのか調べる必要があることを伝えることができた。公看は、Ａさんが自分の便を全員の検査として出したことを責めることもせず、終始Ａさんに共感の思いを寄せた言葉かけをしたことで、再提出の依頼をすぐに了承したと考える。訪問の終わりの〝何故自分のしたことを怒らないのか？　責めないのか？〟というＡさんの問いは、男手一つで頑張っている自分を分かってもらえたという安堵感の表れだと考える。

この事例だけでも、非常に多くの理論を用いている。まず、エスノグラフィという研究手法である。エスノグラフィとは、フィールドワークによって行われた研究、あるいはその成果として書かれた報告書を意味している。このフィールドワークとは、文化人類学や社会学において、研究者がある地域や社会に滞在して、その地域・社会を把握し理解する手法である。「参与観察法」によりデータを収集し、参加し観察したこと、自らの体験も含めて分析・記述の基礎にするものである。駐在公看は、その地区に移住し、地域住民と同じ生活をするなかで、12の原則の１に示されている地区の沿革及び特徴（地勢、気候、交通機関、環境、風習（習慣）、宗教等が住民の健康に及ぼす影響）、地区の衛生行政及び衛生状態、衛生統計（人口構成、出生率、死亡率、罹患率等）、人々の教育程度及び教育機関・経済状態（産業）などを把握することから始めている。そのデータは、次の公看へと引き継がれており、何代もの公看のデータ収集により、その地区の「民族誌」を完成させていくのである。公看は、エスノグラファーそのものだと考える。また、活動の記録を残すということは、原則の6に記されている。公看活動そのものの記録はもちろん、地区の風習（習慣）、地区内で発生する事象の解決に関わる特定の住民、相談相手、有力者など、地域住民や「民族誌」を残している。これは、原則の2に記されている「地区の代表的団体によって後援を得て実施する」こと、および原則の7に記されている「他の施設との連絡協調を必要とする」こととも関連している。エスノグラフィの手法は、地区に移住し住民の一員となった上で公看活動するために、非常に大切なものであるといえる。

次に、成人学習理論である。成人が物事を学習するプロセスは、子どものプロセスとは異なる。成人学習理論は、成人の発達段階を考慮に入れた学習心理学の知見を多く取り入れた教育手法のことであり、アメリカ合衆国の教育学者であるマルコム・ノールズ（Malcolm S. Knowles）によって広められた概念である「アンドラゴジー」の日本語訳である。ノールズの理論によれば、成人の学習には子どもの学習と異なった4つの要素（1）自己概念と学習への動機付け、（2）学習者の経験、（3）学習へのレディネス、（4）学習への方向付けがあると述べている。ノールズは、「成人が受容され、尊敬され、支持されていると思える雰囲気が大事なのである。そこには、教師と生徒の間に共同探求者としての相互性（matuality）の精神がある。罪やあざけりの恐れがない表現の自由があるのである」と述べており、成人は受け容れられたい、尊敬されたいというニーズがあり、そのニーズが満たされていると感じるような雰囲気・環境・関係性を創り上げることが重要である。そのため、教育者が学習者に傲慢な態度や否定的な態度を取れば、成人学習者たちのニーズが阻害されるだけでなく自尊心も低下させてしまう。この成人学習私論は、12の原則の9「個人、家族及び社会の人々の衛生教育は保健婦の重要な任務である」、および10「職業倫理を守らなければならない」に関連している。

前述したように、公衆衛生看護事業の12の原則は、1936年（昭和11年）アメリカのメアリー・S・ガードナーによって書かれた『公衆衛生看護学』に記載されている。今から80年以上も前に作られたにもかかわらず、エスノグラフィの手法、成人学習理論、他職種協働連携、職業倫理など、地域で活動する看護専門職者として備えるべき内容が含まれている。吉川先生に、Aさんへのアプローチ方法、および訪問中の進め方について、その思考や行動の拠り所となるものは何かを尋ねたところ、吉川先生は「12の原則に則って行動した」と答えた。この事例だけでなく、公看活動をする際は、常に12の原則を拠り所にしていたという。離島・へき地などの地区に駐在して活動した公衆衛生看護婦は、公看の基礎教育で12の原則を徹底的に教育されてきたからこそ、原則に基づき活動し、その地区を住民としても看護専門職者としても深く知り、課題をみつけ、解決のために適したアプローチ方法を選択し、高い倫理性を持った態度で関わったからこそ地区住民から受け容れられ、その活動は成果をあげたと考える。

# 第2節　こうして公看になった（人の短を云うことなかれ）

知花　清子

## その1　ブルーゾーン家族に育つ

昔は電気が普及しておらず、石油ランプを使用していたので夕暮れ時になるとランプの煤(すす)を落としきれいに磨いておくのが子供達の仕事でした。

「昔、私が　わらびそーたるじぶんぬ事やいびーん。わったーたんめー、んーめーぬう語(カタライ)やいびーん」やーにんじゅぬうち　たんめーや一番へーくおきみーそーち、たばくぶん前なしーみそーち、んめーや　朝ぬーうちゃとーしみそーち　あとぅから　みーくふぁやーん　うさがいがちーなー　かな　がなーとっ　子供達や孫ぬちゃぬ　くとぅ　話　はねーかち　いっぺーいいー　ながみやいびーたん。うまんかい　ちけーとぅないから　水くまーたーが　ちゃーびーたん(あぬ時代の井戸(かー)やあまくま　ながいどぅ　あんびーたん)んめーや、うぬみじくまーたんかい、「早(ヘェ)うきせーさやー、くまんかい　ゆくれー」お茶ん　ちゃわきん　あさ　ゆくてぃから　いけー、んでぃ　いみそーち　ちけーとうないぬ　うまにーたーや、お茶ん　うちゃわきん　あちこーこう　うさがてぃから　うっさ、うっさーし　われーふくい　そーてぃ　水ん　くでぃ　イチャビーてぇーくとぅ　わったーまでん　いっぺーいりきさいびーたんどー。んかしぇーいっぺーへいわ　やいびーたんやー盗人んちん　をぅらん、家ぬ鍵(サン)んねーらん　自分ぬむんとぅ　他人ぬ物ぬん　わかてぃ、（じり恥じん強さぬ）仕事ん　いーぐなーし、つぃたしき、だしき、つぃしーじーし、本当ぬうちなーん人ぬ　肝心むっちょーる　母(あやー)や肝から隣近所(ちけーとない)かなさーしみ　そーち　ターリーンかいや（シランフーナーグワァシ　バーキンカイ（んむ）くわっくわぁち　ちけーとぅないぬ　アヤーたーんかい　うさぎとーいびーたん。戦世んうわてぃ　人々ぬ暮らしがたんゆちくなてぃさびたくとぅ　アヤーから　し情き　うきたる人々から　あやーや　いっぺーあがみらってぃ　うとぅい、むたっとーいびーたん。あやーがこの世うしなる時ねー　自分ぬ

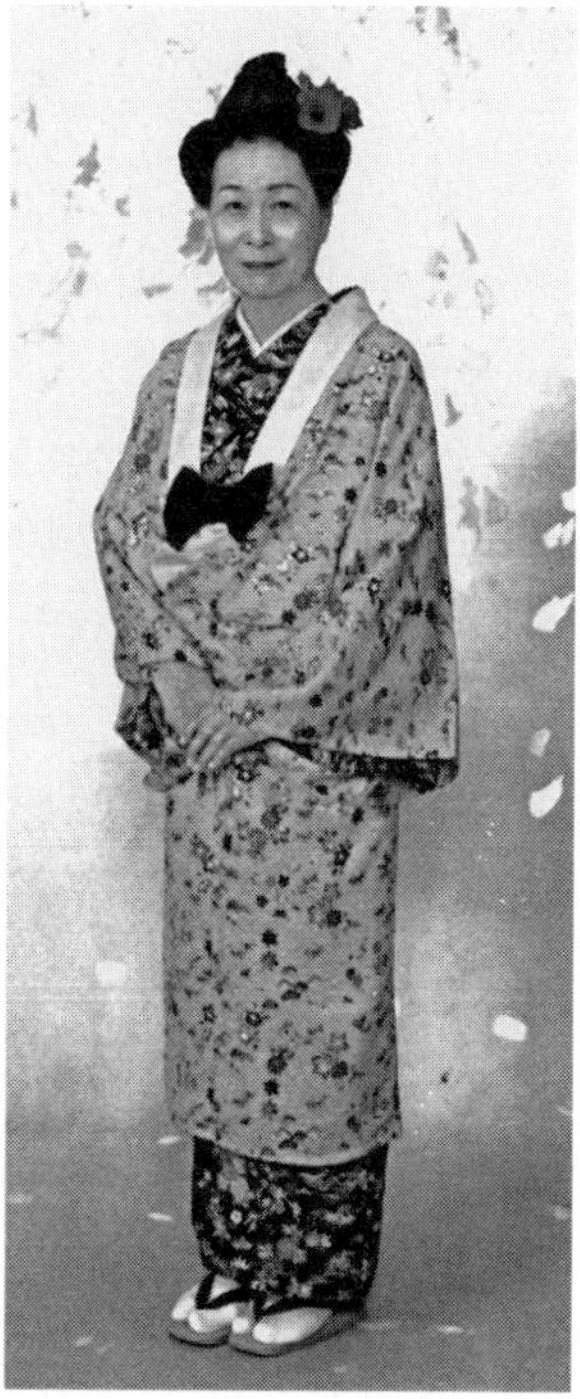

知花清子さん　85歳のトゥシビー祝いで

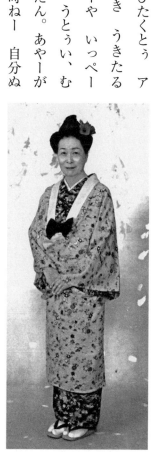

親兄弟ぬぐとぅに　かなくなてぃ　夢ぬ世んかいぬ　旅立ちん　うまんつぅから　うんたささりやがちーな　たびだちゅびぃ　たんどぅー　うぬ事や　わったー子供、孫　までぃん　のーが　なとーいびんどうー。

［方言和訳］

私が五歳の頃、祖父母は朝早く目覚めて母が仏前に供えた後のお茶を飲むのを楽しみにしておられました。その様子はとても穏やかで平和そのものでした。祖父が煙草盆を前に引き寄せて、ゆっくり刻み煙草を煙管に念入りに詰めてゆっくり煙草を吹かしていたのを覚えています。祖母が二人の湯呑み茶碗にお茶を注ぎ、祖父へお茶の子を添えてすすめお茶を飲みながら朝食の出来上るまでの朝のひと時を過ごしていました。そこへ隣家の人達が毎日のように水汲みに来ました。その一人ひとりにお茶をすすめ、一緒に語り合うのを楽しみにしていました。その人達もすすめられるまま有難く頂戴し談笑して後、水を汲み天秤棒で担いで元気よく帰って行くその姿を見て私は大変喜ばしい気分に浸っていた。

当時は平和な時代だったと思います。当時のことを偲ばずにはいられません。年寄りを敬愛し父母の教えを守り、また周囲の先輩達にも人間の道なるものを自然に教えられ育ってきました。でも何時しか人間の道は失われつつあります。現在は、学識は高度化しましたが常識を知らない、挨拶でさえ忘れかけた人々が多くなり、あの時代に生まれた人間には嘆かわしい事です。昔はとても平和だった。泥棒もいない、家に鍵をかけなくても暮らしができました。

祖父母の語る流暢な沖縄の言葉は、私の脳裏に残っています。方言論争が起き、県標準語励行運動が１９４０年（昭和15年）に展開されたため、私達生徒は学校では標準語で、家に帰れば琉球語を使う様になりました。

我が家の夫婦三線は床の間に家紋入りケースに収納され、父が古典曲を口遊（くちずさ）みながら丁寧に手入をしていました。子供はそれに触れることすら許されませんでした。きっと先代から引継がれた逸品だったのだと思います（残念ながら戦争で消失してしまいました）。また祖母と母には専用の機織２機があり、時々芭蕉布を織って子供たちに着せてくれました。私は祖母の織った着物を着たことがあります。

居間の裏座には貯蔵庫があり、等身大の貯蔵用の陶器の瓶がたくさん置かれ、中には自家製の保存食がたくさん入っていました。特に母親が得意とする大根漬け（ジンジキ）は最上の味でした。父は酒をのみ、気持ち良くほろ酔いで家の近くまで来た時に必ず吟じていた口上があります。

天の雨風や　絶ゆる事あゆむ　人間ぬ物願い　絶ゆることねさみ

父は農業に専従し男性２人を住み込みで雇い入れ、家畜の世話や父の手伝いをさせていました。田圃に米、畑に種々の農作物を作らせて、家族にはほとんど自給自足の生活を送らせました。そのほか嘉手納（かでな）の農業試験場の委託を受けて、農作物を植える仕事に協力しておりました。人望厚く、また金銭の貯蓄につとめ、その成果をもって周辺の土地を買い求め徐々に財産増進につとめました。金銭に困っている人が居れば、金融を計りその人々に用立てました。その年に返済が不可能な人に対しては、利子のみを支払う仕組みにし、年末にはその支払日を設け便宜を図っていました。利息支払日にはその人たちをソーメン料理で持てなすことを忘れない律儀な父でした。母は典型的な専業主婦で人情豊かな人柄でした。子育ては勿論のこと祖父母につかえ忙しい毎日をよく働きました。

１９３９年（昭和14年）頃、日本軍の施策により養蚕の推進事業が発足し（軍需用品の落下傘用絹布を造るため）、村の主婦たちにその仕事が任されました。母は大変虫が嫌いだったので心配だったのですが、その仕事を請け負ってからの母は別人の様でした。素手で手際よくお蚕さんを世話している姿に私は心を打たれました。

四女の姉は大阪の紡績工場で働いていましたが、病気になり帰省しました。痩身ですける様な色白で在宅療養を余儀なくされました。好感の持てる姉は、病室で何時も私を可愛がってくれました。背負われた時、痩せた背中は温かでした。銘仙の和服姿で羽織を掛け、庭で遊んでくれたことが、私の脳裏から消えることはありません。しかし、いつの間にか私の前から姿を消してしまいました。旅立ったことは私には知らされていませんでした。形見として姉が残してくれたのは、小学校の入学式に着るために姉が仕立ててくれた銘仙の和服一揃いでした。六女の姉から１９４９年（昭和24年）、ラシャ地のブラウスを貰いました。戦後初めて着た服でした。新しい服の感触は最高でした。それを着てどこへ遊びに行こうかと考えましたが行く場所はなく、友人と取りかえっこして写真を撮りまくりました。その写真は今もアルバムの中にあり、当時を思い出して見ています。また、３つ違いの年上の姉は、父母の次に私が信頼する人です。西洋風の美人で力持ち、終戦直後の食糧難の頃、国頭村（くにがみそん）辺りまで徒歩で出かけ、米や芋等を買って来て私たちに食を与えて育ててくれた恩人です。最近その道のりを車で案内してもらいました。曲がりくねった山道（それは獣道に等しかった）で現在は旧道として、閉鎖されていました。朝10時に家を出て午後２時半頃までかかりました。あらためて姉の雄大さに脱帽しました。若い時に惜しみなく私たちに与えてくれた姉の情熱に感謝しながら、何時までも慕っていきます。

## その2　看護学校生活

戦後の沖縄では農繁期になると学生も農業の手伝いにかりだされ向学心に燃える児童生徒を労働させるのに疑問と無理を感じていた時、私は良いチャンスに巡り合いました。私たち避難民は郷里の市町村に帰還できることになり、私たち家族は嘉手納（かでな）へ引越しました。私は高校を二年で中退し、コザ市胡屋にある戦後設立された唯一の看護学校を受験しました。入学条件としては高等学校卒業程度の学歴を有する者でした。私は臆せず担任の先生に相談すると先生は大変喜んで受験を勧めてくださいました。

この学校は、1945年（昭和20年）、南部の激戦地にあった軍病院が併設された最初の看護学校です。それは私の看護婦人生への入口でした。看護学校の生徒は全寮制で官費制による唯一の高等看護学校でした。3年間の学業を終えると、卒業後1年間は、政府が指定する特殊施設で就業することが義務付けられていました。当時のカリキュラムは22科目で、病棟実習は夜間を除き正職ナース同様の業務を行いました。そのような実践的教育のお陰で、就職後もさまざまな現場で臨機応変に業務を遂行することができたと思います。

1年生の日課は朝5時に起床し、各グループ割で分担掃除（手術場、各科治療室）をしました。

各自の本はなく一冊の「看護総論」という大きな本を写本して使いました。そのため、講義に間に合わせるのが大変だったのですが、写本しながら内容を覚えられたので、講義は復習のつもりで勉強しました。白紙がなかったので炊事場のおばさんに頼んで、米袋やメリケン粉袋などをもらい受けて適当な長さに切って筆記用紙を作りました。ある日外来室に患者を搬送して来た米兵が私に「学生さん、今何が欲しい？」と聞いたので私はすかさず「字を書く紙が欲しいです」と答えました。するとほんの間もなく白紙を届けてくれました。あの時のアメリカさんの親切さに感謝しました。そのような親切さに報いるためにますます勉強が楽しくなりました。英会話の時間は、とても楽しい雰囲気でした。講義を済ませ宿舎に帰ると、舎監から講義内容について、質問責めされました。だから応答できるようにしっかり講義を聞き、講義内容を覚えるようにしました。夜の9時には消灯、点呼があり院長や副院長の巡回を整列して待ちました。風呂場がまだなかったので、手術室の消毒器にお湯を沸かしてかけ湯で浴びました。消灯後は、私語は禁止で、ただただ一心に眠りました。

新しい寮生活にも馴染み始めたところでした。戴帽式を間近に控えた8月6日、伊江島で弾薬処理船の爆発事故が発生し、死傷者１７９人という大惨事となりました。その事故は戦争の悲劇を思い出させることになりました。重傷患者の大半が看護学校のある当病院に運ばれてきました。米兵とともに当職員や医師、ナース、学生総動員でその処置に当たりました。被害者の身体損傷の状態は、想像に絶するものがあり、私たち一年生ができることは患者の運搬や脈拍測定を一生懸命することでした。医師の指示に従って動きましたが、まるで戦場の様でした。夜になると野外にテントを張ってケガ人を収容したことを覚えています。無我夢中で働いて自分自身の精神状態を調整することができず、武者震いが止まらず大変でした。当時の学生は教科にない事項をその都度体験し体得して来ました。そのためか、将来の生活形成の要素をたくさん持ち続けていると思います。当時より体験してきたことは、今となってはほんとに懐かしい。

2年生の2学期になって、新しい本『伝染病学』が各自に一冊宛配布されました。一ページ、一ページをめくるあの感触に欣喜雀躍（きんきじゃくやく）しました。夢のような3年が過ぎ、1951年（昭和26年）、ナイチンゲール宣誓を胸に、晴れて全員無事卒業することができました。

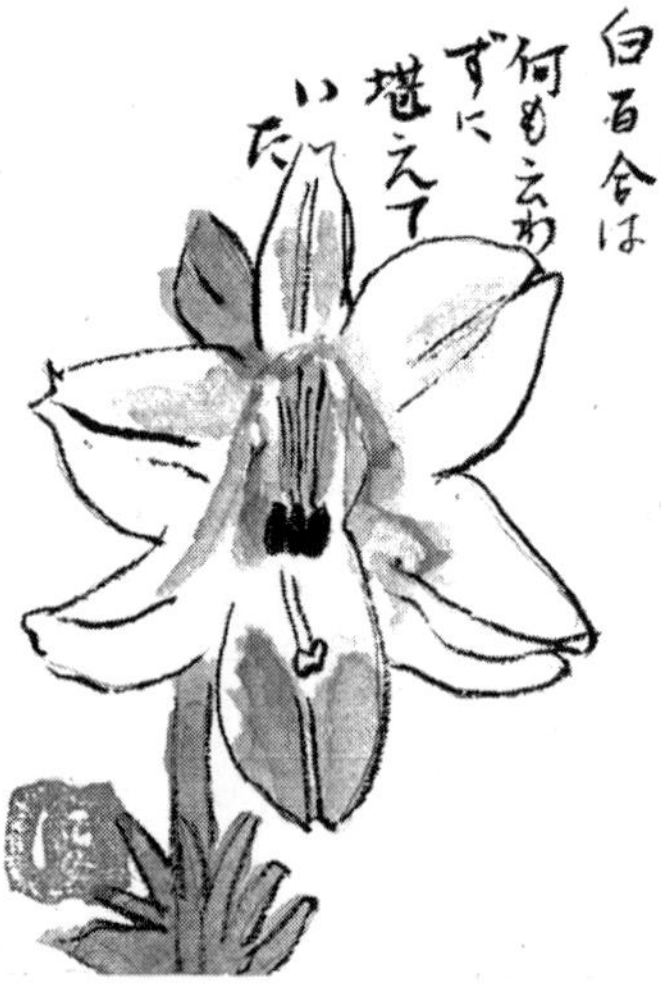


卒業の記念に貰った白百合

## その３　臨床看護婦として

戦後の沖縄の医療体制は米国の賜物です。まず米国の医療チーム（医師・看護婦・薬剤師業）の直接的指導により沖縄側がそれを習得し日本本土に先がけていき、国際的水準に引き上げた業務の発展をなしとげられたことに誇りをもっています。現在は、県立中部病院にて継続的運営がなされています。改めて、アメリカの多大な医療普及運動を賛美します。

看護学校を卒業した私は１９５１年（昭和26年）、金武村浜田にある琉球政府立沖縄精神病院看護課に就職しました。院長はじめ婦長職員はもちろん、患者さんは特に大喜びで大歓迎してくれたので、それだけに身が引き締まる思いでした。業務遂行に当たっては心を一つにし、いかなる小さなことでも検討してことに当たることを常としていました。患者の行動や心配事の把握に注意し、異常な状態を見つけては患者看護に当たりました。

二十歳代になったばかりの私が、ここの患者さんの背景を観察し、問題点を把握し、アドバイスをするのは、甚だおこがましかったのですが全力で実行しました。この一年間の看護は精神面の看護に大変役立ったと思います。その実習を基点にして次に学ぶことは公衆衛生学だと悟ったので、その資格を持ち帰り将来の糧に大切にしようと考えました。

１９５２年（昭和27年）に公衆衛生看護婦（ＰＨＮ）養成コースへ進学しました。米軍政府によるカリキュラムに基づいて、軍医ヒル中佐と公看であるケザー女史が中心になり沖縄側からは大先輩の上司二人、各保健所所長３人、民政府職員公衆衛生部長などが指導に当たりました。病院とは異なり地域には複雑な問題やケースが山積みし、環境や施設との問題が深い。特に施設との連携を密にしながら個々のケースに対して能率よく当たらなければならない難しさなど、学ぶことは大変多くありました。それ等を学習し良いケアができるように志しました。学べば学ぶほど意味深く、看護の難しさに悩んだりしました。それでも現在の情勢は、それを公看がやらなければならない事情が山積みしているのであれば、やるしかない。本島離島への派遣も私たちの卒業を待っているのだと思うと気持ちを新たにしました。

## その４　公衆衛生看護活動

公衆衛生看護婦（ＰＨＮ）養成コースを終えると、１９５３年（昭和28年）に琉球政府立コザ保健所勤務となりました。駐在地は読谷村（よみたんそん）役場保健衛生課、保健婦に位置付けされました。就務前に通勤用自転車の運転に慣れるため、コザ保健所所長のご指導のもと、一日中自転車を練習し自信が持てたので、翌日から職場へ自転車で通勤するようになりました。読谷村役場では、助役の隣に私の席を設けてくれていました。すぐに保健婦活動ができるようにと対象者の名簿も作成されていました。名簿に目を通していると新しい発見がありました。姓の場所に屋号が記してあったのです。その屋号がないと一人の人を探すのに時間がかかることは、実際に訪問して知りました。名簿作成係に感謝してすぐ使わせてもらいました。

当時、どの地区でも一番多かった病気は肺結核です。但しこの地域で、訪問指導をして気づいたことは、乳幼児貧血が目立って他の地域より多かったのです。前任の保健婦が指導していたにもかかわらず、他の地域より多く見られるので、私なりに調べるとこの地域に前々からあった迷信が理由だとわかりました。専門家である助産婦でさえ、新生児が生まれると自ら平気で瀉血（しゃけつ）をしていたことでした。私はどうしても助産婦を指導しなければならない立場に立ってしまい、助産婦が納得するまでなんども訪問しました。助産婦たちは、私の説明に最初は半信半疑のようでし

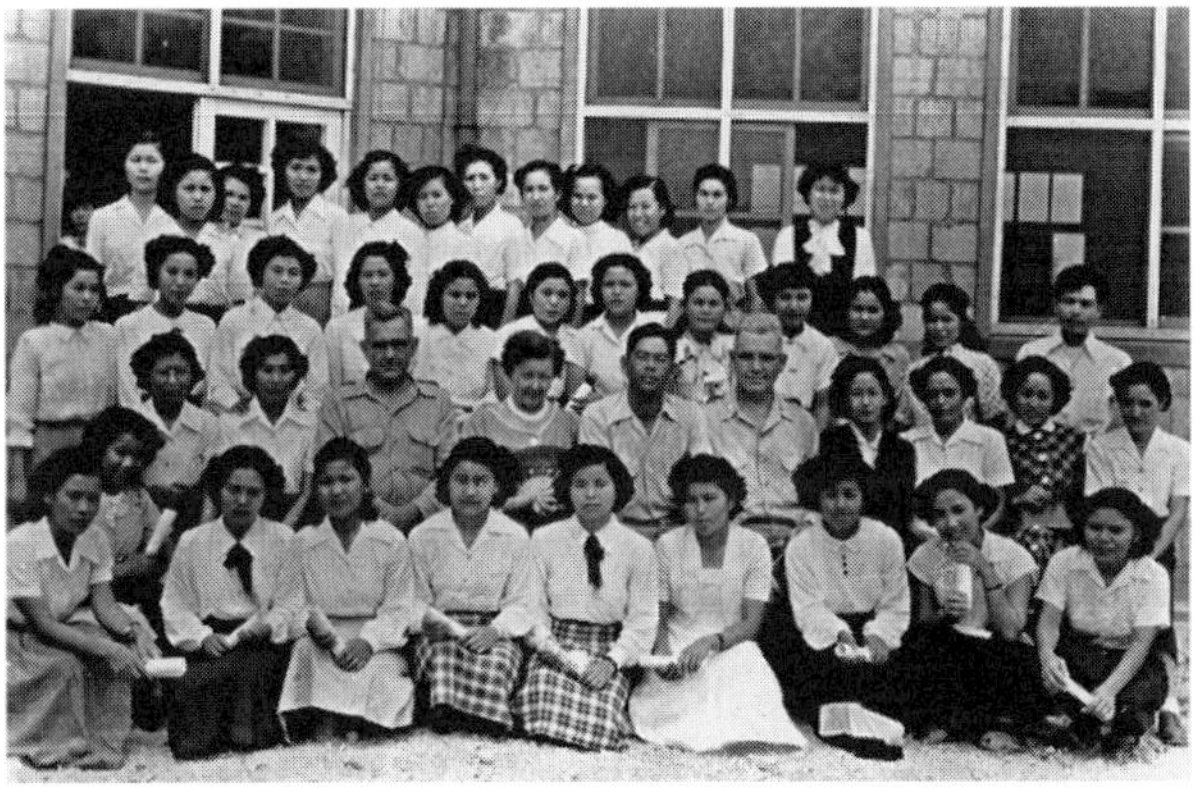
公衆衛生看護婦

たが、5～6回ほど訪問を繰り返すと、耳を傾けてくれるようになりました。この村には5人の助産婦がいたので、知識を向上させるために助産婦同士の会合で話し合い、貧血防止策を解決して欲しいことを私なりにアドバイスをしました。以後、乳幼児や住民検診時には、このことを取り上げて指導するように心がけました。

解決するのに時間はかかりますが、村長さんはじめ関係者全員で取り込めばいつかきっと解決すると思いました。またうれしいことに、次の年度には村営の診療所が完成し、村職員のナースが常駐するようになりました。地域の開業医の協力で種々の健康診断や健康相談が総括事業として行われるようになりました。それでも、この一年間で地域性について考えさせられ、多くを学ぶことができました。

## その5　再び臨床看護の現場へ

読谷村（よみたんそん）の保健婦の仕事を1956年（昭和31）年4月に退職してから一か月ほど経ったある日、突然沖縄中央病院のナースから呼ばれました。病院に立ち寄ると、日本脳炎が発生したため、仮設病棟も間に合わず高熱や痙攣（けいれん）患者が殺到していました。ナースたちは口を聞く暇もなく立ち働いていました。私は逃げることもできなくて、荷物整理もそこそこに仲間に加わって働いていました。その日から沖縄中央病院の内科勤務となりました。このように臨機応変に看護業務ができたのも、学生時代にスパルタ教育で学習した結果だと自負しています。何といっても独身でしたので、若さもあったのかもしれません。

一般伝染病の場合は、流行期が過ぎれば徐々に快復しますが、日本脳炎の場合は後遺症が長期にわたり家族に大きな負担がかかります。今でこそリハビリなどがあって機能的には症状は軽減しますが、それでも脳障害は残ります。当時は日本脳炎に罹ると、寝たきりのまま何年も病院生活をしていました。

病院設備も現在のように整ってはいませんでした。酸素吸入装置は皆無で、ナース自らの手で酸素ボンベをスパナで継ぎ、患者のベッドまで運び使用しました。現在では仕事は分業されていますが、当時のナースは多様な仕事をこなさなければなりませんでした。これほど多忙な看護体制で「ミス」という言葉を聞いたことがないのは、きっと誠意をもって的確な看護を施したからだと思います。それを支えたのはナースの誇りだと思っています。現在、当時の看護業務を評価することができるナースはいないでしょう。1960年（昭和35年）、当時医療器具のない頃にジフテリア患者の義膜を手動で完全に除去したのは私でした。当時主治医もびっくりしていました。稀に見る事例なので自画自賛しましたが、その標本が現在も残っていれば見たいくらいです。

看護記録がない時期には、各自メモをとっていました。三交代制になって、申し送り簿の様式を我流で作成して内科病棟で使用していましたが、その申し送り簿の必要事項を少しずつ補足して完成させ、継続的に使用するようになりました。それが後にカーデックス研究に役立ちました。

私は１９９２年（平成４年）に依願退職しました。職場を去り「水を得た魚」のように有意気な生活を送り年月が経つのも忘れました。あれから20年、またたく間に過ぎました。趣味を通して更に余生を重ね、人生って何てすばらしいだろうと思うゆとりもできました。在務期間37年間、不平不満を言いながらも、仕事を続けて来た達成感は最高のものだと満足している自分がいます。平凡な人生を歩んで来た私。平凡だからこそ深い価値観を味わっているおかげで、何事もなく今年、金婚式を迎えることができました。今後はサークル活動を続け、無駄のない余生を楽しみ、お迎えが来たら「すばらしい人生を有難う」と声を掛けつつ幕を引きたいと考えています。

# 第3節　健康長寿の村づくり　〜いつまでも公看さんで〜

宮里　恵美子

## その１　駐在制公看教育

１９５０年、第1回公衆衛生看護婦養成講習会を開催し、１９５４年までに計5回の講習会で１２０人の受講生を出した。尚、講習会に関しては同年軍政府公衆衛生部に赴任されたワニタワータワース女史が赴任された。同年10月にＧＨＱよりジョセフィン・Ｈ・ケイザー女史を公衆衛生看護婦指導担当者として招聘し第1回公衆衛生看護婦養成講習会を開催、保健所開設と共に公衆衛生看護婦の市町村駐在制を指導、常務基準の作成等が本格的に始められた。保健所での実習をしっかりしたうえで現場での実際活動の場に赴任させられた。それに合わせて１９５１年、保健所法の制定により、公衆衛生看護婦の駐在制が始まった。

## その2　国頭村（くにがみそん）での駐在公看活動

私は1967年（昭和42年）5月、公衆衛生看護学校を卒業と同時に国頭村の最北端の僻地、宜名真公衆衛生看護婦駐在所に赴任した。それを皮切りに私は沖縄で公衆衛生看護婦として39年間、地域の中で勤務した。1年間を国立公衆衛生員で学んだので実質38年間、地域活動に専念してきた。

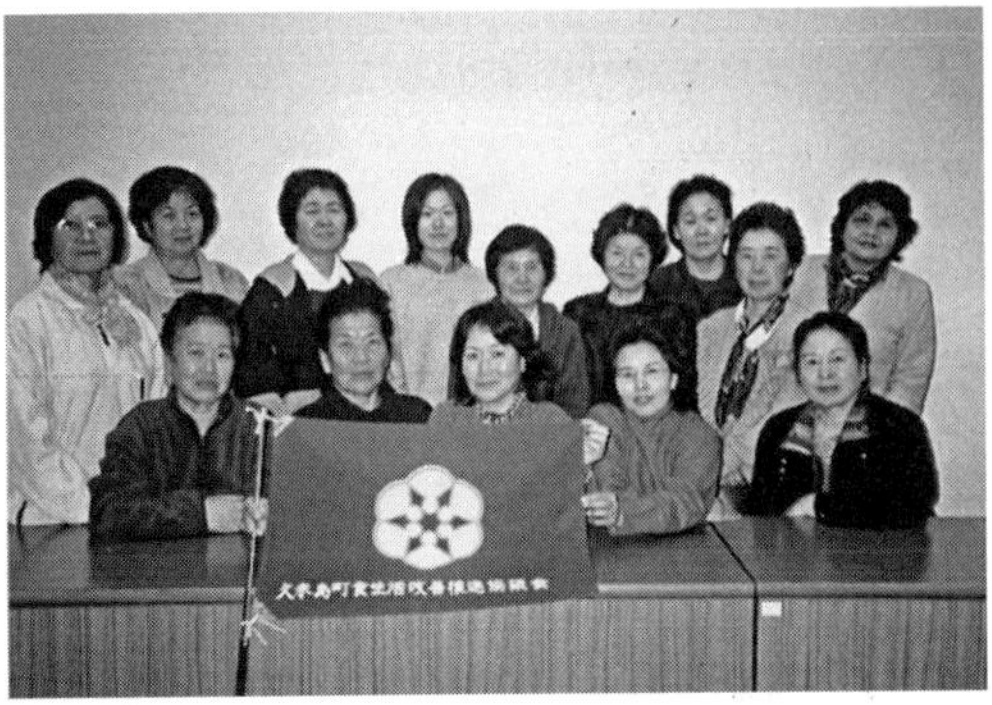

宮里恵美子さん（2列目左から3番目）
久米島町食生活改善推進協議会立ち上げ式の時

国頭村では医介輔診療所の一室が住居にあてがわれていた。隣接する部屋は入院室となっていたがハブ咬傷患者が入院することが多々あり、生活を営むには多少厳しかったが近隣の居住者たちは親切な人々であった。住民の生活に密着して診療活動を行っている医介輔とはよく連れ立って仕事をした。地域に取り組むうえで、医介輔の支援は活動を進めていく上では役に立った。

国頭村では村を二分して2人の公看が駐在していた。最北端の地域が私の担当区域であった。交通機関は民間企業のバスが一日数回運行していた。バスの運行しない区域での事業の時は、民間会社の商業車が毎日運行しているので利用していた。

担当区域における主な活動は結核患者への投薬管理が中心の訪問活動で感染症対策が中心の時代であった。集団検診による結核患者の早期発見のために、保健所検診班によって各公民館において結核検診が行われた。時により、寝たきり患者の多い場所では、結核検診と同時に高血圧予防検診がとり入れられるようになってきた。助産婦のいない地域なので医介輔とともに分娩の補助を行うこともあった。多くの地域ではとり上げ婆さんが出産を介助していたが、その後の健康チェックをするのは公看の仕事であった。祖父母に育てられている幼児を連れて、らい（ハンセン氏）病診療所入所中の母親の面会に行くことも業務の一環であった。農家によくある妊産婦の健康問題では貧血妊婦が多く、一時期はミルクや造血剤の支給をしていることもあった。僻地での３年間の活動は先輩公看たちの地域活動を知るうえで貴重な時間であった。

### その３　久米島における公看活動

祖国復帰を１年後に控えた１９７１年（昭和46年）に久米島に赴任した。民政府が建設したと言われる保健所支所が駐在所にあてがわれた。担当区域は仲里村であった。具志川村には新人の公衆衛生看護婦が赴任した。翌年に祖国復帰を迎え、諸制度の適用が試された。現在の久米島町は２００２年（平成14年）の４月に仲里村と具志川村が合併して、一町となった。

この度の私の報告は１９７１年から６年間、１９７７年５月から１９９２年３月の15年間、１９９２年４月から１９９７年まで仲里村、１９９７年から駐在制廃止より、具志川村への割愛採用になった６年間、合併により久米島町へ１年間、総計35年間の久米島における活動を総体的に見て報告したことになる。

祖国復帰に伴って「保健婦」に変わった。さらに男性の保健婦の出現により、名称は保健婦から「保健師」に代わっていった。「保健婦」の呼び名はなかなか呼びなれない、言いなれない呼び名であった。「公看さん」の呼び名は人々には消えることはなかった。２００５年（平成17年）、退職してからも「公看さん」と呼ばれていた。

島の中で「公看」を印象付けていた大きな要因はおそらくは、沖縄独特の結核患者の在宅医療制度にあると思う。医療保険制度が充実していなかった時代で沖縄本島にある保健所に置いて診断が確定した患者は各地域の公看に連絡があり、投薬管理を行うことが大きな業務の役割となっていた。復帰を迎えて沖縄県も皆保険制度の時代となったが、保健所での医療管理を希望する人が多かった。したがって投薬、定期健診業務は継続での公看業務の多くを占めていた。

二村の中間地に位置した保健所支所は保健所の衛生管理者の駐在所になって、結核の定期検診を実施する場所であり、１９７１年（昭和46年）以後、保健所の地域精神保健活動の拠点にもなった。年に3回の精神科医の巡回診療を中心に回復者が地域で暮らしてゆくための地域活動として、支所内でのデイケア活動が展開されるようになった。

沖縄で初めて精神療養者の家族の会ができた。役場からの助成を受けて指導員を確保して、作業所の開設に力を入れるようになり、２０１０年（平成22年）まで、精神療養者ならびに回復者の作業場所として利用していたが、三障害者（身体・精神・知的）合同の作業所が他の場所にできたので、以来、社会福祉協議会の管轄のもとで支援を受けるようになり、保健師としての仕事量は軽減された。久米島からスタートした地域精神保健活動は他の駐在地域より、精神保健活動の占める比率は高かった。この活動は保健所の地域活動のモデル事業として多くの試練を与えられた業務であった。この業務を通して精神療養者と地域の多くの人々とのつながりを持てるようになった。このような事業が他の地域でも開始されるようになり、県においても精神保健業務制度の適用を開始した。

今まで、地域検診は、結核の集団検診を地域の公民館を中心に開催されてきたが、結核早期発見を狙いとして取り組んできた各地区公民館での実施は、多くの住民との出会える良い機会であった。近年、保健業務が結核から生活習慣病対策となり、健康長寿を目指しての健診業務が実施されるようになってきた。ところが国は医療費の多くを占める疾病を追求し、その対策を講じるように提言しても、医療機関の不備な地域においては健康業務を実施するには困難なことが多かった。その時期に琉球大学地域医療部との連携業務体制がとれるようになり、地域の医療分析と必要な健診内容についての相談の上で地域住民健診が実施されるようになった。住民健診事前の健康教育に関しても、久米島の健診結果を踏まえた上での内容に助言を頂きながら、各地域の受診干渉の啓発活動を行ってきた。また、死亡原因疾患を地区ごとに分析をし、地区ごとの受診疾患を地区ごとにまとめて啓発活動に力を注いできた。結核健診に力を入れている頃は住民の身近の公民館で開催されるので受診者は多かった。しかし、健康長寿健診となると公民館などでは場所的に狭くなり、改善センターの大きな場所での開催が必要となり、受診者の減少などの課題が出てきた。そこで関係者の連携を強化する必要に迫られて、地域の関係者との連携強化が必要になってきた。

生活習慣病の保健活動を推進していく上で、行政関係者だけでは厳しい状況であった。そこで健康づくりの推進協議会、母子保健推進員、食生活推進委員等で地域活動を頑張っている地域婦人会や農協婦人部、民生委員活動を続けている諸氏の皆さんに声をかけて組織作りに取り組むことになった。育成をする上で、保健所、琉球大学地域医療部、看護大学等多くの支援を受けながら、委員の活動の推進も図ってきた。

沖縄県が長寿の地位が揺らぎ、県内においても各市町村の取り組みが見直されてくる中、私たち、健康づくり班は長野県の活動を学ぶ機会が得られた。長野県の活動については別章で述べられる予定なのでご理解を深められると思うが、長野県のように生まれた時から、各戸別にくまなく食生活の活動が展開されていることに深く感銘を受けた。久米島においては中々、草の根運動までは達成させきれなかった。しかし、減塩味噌汁を作り、家庭のみそ汁と呑み比べをしたり、各家庭の味噌汁を持参して塩分測定、油の摂取量を測定する

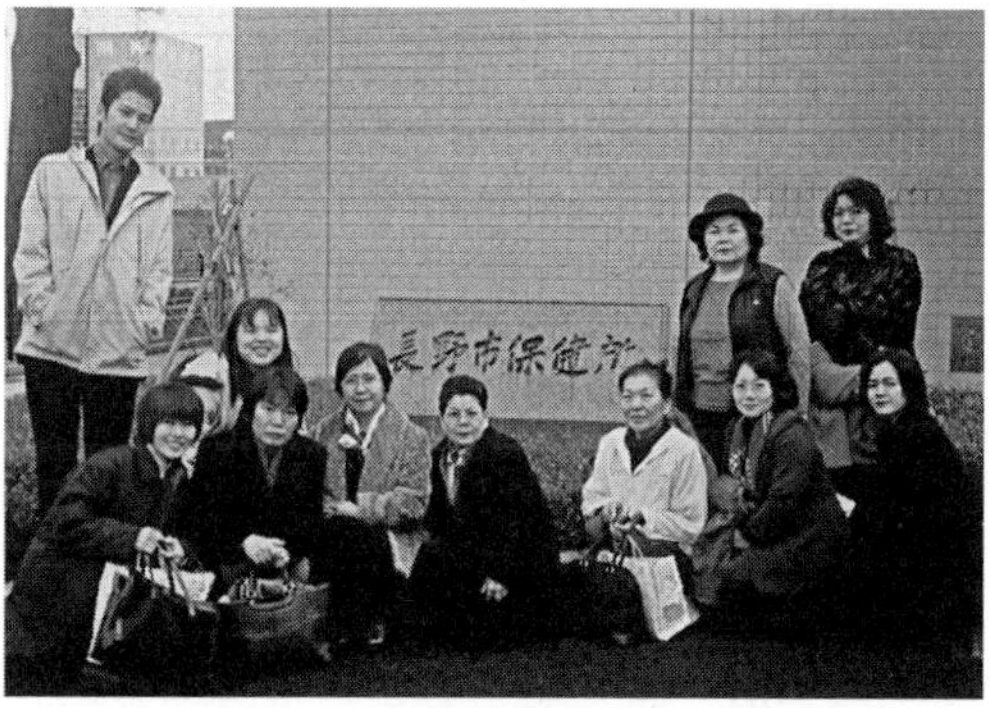


久米島町食生活改善推進員・長野県視察

等、相当に食生活の見直しについて取り組んできた。そこで住民健康診査の解析を参考にしながら、各家庭の食生活との見比べをするようになって、健診への見直しと受診率向上へと発展するようになった。

地域住民に関連する生きがいづくり事業として、各字の公民館を利用して高齢者を中心としたサロンの開設をした。各地区に健康づくり推進員・母子保健推進員・食生活改善推進員等の協力を得て、それぞれの地域に合わせた活動内容をとり入れた生きがいづくり事業の展開を図った。健康体操・レク舞踊・三線（さんしん）合唱・カラオケ・ゲートボール大会等、この事業は国保の健康づくり事業費を活用しての事業であった。医療費の高騰する中で、健康づくりのために要する予算があることを国保担当者から知らされて、保健師の活動と連携をとりながら、予算の活用を推進していった。この中から、健康体操指導員の育成にも役立たせて、沖縄本島での講習会にも参加でき、各公民館を回っての体操指導も行った。

1992年（平成4年）、仲里村への2回目の赴任となった時、高齢者アンケートの中に、レクをやりたい希望者が多いことがわかった。また、リハビリ教室を休んでいる寝たきり者を訪問した時に、高齢者らが参加しているレク舞踊のテレビ放送を見て、訓練当事者が「このような内容なら、リハビリ教室に行ってもいいね」と言っていたことがきっかけで、婦人会の組織を活用してレク愛好会の組織づくりへと発展させ、現在に至るまで、生きがいづくり事業として活動は続いている。

事例紹介をしよう。レク活動をして頑張っていた高齢老人者が沖縄本島入院、死が近くなってきたとのことで、沖縄本島から久米島の自宅へ連れて帰ってきた。私は知らせを受けて訪問した時に、持参したのがカチャーシー曲の入ったラジカセであった。耳元で曲を流し続けた。家族は「だめだよ」と諦めていたが、毎日定期的に聞かせるようにしていたところ、顔の表情はないが、ついにはカチャーシーを片手で踊るようになった。以後、訪問診療を受けながら、自宅療養を一年半程過ごした。沖縄の民謡（特にカチャーシー）の魅力（パワー）を改めて確認できた。前例を含めて、色々な手段（手法）によって、健康長寿を生み出す努力をしてきたが、見た目の健康だけでなく、真から〝生きていて良かったね〟と言い合える地域づくりが問われている。私たちの活動は実際に有効な活動なのかの検証は困難でしょう。

数字こそ表せない地域の人々の触れ合い・語り合いの多さ等がより健康感につながるのではないかと長く地域の保健活動を実施してきて感じることが出来る。

## その４　公衆衛生看護婦の発展

すべての健康づくり業務が公看の手に委ねられていた時期は、めまぐるしい忙しさもあった。区長さんを中心にして地域の有職人、地区組織の人々と共に手探りで地域活動を続けて、大変な時もあったが住民と直接触れ合いながら、仕事を続けて楽しい活動としてよみがえってくる。地域の健康づくり事業にすべて関与しなければならなかった時期から、時代の流れに応じて業務分担制が敷かれ、業務量が増えたりする中で住民との触れ合う時間が少なくなってきたように感じる。

しかし、色々な職種が地域の中に浸透するようになり、地域住民にとっては健康づくり推進事業・介護予防事業などと相まって多くの関係者との出会いがあり、安心した日常生活が送れるようになってきている。各公民館に於いて触れ合いサロンが開催されている。月に3～4回ゲートボール大会、そのほかにほぼ月に1回、老人会の主催ゲーム大会で多忙な日々を過ごしている久米島の老人パワーを健康長寿の原動力とみなしたい。さらに、久米島に居住する人々の人間性の良さが功を奏していると思う。

離島では若者の都会への流出が多く、老人人口が高い。しかも高齢者だけの家庭も多くなった。高齢者がより健康であり、お互いに助け合い、生きがいを持ってスライビングな活き活き健康な人牛を送れるようにする推進役として他の同志と共に新しい公看の役割が期待される。久米島がそのモデルとして世界のシャングリラ、ニライカナイとなることを願って。

# 第2章　医師より人気のある医介輔

鈴木　信

１９４３年（昭和18年）に沖縄県内に医師は１６３人であったが、その多数が戦争死して１９４６年（昭和21年）には64人しか生存していなかった。しかも医療は極めて貧困で沖縄県内の医療を自前で賄うのは不可能である。そして医師不足を補うために米国軍政府はミニッツ布告によって医学校中退者、日本軍の衛生兵や薬局生（やっちく）等が医師助手（アシスタントドクター）という名称で医療業務をさせ米軍の管理下で難民の医療に従事させられた。

したがって医介輔は医師ではないのに医師と同じ医療を行うことが出来た。医介輔は日本では法的に承認されているが、沖縄県に限定して通用している職業である。１９５１年（昭和26年）、民政府によって彼等は医介輔（メディカルサービスマン）として公的に身分が確保された。その時、医介輔１２６人、歯科介補が35人であった。その時の内訳は沖縄群島61人、宮古群島が3人、八重山群島19人、奄美群島30人、歯科介補は沖縄群島33人、奄美群島２人であった。

そして日本復帰後は日本政府の沖縄県復帰特別措置によって医介輔制度の存続が認められた。しかし勤務は離島僻地(へきち)に限られ健康保険の支払い単価は1点単価８円で診療ができることになった。その後、新しい医介輔は補充されず高齢化によって徐々に減少した。復帰後の１９７７年には医介輔は49人、歯科介補は16人になった。そのうち県立診療所に10人、国立診療所に10人、個人開業33人、医院勤務２名であった。歯科介補では開業11人で医院勤務が５人であった。29か所の県立診療所では医師が９人、医介輔が８人で、その他の診療所には担当者が見つからず休診となった。１９９６年には医介輔が11人、歯科介補は０人にもなった。

その後、琉球大学医学部が出来て、その卒業生が出るようになってから沖縄では医師が次第に充足されてきたが医師は離島僻地に定着しないので、離島僻地では住民の信頼度は医介輔の方がはるかに高く、しかも家族ぐるみで親密を高めてきた。

私が医介輔に最初に出会ったのは１９７７年、波照間島(はてるまじま)の診療所であった。彼は生盛と言って当時65歳位であった。彼は西表島(いりおもてじま)の古見の出身で、彼の甥は古見内科医師で筆者の大学の後輩であった。琉球大学の保健学部の公衆衛生学教室の助教授であった。私は彼を伴って大学生を引き連れて波照間島へ行ったのである。波照間島は、沖縄本島からは当時プロペラ機〈YS11〉で1時間でまず石垣島に着く。それから19人乗りのボンバルディアに乗って30分で波照間空港に着く。1日1便であるが、波照間に着くと10分で石垣に引き返すから波照間での日帰りなど到底考えられない。しかも風速10メートル以上では飛行機が欠航するので、ほとんど毎日空を見上げては〝欠航〟となった。船便は週2便で、漁船並みの小型で怒涛の大波に揺られて片道3時間はかかる。島は台湾の中部に近く、その名のとおり、地に果てる島である。島は12・73キロメートル四方で島の西端からは台湾の中部・台中の街の煙突が肉眼でも望める。空港は島の東端にある。空港のロビーは掘っ立て小屋で、空港の前は砂利道で前には家もなく、キビ畑が一面にある。島には東・西・南・北と祖納の集落がある。人口は以前8000人であったが、マラリアの流行と戦時中の強制疎開によって現在は島に戻ってきたのは800人であった。島の中央の祖納までは空港から約4キロ、歩いては遠い。もちろんバスもタクシーも無いから住民のミニトラが頼りである。

区長さんが我々をミニトラで迎えに来てくれた。区長さんは民宿を経営している。宿はこの一軒だけであった。夏であったし猛暑であったし、蚊とハエがブンブンしていた。祖納には一軒だけ共同売店があった。滞在中の交通はいちいち区長に頼むわけにはいかない。そこで貸自転車を頼むことになった。ところが1台だけあったがチューブ入りタイヤでパンクしているという。しかし空気入れを貸してくれて、空気が抜けたら入れるように言われた。ところが借りたのはいいが１００メートル毎に空気が抜ける。汗まみれになりながら。それでも無いよりマシ。水は民宿の屋根に降った雨水を貯めた近くの防火用水。それは飲料水でもあり身体の清拭にも使う。お風呂は島にひとつだけで区長宅だけにある。沖縄では船と言って湯船に入る習慣はないのでそれで済む。島にはひとつだけクーラーがある。それは郵便局であるから涼むときは郵便局へ行く。郵便局は医介輔クリニックと公看駐在所から１００メートルほど離れた場所にあった。小学校はあるが低学年と高学年の二部制で、先生は週末は石垣に帰っていった。

話は医介輔クリニックに戻る。クリニックは祖納の区長宅近くにあって防風林である福木の林に囲まれていた。朝早くから老人が集まっていた。公看と思える女性が血圧を測って薬を与えていた。我々は持参した心電計を見せたところ医介輔は心電計など使用したことがなかったので我々はそのデモに苦労した。医介輔には心電図の実際の知識が乏しかったので、とった心電図を伝送して大学病院からの解析診断結果を待つ必要があった。そこで心電図を記録して伝送する操作が必要であった。ところがそこで最大の難関が生じたのである。当時の心電計は１チャンネルであったので手・足・胸に電極を付けてから１人の記録終了まで上手な人でも3分、普通でも10分もかかった。しかしそこでは１人の心電図の記録が半日かかっても終わらなかったのである。何故ならそのために半日もベットに寝たままである。それは電話線の問題であった。波照間島から沖縄本島まで海底ケーブルは１本しかない。それを島の人々が順番で利用するので、申し込んでから2時間も3時間も待たねばならないのである。しかも空港などの至急通話が優先するのである。しかも今のようなデジタル通話でもなくアナログ通話だから１回では通話ができないので、成功するまで何回も繰り返さなければならない。波照間島の場合はまだ海底ケーブルが使えたが、もっと遠方の大東島などではマイクロウェーブ通信の乗り継ぎなので、当時の伝送解析はほとんど不可能であったと言える。

そこで我々は伝送解析は近場の離島で試みることにした。それは久米島である。久米島を選んだのは、沖縄本島から海上１００キロメートルであり沖縄本島に比較的近いのと、人口規模が当時約1万人で、研究対象に適していたからであった。何よりも宮里さんという地域医療に熱心な公看がいたことがある。さらに筆者の部の山城技官が久米島出身であったことにもよる。久米島には沖縄本島から空路約25分、当時1日4便もの航空便があり、さらにフェリーの船便が毎日往復していた。久米島は2村から出来ていて、それぞれ村立診療所がある。その上、具志川村には開業医が1軒、仲里村の最北端の漁港・真泊には医介輔が開業していた。空港は具志川村にあって島の西南端に近いが仲里村は東北側で空港からは遠い。仲里村の村立診療所には医師が徳洲会病院から1名交代で派遣されていたが定着しない。しかも休診が多いので島民からの人気は低かった。それに比べて医介輔は島の北端にありながら島民の信頼が高く、毎日なかなかの賑わいであった。医介輔は、宇江原さんといって当時60歳あまりであった。彼は具志川村で久米島観光ホテルの社長でもあった。大学からの伝送用の心電計を持参したところ、彼はこのシステムに大変興味を示し、器機の操作も簡単に飲み込んでくれた。同一の機械を具志川村と仲里村の各診療機関にも設置を依頼した。心電図が伝送されると大学病院の解析室のランプが点灯することになっている。その時は直ちに自動解析されて、自動診断が末梢の診療所に送られることになっていた。

ある朝のことであった。宇江原医介輔からの伝送を受け

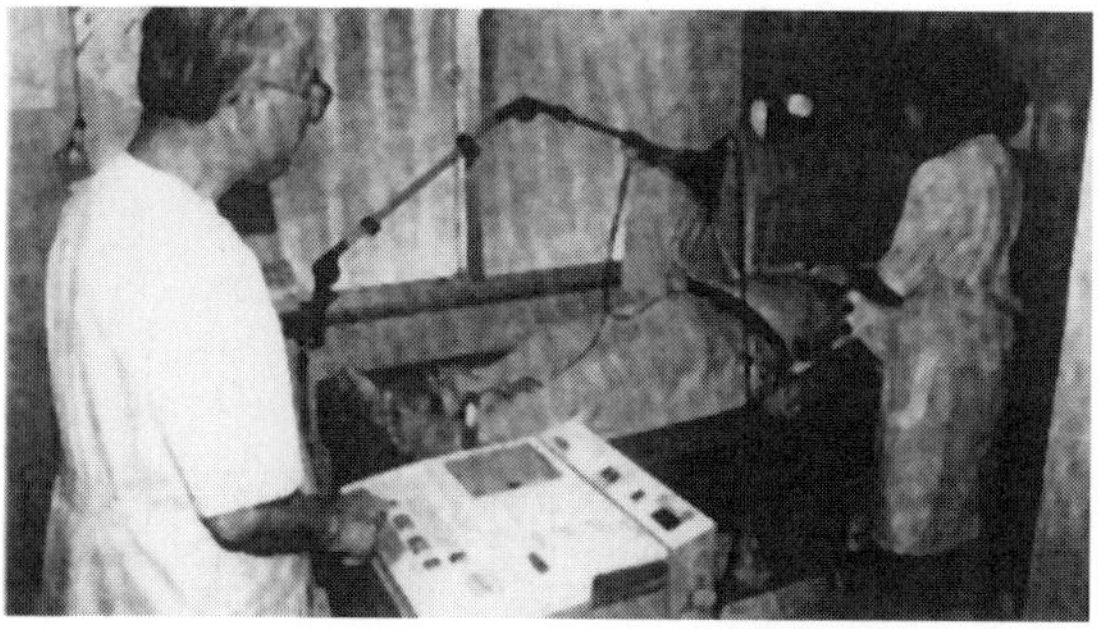

宇江原氏が心電図を記録している

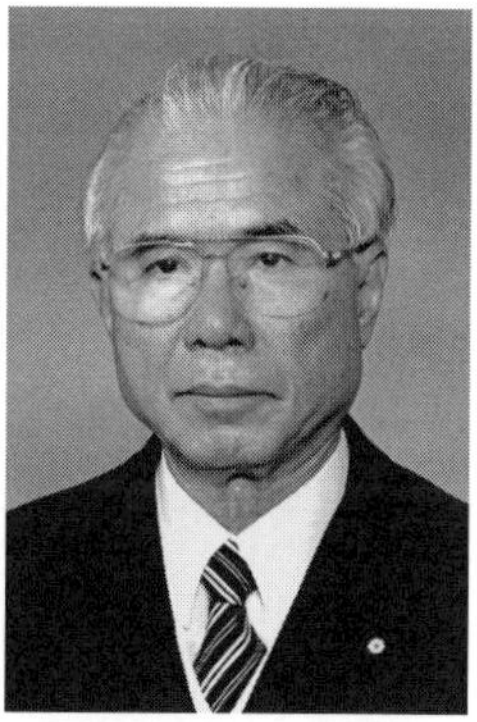

久米島仲里村診療所
宇江原医介輔

た。伝送解析波形はまさしく新鮮な心筋梗塞であった。70歳の男性で、その日、胸痛発作で医介輔クリニックに来院したということであった。そこで電話連絡の上、直ちに海上保安庁にヘリを要請して公看同乗で沖縄本島へ搬送することになった。宇江原医介輔からの心電図伝送は毎日の様であったが、他の医療機関からは年間でほぼ数件あったのみであった。

私の沖縄百寿研究の際には医介輔の診療所を開放してもらったり、データーを共有したり、検診後のフォローアップの連絡を取り合ったりした。このシステムは地域医療のモデルづくりに貢献できた。沖縄の健康長寿は、公看と共に医介輔がつくったと言っても過言ではない。

# 第３章　長野県健康長寿のルーツをたずねて

## ～健康寿命を延伸させるために～

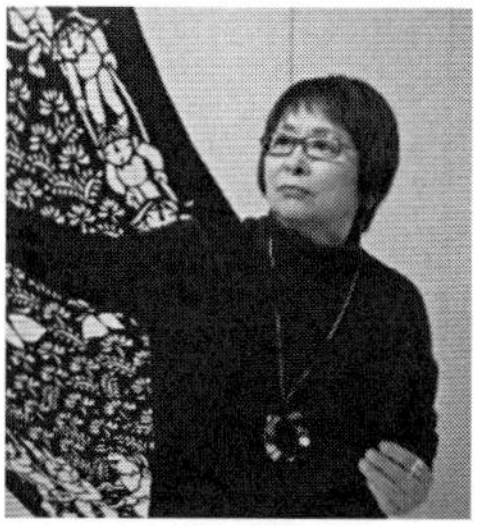

柳沢　京子

２月半ば、私は、佐久総合病院を中心とした佐久地方の健康への取り組みを取材するために、佐久市岩村田の佐久大学へ向かっていた。〝浅間おろし〟と言われる寒風が、峰から麓に、さえぎるものもなく直接吹き下る地域である。小諸も寒い。佐久も寒い。佐久には北佐久、南佐久があり、佐久総合病院によって農村医学の発祥の地となった臼田は、今は佐久市になっている。かつては南佐久であった。私の母は、南佐久から北佐久へ嫁いだ。「ここは遅れている。消防車じゃなくて、まだ手押し車だ」が口癖であった。火の見櫓があり、その下に消防の手押し車が入れられていて、その公会場の庭が子どもの遊び場だった。

衛生管理が行き渡っていたはずはなく、そんなことは気にも止めず、遊ぶことに夢中だった。確かに、下肥（しもごえ）という言葉も聞いたことがあったし、飲みにくい海人草（かいにんそう）を飲んだ思い出もある。髪にＤＤＴが撒かれる日は、手ぬぐい持参。畳を運び出して陽に干す大掃除。敷き詰める時は、新聞紙を敷いて、ＤＤＴを撒いてから畳を敷き込んだこともおぼろげに覚えている。

そんなことを思い出しながら、佐久総合病院の副院長を務めたことのある佐久大学理事長の盛岡正博先生から、ご指導を得るため大学へ向かった。

生まれ故郷であるこの佐久に来る前に、まず須坂市において保健補導員のはじまりから、今回の学習を始めたので、そのことから、記してみたい。

## 第１節　保健補導員発祥の記

昭和20年（１９４５）、第２次世界大戦の真っただ中で、極めて劣悪な混乱期に、大正生まれの一人の女性保健師が、村の現状を見るに見かねて立ち上がり、その熱意が住民を動かし大きなうねりが産まれた。それは一地域に留まらず、やがて長野県、日本の模範となり、今も継承され「健康長寿を導く制度」になっている。

それが大峡美代志さん。保健師として高甫村（現在の須坂市）に着任したのは、昭和19年５月、サイパン島の日本軍が全滅したという戦争の真っただ中であった。看護学校を出て、浅草の病院で看護婦をしていた大峡さんの目に、保健婦募集の広告が目に止まった。東北地方その他で、保健婦を求めているという内容だった。その年には、疎開命令が出たり、女子挺身隊強化が決ったり、７月には小学生の集団疎開が始まる時。

「こりゃあ、看護婦なんて、やってられない」

と思い立った大峡さん。長野市の保健所へという厚生省の指示を受けたものの仁礼村（現在の須坂市）の実家から遠いということで勤務は高甫村に決まった。村には、助産婦２人、医師も１人いた。その医師は、中風で半身不随状態。初めての保健師の着任で、村人の期待感は、若い女性の保健婦さんに大きくふくらんだ。

「医者さまの代理も助産も出来る。国保の事務もやれる。この人が来れば、村の病人は大助かりだ」

となり、村長までもが「村に病人が一人もおらんようになるのを願っている」と大風呂敷を広げたのだった。

〝保健婦は、保健指導をする者で、医師と同じ仕事は出来ない、助産介助も出来ない〟ことを話しても一向に聞く耳は持たれなかった。そんなに謙遜しなくていい、と軽くいなされてしまうのだ。保健婦学院の先生の言った「保健婦は絶対に、事務をしないように」の教えは、着任早々に破られた。

病人の家から呼ばれ、村に1本だけの役場の電話を使って、須坂市の医師に往診を頼む。毎日のように往信を頼み、来られない日は容態を聞いて指示を仰いだり。医師法などと言っていられない毎日だった。村には同じ姓が多く、苗字でなく名前で呼んでくれ、ということになり、一気に村人との溶け込みが加速していく。昭和16年に「産めよ増やせよ」のスローガンで日本中の全市町村には、母性補導員が指名されていたが、事実上の無医村では有名無実なことだった。

村を回って、暮らしの中に溶け込んで行く程に、この村には、衛生上の大きな問題が見えて来た。この村は上流に鉱山があり、硫化鉄を掘っていたので、赤く染まった酸度の強い鉱毒水が大量に流れ込んだ「赤水」。石鹸を全く受け入れない硬水で、飲み水は、18メートルも掘った井戸数本に頼っていただけ。洗濯は、赤水を使うしかなく白い布が一遍で赤黒くなり、防水加工をしたようにゴワゴワになるのだ。柔らかいおむつ機能は洗うとゴワゴワ。手を洗う習慣など言えず、冬には水仕事の多い女性群はヒビとアカギレで血がにじんでいた。お風呂も、水汲みが億劫になり、もらい風呂が多く眼病がうつった。食器洗いの手間を省きたくて「手のひら皿」で物を食べるから寄生虫、伝染病が広がり放題。寝具の洗濯もしない……。切りが無いほど衛生状態は最悪であった。一軒が何かやってもどうにもならない。集落ぐるみ、村ぐるみで、申し合わせてやるしかない、と大峡さんに思わせたのだ。

大峡さんの駆け回る奮闘ぶりには、誰もが度肝を抜かれ、あまりの大変さを見かねた村の人がついに言い出した。「保健婦さん一人じゃ、気の毒だ。手伝わしてくれ」と。

着任5か月経った頃、大峡さんの中で、村が抱えている衛生・保健の大問題と、欲しいと願っていた村民を巻き込む組織が見えて来た。「保健協力員」と名付けて「こんなこと考えてみたんだけど」と村長に協力を求めてみると、「何でも、自分で規約を作ってみろ」と、村長は受け入れた。

区長、婦人会長、衛生部長、部落長、消防団班長……〝長〟と付く人は、だれ彼なく声を掛け、役場に集まってもらい、国保組合理事長から「保健委員を委嘱する」というおスミ付きを出したのだ。

加えて大峡さんの出した条件が次の3つ。
一、年齢は50歳まで。親切で、衛生の仕事に興味があって、熱心な人。
一、足手まといになる子どもは、もう育て上げて、出歩ける人。
一、口の固い、信用できる人。
この条件は、当時から今日までも生きている。推薦された顔ぶれは、婦人会役員経験者がほとんど。まず結核予防から取り組み、エプロン着用、きりっとした白さで心を引きしめ、ツメを切ってくる、と約束。時間厳守。受け持ちの地元の家に声を掛け、会場へ着いたら手を洗う、など細かい注意が出された。手を洗うのも、石鹸をつけて2回洗って、2回目には石鹸がよく泡立つことを、自分の目と手でしっかり確認すること。うがいもすすめ、ツベルクリン反応とBCGの日には、出席率が90%を超すまでになっていた。

こうして、高甫村保健補導員制度は、昭和19年秋に発足した。戦争も末期の頃で、食糧も乏しく薬などはなく山で薬草採取をしたり、山羊を飼育し乳を絞り、ニワトリの飼い方も勉強していくことになる。そうした時に、赤痢が発生。ピンチだったが、これを期に衛生検査がスタート。清潔法という法律で、春秋2回が義務になる。高甫村では、春夏秋の3回やることにして、畳を上げること、便所にフタをすること、布団は干すこと、など通知をしてから、村の三役、衛生部長が検査に回った。上等だったら、二重丸の検査表を玄関の柱に貼ったのだ。

高甫村では、大峡さんを中心に、保健補導員が村中の衛生問題に取り組み、家族計画にも乗り出す。膨大な数があったヤミ中絶の根絶を説き、夫婦同席で参加する「おしどり会」の開催など、受胎調節を奨め、家族計画についても熱心に取り組み始めると、次第にこの問題もくったくなく話し合われる空気になっていった。

村の衛生五悪とは、

1、「手のひら皿」。その廃止。庭のカラタチのトゲを楊枝に使った。

2、回虫駆除。味噌の豆を炊く釜で海人草を炊いて、村の人全員に飲ませ寄生中駆除へ取り組む。昭和31年から水道が引かれて、この問題は解決した。

3、万年床の追放。農家はワラスベ布団が使われ押し入れは無かった。面倒がって敷きっ放し。年寄りは裸で寝ても温かいし汗をとるので病人にも良いとさえ言って、秋の収穫の後で、ワラスベは入れ替えるから、綿よりずっと良かったのだが、汚れが目立たないように敷布が黒い古布。これが衛生上の問題だった。

4、部屋が暗いのも問題だった。そうしているうちに、リンゴの栽培が導入され、暮らし向きが楽になっていく。いよいよ、家の改築、建て増し、部屋の改造によって部屋が明るくなっていった。囲炉裏はカマドへ。昭和25年には風呂の改造。もらい湯も自然に終わりとなる。しかし、囲炉裏が部屋の暖房の役目もしていたことに気づく。そこで、「冷え対策」としてストーブが導入されていくことになる。
5、口腔衛生。この講習会も開催され、ムシ歯予防にも着手した。
大峡保健婦を中心に、保健補導員の「母ちゃん」たちが、次々衛生五悪を追放し、暮らしを守りながら「人間回復」に目覚めていったのだ。

昭和30年（１９５５）1月、高甫村は須坂市[*1]に合併。昭和33年4月、「健康は私たちの手で」という第1回研修会を経て須坂市第1期保健補導員１５４人が委嘱された。須坂市の主婦が、次々交替で保健補導員になっていけば、いつかは須坂市の主婦全員が補導員研修コースの卒業生となるはず。住民自身が健康都市を作り上げることになり、これは、そのとおりに実行され、今日に至っている。

平成30年（２０１８）12月のある日、昭和56年に建設された須坂市保健センターで保健補導員29期会長の内山久美子さん、31期会長の山上久子さん、そして須坂市健康福祉課健康づくり課長の浅野章子さん、保健師の荻原幹子さんが、私を待っていてくれた。すでに、保健補導員制度がスタートしてから74年目。私は昭和19年3月生まれなので、この制度は、ほぼ同年といえた。

須坂市で、保健補導員の研修を受け、役目を終えた方は、7500人に及んでいる。この制度の先輩たちの活動を受け継ぎ、あらたな課題への取り組みをしながら、現在を担う女性の皆さまは、本当に明るくて頼もしいかぎり。この制度は、女性が仕方無く中絶を強いられたり、農業の働き手としても大きな役割を果たしていた地域だったので、60年間女性だけの組織として担われて来ていた。家族計画の問題などがとても話しやすかった、と内山さんは振り返った。任期は2年交替、男性が入ると多分男性が長になり、女性は副。女性だけだったから女性が会長。家族計画の問題は、現在は時代が変化してきて出生率を高めようという課題に変化してきている、と話す。60周年を機に男性も入るようになっている。

今は、予防注射を助け、検診を奨め、血圧測定など、体力づくりが課題、と山上さん。農家は自分の畑で野菜を栽培しているが、実のところこの方が高上がり。百姓の百をとって「お百ショップ」は大人気で、自分で作った野菜を売ったり、そこで新鮮な野菜も買える。このやり取りの楽しみは、何にも代えがたい喜びだと。農家を取り巻く環境は大きく変化して来ているという。今の向上した暮らし向きが語られ、私は、この頼もしさに感動した。

この保健補導員の組織は、高齢化の進む社会の中で、途切れがちな人間関係をつなぐ役目も果たしていた。ＯＢ会では、食事会、旅行などがあり、人生を楽しむためのコミュニティーになっているというのだ。

「幾つになっても、先輩の前に立つと、身がきゅっと引き締まる」と内山さんは笑った。こうした関係の中から、また女性が女性を助けるパートナーシップが結ばれ、年齢相応の勤めの場を得る関係にもなるようだ。温泉だったり、お風呂だったり、お茶会、マージャン、カラオケ、陶芸……など、自由に楽しめる居場所は、須坂市のみならず多くの市町村に出来ている。

内山さんは、余った時間を、誰もが満足の行く過ごし方が出来るように補助する役目をこの居場所で担っている。毎朝家の前を掃除し、コンビニで買った商品の包み紙をポイと捨てる高校生と顔を見合わす……。目と目が合うだけで、次からは捨てなくなる……という。語らずとも、世代が世代を育てる実践は、保健補導員という責務を果たし終えた経験が自信になって行動される。その表情から受け取れた。こうした方が市内に面と成る程育っている須坂市。女性の健康寿命が全国と比較して

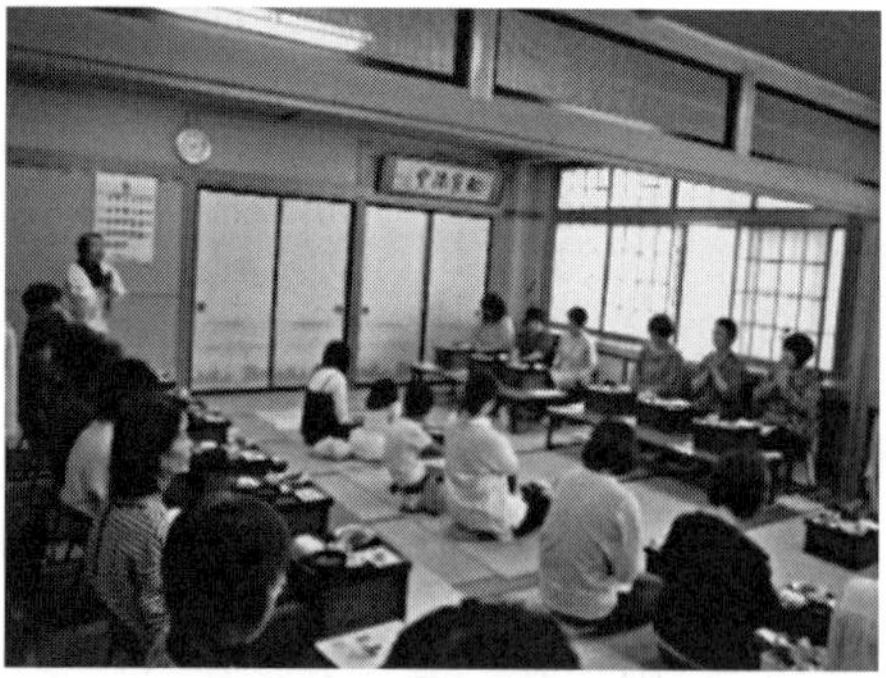

保健補導員ＯＢ会にて

も長く84歳。要介護認定率は14・0％。介護保険料は、県内19市中もっとも低く、元気度を見ると、65歳以上の元気高齢者は、女性63・4％、男性49・0％と見事である。

ここから波及した保健補導員制度は長野県77市町村中、76市町村に確立していて、最初から、たいへん心強く誇らしく思う取材が出来て驚いている。昭和24年、当時の厚生省が「国保保健施設拡充強化に関する通知」で保健指導のための住民組織として保健補導員の設置を市町村に呼びかけた時、長野県では、すでにこの組織が活発に動き出していた証しがここにあった。

## 第2節　臼田に佐久病院が産声をあげる

大峡(おおば)美代志さんが保健師として、高甫(たかほ)村に勤務した昭和19年（1944）、その翌20年3月初めに、若月俊一医師が、臼田に降り立った。

「その頃の東京の上空にはB29があれ回っていた。私は妻と小さな男の子の手を引いて、それから逃れるようにしてやってきたのである。信越線の小諸駅に降り立った時、冷たい山の空気が、痛いほど鼻をついたのを今でも覚えている」と記している。「都落ち」と言われて都会を離れる淋しさと、これからこの山の中で農村の医療のためにしっかり尽くしてみたい、という強い希望が、複雑にミックスした心情であったという。『復刻版「信州の風の色」―地域農民とともに50年―』を、盛岡先生からお借りした。佐久病院で若月医師が地域と取り組んで、健康長寿社会を目指した熱い情熱の活動が語られている一冊だ。

当時の長野県農業会佐久病院[*2]は、病院とは名ばかりで、入院患者はまだ一度もとったことは無く、出来てから1年2か月。荒涼たる千曲川原に、信州中野の製糸工場の寄宿舎を持って来て建て直した建物が、ポツンと建っていただけ。医者は3人、東大先輩の高齢の院長、学校出たての若い女医さん、そこへ外科医として若月医師が赴任。盲腸炎、盲腸が破れての汎発性腹膜炎、腸閉塞、胃潰瘍、胃がん、そして面疔（めんちょう）、やひょう疽（そ）……片っぱしから手術したという。この地域には、手術をする医師も病院もほかにはなかったので、手術を怖がる村人に、手術室の天井の窓から、手術の状況を家族に見学させたのだ。今でいうインフォームドコンセントの先駆であり、この中で住民の信頼を得ていったのである。

東大分院の図書館から借りた『ノルトマン・キルシネル手術書』全10巻と首っ引きで、産婦人科から整形外科の手術までやった。若月医師がやらなければ、患者は死ぬしかなかったのだ。凄まじい外科医療活動の始まりであった。手術はしばしば夕方から夜明けまで続き、手術を終えて当直室で前の晩に残したうどんを急いで食べ、病院の玄関へ出ると、外来詰所には、もう朝の患者が来ていた、……そんな日々が若月医師の当時、と記されていた。そんな忙殺の日々の中で、原爆の投下、そして8月15日。あぶらゼミの鳴く暑い日に日本は終戦を迎えた。

昭和21年、佐久病院に来た患者には、胃腸病と「腹の虫」（回虫）が多く、２０００人の40％が消化器の病気。そのうち、胃腸病が20％、回虫が7％、胃がんと胃潰瘍が４％であった。そこで、衛生講話は、栄養のこと、食べ物のことを、近代栄養学の理論に照らして、より科学的な方向へ指導しなければと意気込んでいくことになる。

その頃の農家は、お米だけ食べて、「百姓の一升飯」などとうらやましがられていたが、胃がふくらんで、胃がんも多かった。「ばっかり食」ではいけない、おかずも食べよう、と農家の母ちゃんたちと話し合いを持つようになる。魚も、肉も、野菜もとり、脂肪はカロリーが多いからある程度とって、しかし、動物性脂肪はコレステロールが多いから、あまり良くないぞー。植物性の油なら良いが……。ところが、そんな話をしても農家はそれを買う現金がなかった。ならば、ゴマを栽培してゴマ油で野菜を天ぷらにしようという話がもちあがる。その婦人会のあった夜、村長さんから電話があり「変なこと言いふらしちゃ困る。この地方では、ゴマを栽培すると、その年は米が取れなくなるという信玄様のたたりを知らないのかねー」と。

やがて、こんな迷信はいつまでも続くはずがなく、村長とも仲良くなって、農民の共感を得るやり方を工夫していくことになっていく。この経験から、〝村では演説はしないで、劇で判りやすく〟という宮沢賢治の教えを思い出し、信頼と協力を得る運動のやり方を実践しはじめる。良く知ると、この村には、農民独自の工夫があって驚かされることばかり、農家はウサギや鶏を飼い、正月や盆、冠婚葬祭には、これを食べていた。さらに佐久地方では、山羊乳を飲む習慣があり、どの農家でも山羊を飼って、畔などの雑草を食べさせて、牛乳に劣らない山羊乳が日常食になっていた。山羊飼育農家は、長野県の佐久を中心にして、隣接する群馬県の各地にも多く、調査をすると、この町村には、結核や乳児の死亡率が低いという事実も突き止めることができたのだ。

もうひとつが、佐久の鯉。田植えの終わった田の中に稚魚を放ち、これを10センチほどに育てて、稲刈り前には燻製にしたり、焼いたり煮たりして食べるのだ。それを裏付けるような似通った話が私の育つ場面にあった。私の生まれ育った五郎兵衛新田村（ごろべえしんでんむら）（浅科村を経て現在は佐久市）でも鯉が日常食べられていた。まだ圃場（ほじょう）整備が行われる以前の〝ごろべえ田んぼ〟に巡らされた細い水路にガマが茂りドジョウがいて、そのドジョウ一升は、お米一升で物々交換が出来た。だから、稲作農家のわが家は、夏場はほとんど毎晩、ネギのたっぷり入ったドジョウの味噌汁だった思い出がある。また、年子で生まれた私を山羊乳で育てた、が祖母の口癖でもあった。

村の中で衛生講話をやって歩いた若月医師は、そこでは〝「教える」より「教わる」ことが多く、大学の教科書にはない民衆の知恵に驚くことになった〟とも記している。

農村医療を始めて、一番引っかかった問題は病院から外へ出ての診療で、〝医者は「来た患者」だけ診れば良い〟〝医者から出かけていくなんてとんでもない〟〝医者が出前をするとは何事だ、みっともない〟と馬鹿にされたという。しかし、実際は医者を呼ぶことを「医者をあげる」と言っていたし、よほど悪くならなければ病院には来なかった。農村には医者に診せないで祈祷師を呼んだりする風習さえ残っていて、我慢することが社会的な風潮だった。①医療費という経済的な原因、②農繁期で多忙、手間がない、③へき地で無医村、④衛生知識の欠如、まで、結局「手遅れ」を招いていたのが当時の実態だった。
「がまん型」と「気づかず型」として、「潜在疾病」を調べてみると、地域に出て行って、住民の身体を直接診なければ分からない今日の「集団検診」の必要性にたどりつくことになるのである。牛車での「出張診療」は、振る舞われる農家の「銀めし」が楽しみで村の中へ出向いた。無医村出張診療が続き、普通の町村にも広がって、全村民の「一斉検査」をやろう、それも年1回「定期的に」やろうとなったのだ。ついに八千穂村で「全村健康管理方式」が始まる。自治体の事情から病院のあった臼田町ではなく、隣の八千穂村で実現していくことになる。

また、若月医師は、長野県にはたくさんの温泉があり、湯治にも着目した。冬の農閑期になると、米と味噌を背負って温泉へ行き、時には3か月もの間、自炊をして身体の疲れを治すのが湯治である。もっと追求して、温泉の医学的利用、温泉治療学を農協の全国厚生連会長らに説くことになる。その結果、鹿教湯温泉にリハビリテーションのための鹿教湯病院が創設された。佐久病院が、高度経済成長の波に乗って大拡張が行われ、日本農村医学研究所も完成し、ここでは、農薬中毒の研究、スモンの問題、公害問題にも、真っ正面から取り組まれることになった。

この度、盛岡先生が、私に貸してくれた『信州の風の色』の一冊は、若月院長が「若月塾」で1年間講義をし、そのまとめの本であった。世界がさまざまな面で、大転回を遂げた50年が、医療に与えた影響の大きさを語り、農村の生活自体の変化にも、目を見張っている感覚がヒシヒシと伝わる内容で、結びに、〝今や日本は「長寿世界一」になった〟としっかり記されていたのである。

そして、この原稿をまとめていた5月20日、佐久大学では、日野原重明先生が105歳で亡くなるまで名誉学長を務めた聖路加国際大学と、包括的連携の調印式が行われた。思えば、会長・日野原先生をお迎えして「新老人の会」長野支部が開催した最後のフォーラムのゲスト講師は、佐久総合病院名誉院長・夏川周介先生であった。「生き方上手に学ぶ―若月俊一先生と日野原重明先生―」と表題して、ほぼ同世代、医学の分野のお二人の足跡を比較して話された。当日、日野原先生は、控え室にベッドを用意するように指示を出していたにもかかわらず、会場の最前列でじっと聞き入っておられた。帰ってから、パワーポイントのデータを欲しいと要望され、私はそれを送った。自分ももっと深くとらえてみたいとのお考えだったのだ。天国からでも、この連携の場に、参列されているように思えてならなかった。

## 第３節　八千穂村で衛生指導員が始まる

昭和20年（１９４５）、終戦を迎えた村は、どこも同様に貧しさの限界で、衛生状態は最悪であった。村の医師が往診に行くと、座った靴下に中にシラミが入り込み、家に帰ってムズムズ痒くて困った、という。茶碗にご飯を盛ると、待ち構えたようにハエがたかり、それを手で払いのけながら食事をすることを、誰もが不思議と思わず当たり前の時代。

昭和28年に、八千穂村に合併する前の穂積村で赤痢が集団発生した。最初の患者は児童だった。原因は学校の水。各町村にあった避病舎がいっぱいになり、溢れ出て公民館にまで患者を収容するありさま。この赤痢大発生を教訓に、村長は2つの決心をした。一つは、佐久上水道の建設（昭和35年竣工）。もう一つが、県環境衛生連合会の指示で、人口１０００人に1人の「環境衛生指導員」を置くことであった。八千穂村では、人口６０００人程度であったが、８人置くことにした。他の町村は、乗り気ではなかったという。20歳代の青年が選ばれ、第一の仕事は、伝染病予防のため便所のハエの駆除。県の主催した環境衛生大会で発表をすると、実践作業について質問攻めにあったというから、ここがいかに先進地であったかが分かる。

ノミの退治には、床下消毒。回虫の駆除には検便の徹底で、大奮闘であった。

この成り行きを見た女性が、赤痢にならない体力を付けるには栄養が大事だと気づく。みんなで大豆を栽培し、「豆腐の日」を制定。若妻会で、食生活改善講習会などが開かれ、昭和32年には保健所から「栄養改善指定村」に選ばれた。これが「栄養グループ」を誕生させる。保健所の栄養士による調理講習で習った知識や料理法を、今度は各地区の公民館に、ナベ、カマを持参して伝達講習を行った。コンロ、炭など、一切の用具をカゴに入れて背負っての講習会であった。子ども連れで集まり試食。その後は歌ったり踊ったり、のんびりした時間がまた楽しく、ここでマヨネーズの作り方も学んだと、当時を思い出して語っている。今も野菜を多く食べる県民性が習慣づけられていて、ここは特筆したい良い食習慣といえる。この栄養価の高い豆腐は、冬には凍み豆腐にして、農繁期の保存食に、という知恵が発揮された。八千穂でも山羊を飼育して「山羊乳、鶏五羽運動」を提案し、養鶏だけではなく、自分たちが卵を食べることも薦めた。

その村で見逃せない病気が、結核と脳卒中であった。住民は、家中の消毒には慣れていたが、結核の家族内感染の消毒は大掛かりで嫌われた。ともかくなんとかしなければ、という熱意で胸部エックス線検査の受診を薦め、たちまち受診率98％に達し、約10年の取り組みで患者数は激減させたのである。また、脳卒中の患者も多く、家で寝たきりになっていた。家族の看病は大変な重荷となり、まだまだ農村の課題は、少なくはなかった。

昭和33年、佐久病院と八千穂村が協力して教育映画「農村の病気」を製作することになる。肉体的疲労、精神的緊張、栄養不足、冷え、不潔な環境という5つのストレス要因を、若月医師が提案し、それらの予防をテーマにした。ナレーション以外は、すべて、村の人と佐久病院の職員が担当。映画は半年がかりで完成し、村の各地区をまわって上映された。これを機に、佐久病院映画部が次々と自主映画をつくるようになる。「農民体操のすすめ」「中気の老人たち」などなど……。

佐久病院の若月院長は、八千穂村で「早老調査」なども実施した。目の調整力（老眼の度合い）、関節可動度（肩、背骨、股関節の動く角度）、立ち幅跳び、肺活量、握力、背筋力などを測定して、総合して生理的年齢を出すというかなり科学的な分析。結果は、農村は、都市に比べて、5年は「早老」で、特に女子に著しいという結果がでた。早老と寿命とは違う。そうした調査がうまくいくように協力したのが、衛生指導員や衛生部長たちであった。

当時の国民健康保険は窓口ですぐに自己負担分を支払いはしなかった。しかし、国は国保の半額窓口徴収の方針を打ち出し、ほとんどの町村、医師会はこれに賛成した。八千穂村の村長は反対をした。今と違って、農家には養蚕のお金が入るお盆と、米の収穫後の暮れの2回しか収入がなかったからである。国の決めたことゆえ、いくら県に要望しても、どうにもならなかったのであるが……。村医の開業医も支払は後で良いと言い、八千穂村だけは特例として窓口徴収を延期することが認められたのだ。村は立て替えるなど、いろいろな知恵を絞る必要があった。それでも、現金収入のない時代に医療費を払うのは大変な重荷で、工面のためにブタやウシを売ったり、遂には中途退院などを発生させていたのである。

そこで、佐久病院院長が、全村の健康管理をやり、病人をつくらないようにしよう、と村民に呼びかけ、村ぐるみの健康管理の仕組みがスタートする。昭和34年7月のことであった。決まるまでには、多くの課題があったが、この村医が、地域の医師会までをも説得して実現させてしまった。健康手帳、健康台帳が作られ、昭和58年に老人健康法が制定。国民の40歳以上の全員に配布されるようになったが、これは、すべてこの八千穂村が出発点になっているから驚きである。

村民意識の向上から、全国の健康管理先進地への視察も活発に行なった。昭和45年に、乳児と60歳以上の老人医療費の無料化を実施していた岩手県沢内村*3へ視察。「あまりにも雪が多く、あまりにも貧しく、そしてあまりにも病人が多い村であるということから、当時の村長は、住民の生命を守るために私は命を賭けよう」と政策を実行したことを聞く。そして八千穂村が恵まれていること、まだまだ健康に関する意識に欠けていることに気づかされるのであった。

佐久の寒さは格別。そこでストーブ実験を考え、対象になった家には北海道式のストーブが、石炭つきで設置された。入っていない農家が日中室温零下2～4度に対して、対象農家は10度。画期的な暖かさを目の当たりにしてストーブの設置が多くなる。「暖房入れて医療費が減った」が村の合言葉になった。

昭和44年10月、国際農村医学会議が佐久病院で開催され、ドイツ、フランス、チェコスロバキア、イギリス、ソビエト（現ロシア）、アメリカ、インドなど25か国から約80人、全体では５００人が参加した。その農村視察は八千穂村で行われ、この手伝いから大いなる誇りを得ることになったのである。

昭和48年に、佐久病院に「健康管理センター」が完成。「集団健康スクーリング」（通称「ヘルス」）になり、その間に、脳卒中登録システムも始まる。

次に向かった視察が松川町＊4。自主的学習グループをつくり毎年開催している「健康を考える集会」に参加した。そして20もある学習グループに驚く。そのネーミングが「通風の会」＝尿酸値が高い痛風の方がつくる会なのだが、〝通風のほうが痛みが軽そうだ〟ということからこの名前に。「２、３ｇの会」＝脳卒中後遺症を持つ人の集まりだが、１日の塩分量を８ｇ以内にしようということで、昼食の塩分量を示した名前。みんなが楽しそうに学習していた。発表では若妻会の「子どものムシ歯」運動に感動。自分たちで予防対策のスライドを作って町全体で上映した。そこからも多くのヒントを得、毎年通って学ぶようになっていった。

そして、秋田県の象潟町（きさかたまち）＊5の上郷健康センター「上郷健康祭」の視察から、村では昭和59年11月、「第１回健康まつり」に漕ぎ着ける。体力づくりとして、ジャズ体操、ストレッチ体操、ヨガなど。健康まつりのメインテーマでは、体験・経験発表が行われ、成功を収める。

昭和60年からは、健康まつりに、演劇を取り入れる。これが健康指導員活動のいのちになり、実話に基づいた「ガンコ親父の胃がん施設検診」は大好評。劇の上演は絆の濃い仲間を結びつけていくのであった。

婦人検診の必要性から「婦人の健康づくり推進員」が活動を開始。女性は小回りが効き、動きが早いことから人気が高まった。そして、男性の衛生指導員は健康管理の中でリーダーシップをとり、婦人推進員は、集団検診の受診勧奨と検診のお手伝いをそれぞれ分けて担当することになっていったのである。

健康管理の政策を取り入れて30年になろうという八千穂村、まだ、がんによる死亡者が年間8～10人は出ていた。日本一健康で長寿の村を目指すためには、ということで、時の村長は、観光開発を中止して全員に人間ドックをやろうと決める。その財源は、別荘地を貸し付けることで解決させたのであった。

この村の健康推進活動がここまでに育って来た陰には、佐久病院若月院長、ほか医療担当者の適切な助言、多大な指導が土台になっていた。うどん会やお酒を飲む会などを積極的に取り入れ、関係構築に心がけたことが明記されていて、佐久地域の人らしいなあ、と強く印象に残った。その時代ごとに最も重要なテーマ「高齢化問題」「認知症問題」などを掲げ、今は双方の推進員は、地区毎に地区ブロック会として、八千穂の子育てのため「やちの子教室」なども開催し、協働で地域ケアに取り組み続けている。

このほかにも、長野県内には、その地域が自発的に取り組んだ同様な例が山積していることに驚かされた。多くの地域に始まったさまざまな取り組みに共通して言えることは、住民自身が〝健康は自分で守る意識を持つ〟という基本である。

## 第4節　長野県の健康長寿について

長野県の平均寿命は、平成22年（２０１０）には、男女ともに全国1位であった。私が知る健康への取り組みで最初の運動に減塩運動がある。子どもの頃から、毎日の食卓に味噌汁があり、祖母は、そのときどき前栽畑で採れる野菜を入れたり、ドジョウだったり、味噌汁だけは、母が農業の手伝いのおじさんと仕事を終えて帰宅するまでに間に合わせておくのが常であった。加えて母は、秋口なら大きな瀬戸物の壺に漬かっている味噌漬けのサンマを焼いたり煮物を作ったり、農作業手伝いのおじさんも夕食は一緒に食した。冬には野沢菜漬けが、食卓だけでなくお茶の時間にも出されていた。減塩運動と聞いて、そうした普通の食べ物が本当は良くなかったのかなあ、と心配になったものだ。県内は、侃々諤々（かんかんがくがく）の論議が巻き起こった。県が主唱し、ＮＨＫ長野放送局も取り組んでいたので、県民誰もが無関心ではいられない問題になった。

ところが、そんなに間を置かず、秋田大学が「醸造食品には計り知れない効能がある」との研究結果が発表され、新聞に載ったのだ。減塩は大事。でも、味噌には、日本の伝統食として計り知れない効能が秘められていた。野沢菜漬けには、乳酸菌醗酵が伴われていることも分かった。信州の味の双璧は、あながち減塩運動で切り捨てるわけにはいかなくなったのである。具だくさん味噌汁へと工夫が始まるきっかけにもなっていく。

そんな折であった。信濃毎日新聞主催で、水野肇さんが基調講演のシンポジウムがあり、私はパネラーで出席していた。そこで「人生はピンピンコロリが一番幸せ」という言葉を聞いたのだ。死ぬことは嫌だ、でも避けて通れない。そうかピンピンコロリ人生を送ればいいんだ、と明るい気持ちになったことを思い出す。長野県が、非常に貧しい時代をどう知恵を絞って生き抜いてきたか、を各地で学んできた。

ここまでたどりついたので、現在の長野県の実情について、岡田啓治先生(県医師会副会長)にお話を伺うことにする。長野県健康長寿プロジェクト・研究事業による報告書など、多くの分析データが整理され表にもなっている。それらを見ると、健康長寿という課題が、すべての人の希望目標であるにもかかわらず、常に変動し、気をゆるめてはいけない課題であることに気づかされる。

岡田先生は、ひと言で語れる問題ではないことを前提に、多くの表を示しながら、噛みしめるように説いてくださった。

長野県の健康長寿の要因の一つとして、低い乳児死亡率などからも分かるように、その適切な保健医療提供体制は誰もが認めるところである。違った切り口として、「信州教育」についても一考する余地があるのではないか、と話された。

教師の強い使命感と責任感、また高い倫理観を後押しし、教師の教育研究を支援しようと「信濃教育会」が明治19年（１８８６）に発足。学校や教育に対する社会の協力、支持を得ながら「学校で学ぶ」という文化が県内全域に浸透していったことが大きな土台になっていると強調されたのだ。「信州教育」が学校医を制定したのは、明治31年。これはずいぶん早い取り組みで驚かされる。昭和４年（１９２９）になって、学校看護婦、後に養護教諭、昭和５年に学校歯科医、昭和29年に学校薬剤師、平成17年（２００５）に栄養教諭が制定された。実際の活動はそれ以前から行われ、学校という組織の中に、多職種による保健医療の複合体が誕生していたことを大きな要因として挙げられたのである。

このように、長野県の健康に対する考え方は信州教育を土台に、学校での健康教育の場で浸透、発展を実行してきている。また、こうした学校コミュニティーにとどまらず、開業医、食生活改善推進員、保健補導員などとの協力で地域コミュニティーを、さらに中小企業における従業員、産業医が会社・事業所コミュニティーを形成して、技術革新志向や目標意識を高めてきている。そのコミュニティーの根底にある精神こそが、信州教育で培われた気質や、個人個人のまじめな性格に裏付けられていると指摘されたのである。

強い公衆衛生や健康への意識の高まり、健康に対する自己責任、正しいことを素直に受け入れる人間形成、協調性や探究心、伝統ある習慣を守り次世代へ繋ごうとする精神に見える「信州型共生社会」が構築されてきた結果こそが、現在の健康長寿社会を産み出してきた、と言い切った。

統計分析結果を基に健康長寿の要因をまとめた同プロジェクトの報告書では、

1、高い就業者意識や積極的な社会活動への参加による生きがいを持った暮らし。就業率、特に65歳以上の就業者割合が高い。社会活動・ボランティアへの参加率が高い。

2、健康に対する意識の高さと健康づくり活動の成果　習慣的喫煙者の割合が低く、メタボリックシンドローム該当者・予備軍割合、また肥満者割合も低い。野菜の摂取量が多い。

3、高い公衆衛生水準及び周産期医療の充実　保健師数が多い。下水道普及率が高い。特に乳児死亡率が低い。

以上の三つにまとめられている。

このように、短い期間ではあったが、幾つかの取り組みを学んできた。実践されてきた多くの先人の知恵と努力が、長野県全体の健康長寿への道を力強く推し薦めてきたことが読み取れる。今回は取材をしていないが、国保浅間病院の取り組み、阿南病院のへき地巡回医療、県立こども病院による乳児死亡率の改善など、地域ごとに行われている住民に寄り添う活発な医療活動が、長野県の健康長寿を支えている。

改めて、昭和19年（１９４４）３月生まれの私とほぼ重なるこの健康長寿を目指す長野県内の自主的な医療活動が、今の暮らしの土台をもたらしてくれていることを学び、感謝が湧き上がって来た。ご指導いただいた皆々さまにお礼を申しあげ、この取材のペンをおく。

注釈

＊１　須坂市＝長野市の北東に位置する高地にある農村地域

＊２　佐久病院近くの活動した地域＝南佐久郡（八千穂村を含む千曲川沿いの谷あいの集落）、浅科村（五郎兵衛新田がある）、鹿教湯（温泉地）、佐久市等々

＊３　沢内村＝岩手県の寒村

＊４　松川町＝長野県南信州の田園地帯、現在は果樹栽培が盛ん

＊５　現秋田県にかほ市象潟町

# 第4章　ＥＢＡＩＳコスタリカ

鈴木　信

コスタリカは中米にあってパナマの隣の熱帯地域にある。日本の九州と四国を合わせたくらいの大きさで太平洋の間に挟まった小国である。人口は全体で４００万人しかない。コスタリカで有名なのは自然の動植物が多く生息することで、特に鳥獣類の宝庫として知られ自然の動植物の秘境として人気がある。

コスタリカ政府は19世紀の１８６９年、女性を含めた初等義務教育をすすめ識字率が中南米でトップになった。１９３０年には上水道整備をすすめて消化器疾患の撲滅に成功した。そこで１９４１年から健康保険制度の確立に取り組んだ。コスタリカの健康保険制度は１９４１年のＣＣＳＳ（Coja Costarriceanse de Seguro Social）に始まる。そして１９６１年までに全国にわたってプライマリーケアの無料化することを宣言した。１９７３年にはＣＣＳＳは政府保険協会の直接サービスから中央財務管理団体に移行されたが、その後も保健省の指導の下にある。その後も保険制度は拡大されて、２０００年以後にはほとんどすべての人口グループを保険でカバーできるようになった。そして現在、ＣＣＳＳを通して全国民のヘルスケアは予防、プライマリーケアはもとより、出産、農民、貧困者、高齢者、死亡にかかわる高度医療まで適応範囲が拡大され、実質的に無料となり、国民全員がＣＣＳＳのＣＯＪＡといわれる国民健康保険に登録されることになった。かくてコスタリカの健康保険は世界一管理されたシステムになっている。ちなみにＣＣＳＳの財源は所得税（所得の15％がかかる）と退職年金、高級品・酒税・ソーダ税・輸入税等である。コスタリカは前大統領の時代に永世中立を宣言し、軍隊を廃止した。その姿勢がエルサルバトル、ニカラグラの賛同を得て中米の平和実現に成功した。その功績によってアリアス大統領が１９８７年にノーベル平和賞を授与された。その結果、軍事予算を削減でき、予算の余剰を医療政策に投じてＣＣＳＳ制が確立できた。

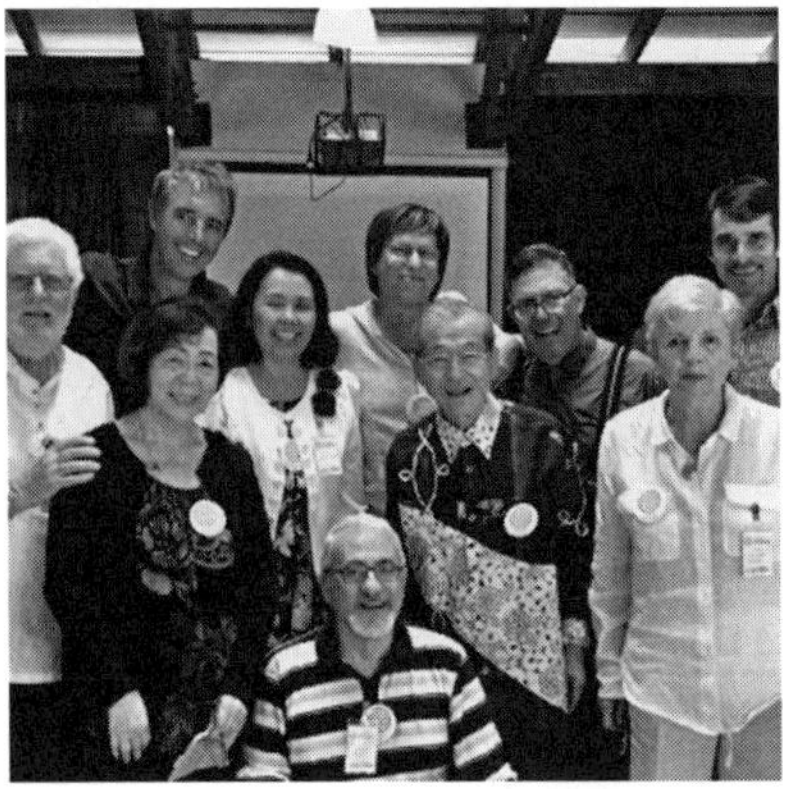

コスタリカのニコヤ大学のブルーゾーンサミット会場にて。５ブルーゾーンの代表が勢揃い。左から、ミッシェル・プーレイン、後列にダン・ブエットナー、前列に鈴木陽子、次いでイタリアのクリスティーナ・クリソフーウ、鈴木信の後ろには、コスタリカの代表者と前列にニコヤ市長、最前にサルディニアのジョバニー・ペス

一方、コスタリカの医療はＥＢＡＩＳという元々地域にある地元の診療所から始まっていた。それは地域のすべての個人のプライマリーヘルスケア（一次医療）と予防ヘルスケアを担当していた。１９７０年、当時のフィゲーレス大統領はＣＣＳＳとＥＢＡＩＳ（Equipos Básicos de Atención Integral en Salud）とを契約して、両者を結びつけることを計画した。これが功を奏しコスタリカの乳幼児死亡率の低下は中南米で1位となり、平均寿命は66歳から一気に80歳に延長した。心疾患の死亡率は男性では米国の3分の1に、さらに1人当たりの健康ケア料は米国の10分の1になった。そして健康保険の使用料は世界一低レベルになった。それは国民一人一人が病気になることが少ない、つまり健康であることを意味する。そして国民の関心は病気のケアではなく、健康の保持や増進に向くようになった。

コスタリカは81のカントン（群）に分けられている。各カントンには1か所から4か所のＥＢＡＩＳがある。ＥＢＡＩＳは全国で１０００か所以上ある。ＥＢＡＩＳのそれぞれは住民１０００人から４００００人をカバーしている。

ＥＢＡＩＳは初期には一般住宅に間借りをしていた。当時は医師と看護師と医療クラークだけで構成されていたが現在はそれに薬剤師、検査技師をも含めて大掛かりな施設になっている。現在は独立して保健所兼クリニックになっているところが多い。ＥＢＡＩＳのクリニックでは月曜から金曜には医師が常駐している。プライマリーケアクリニックは朝７時から受付が始まる。受付で当日の診療の予約をとると自宅に帰って待機している。そして予約時間にクリニックを訪れて診療を受ける。診療は最初、血圧と体重を測る。ついで質問用紙に来院状況を記入する。そこでは看護士は白衣とジーパン姿である。９時30分になるとスタッフと患者さんはコーヒーブレイクに立ち寄る。そこでチャッティングする。診療は10時から始まる。診療時間は日本の５分とは違って少なくとも１人20分から30分かけて必ず聴診器をあてる。臨床検査が必要な場合はさらに予約をとる。薬はクリニック内の薬局からもらえる。薬はすべて無料である。もしＥＢＡＩＳでカバーできないようなケースの場合は専門機関に紹介する。コスタリカではクリニック等の一時医療と私立病院等の二次医療と大学病院等の三次医療の役割が完璧になっている。

ＥＢＡＩＳは地域全体の家庭訪問も行っており、通常バイクで訪問看護師が行う。現場では血圧測定のほか、血液などの臨床検査を行ったりすることもある。また予防注射や保健指導や生活指導やビタミン等の簡単な薬の配布も行っている。特に障害者に対しては親切に対応し、高齢者に対しては敬意を表している。クリニックでも訪問看護でも受診者はリラックスした雰囲気で豊かな気分を持つように心がけている。

ＥＢＡＩＳの家庭訪問に同伴したダン・ブエットナーの記録を紹介しよう。ひんやりした真冬の朝であった。ダンはＥＢＡＩＳの職員について行った。一見沖縄の駐在看護婦（公看）の対応に似ている。彼女はバックパックを背負って、ワクチンの入っているアイスノン入りの保冷箱を持って行った。山間の小さな村。そのチームには看護師と記録係と検査技士よりなっている。その地区は住民３５００人の地域を担当していた。その日は一日で数件を訪問した。それぞれ30分。家族の病歴、血圧測定、ワクチン接種、家族の薬の内服状況、飲食類のチェックをした。ある家庭では2歳児がいた。そこで家庭の食事を指導してビタミン剤と駆虫薬を手渡した。ある家では白パンと牛乳だけではなく、豆類や野菜やフルーツを多く摂るように勧めた。またある家では89歳の一人暮らしの老婆に会った。そして「糖尿病や心臓病になるといけないよ」といって近医受診の予約をとってあげた。地区の多くの人々が引きこもりがちなので具体的なボランティア活動グループを紹介した。

ＥＢＡＩＳは広報活動も行っているところもある。住民は自身の健康のために少なくとも6か月毎にＥＢＡＩＳに行く。そして心電図、超音波、エックス線検査、血液検査等を必要であれば行う。

このほかにコスタリカには民間医療としてクリニックや病院もある。ＥＢＡＩＳの場合は待ち時間が長い。しかし民間医療の場合には待ち時間が十分節約できる。また地域によっては私設のクリニックのドクターがＥＢＡＩＳのドクターを兼ねて契約しているところもある。

筆者は２０１７年11月、コスタリカの北部にあるリベリア空港に降り立った。リベリアはコスタリカの第二の都市であった。空港ロビーは沖縄の離島空港並みのサイズで２階建てであった。私が第一に感じたのは人が少ないことであった。ロビーについて最初に見たのはロビーの天井が剥がれたままでがれきの山があちこちにあった。前日大きな地震がコスタリカにあったと日本でも報道された。しかし空港機能に支障はないというメールがあったので、渡航を強行することになったのであった。コスタリカにはこの程度の地震はよくあるそうで、人々は特に気にかけている様子はなかった。到着は予定を２時間も遅れたが、送迎車が待機していた。

コスタリカはスペイン語圏であるので彼らの英語はたどたどしかった。その空港はニコヤの隣の街であってニコヤまで１時間余りの時間がかかった。空港を出て間もなく延々と続く荒れた牧草地帯で、はるか彼方に山並みが遠望できた。それらは火山で数年前に同時に噴火が起きたそうであった。さらに昨年には大きなハリケーンに襲われて、あちこちに倒木がそのままになっていた。人々は地震よりもハリケーンの方が心配になるそうであった。

ホテルという名ではあるが、1階の長屋であってモーテル風であった。しかしそれがニコヤ市最大のホテルであることがあとでわかった。ホテルは街のはずれにあったが森林の中にあって鳥のさえずりが心地よかった。早朝4時、鳥の声に目を覚ました。早々と朝食をとった。コーンでできたパンと卵焼き。野菜と果物が多種類で豊富。10時開始というものの、迎えがなかなか現れない。11時近くになって街の中央公園へ行った。暑い日差しのテントの中で大勢の人々が待機していた。その前に一段と高い舞台があって学隊が演奏していた。ニコヤの市長が我々を案内してくれた。熱帯地方なので焼けつくような暑さであった。

やおら副大統領が舞台に現れ一発演説をぶった。全部スペイン語。午後ニコヤ大学で講演・シンポジウムの学術大会が開かれた。会場は屋外でどこからでも入れる。進行は遅れ遅れで、終わらない発表は翌日に回すという。時間があってないようなものである。これがコスタリカの風潮なのかもしれない。昼食は昼食で、出てきた順番から食べる。オーダーしてから1時間経ってからそれから作り始めるらしい。人々はお喋りに興じていた。私は空腹になったのでひと言催促したところ、市長をはじめ一同がオロオロしてしまった。ベルギー大学のミッシェルが私をなだめにかかった。郷に入れば郷に従うべきであった。これがコスタリカの健康で幸せな長寿をもたらしたのであろうか！　コスタリカの人々はくよくよしないという。大きな草原があっても自分のできる狭い範囲の小規模の農業や牧畜業をやって生活をエンジョイする。何も焦って大規模にすることはないという。

筆者たち夫婦は大会終了後2、3日、コスタリカ中部のモンテベルデ自然保護区とアレナル火山国立公園を旅行した。しかし行き当たりバッタリで、バウチャーは紙切れ同然であって、ないようなものである。現地へ到着してから宿を決めたり車の手配をしたりする。タクシーも自分の領域までで次の地域のタクシーに引き継ぐ。次のタクシーがなかなか来なかった。夜がとっぷり暮れた。前のタクシーの運ちゃんは平然としていて落ち着いたものであった。「やがてバスが来るでしょう」。夜10時、我々はやっとリベリアへ着いた。しかし予定の宿はすでに誰かが宿泊していた。そこでセミナー大会で新たに仲間になった夫妻が夜中なのに来て、宿の手配をしてくれた。コスタリカの人々は人が良いとはいうものの、「なんくるないさ」は沖縄の遥かに上をいっている。

コスタリカは軍隊を持たないために、国の防衛は現在、アメリカに頼っているから国内に多くのアメリカ軍基地がある。またコスタリカはハリケーンや火山噴火や地震が多発する災害国でもあり、日本と相似ているところがある。日本も国是にも大いに参考にしなければならないところが多い。

コスタリカでは、国民全体が健康保険に登録されていて、実質的には保険契約したＥＢＡＩＳによってカバーされている。ＥＢＡＩＳは家庭機能と保健所機能を兼ねていて、さらに高齢者の在宅福祉機能をも兼ね備えている。都会ではプライマリーケアが主体であるが、地方や僻地（へきち）では巡回診療や独居者や高齢者の在宅訪問による医療・予防さらに具体的な生活指導や自然をも行っている。それがコスタリカの立役者になっている。それは戦後の沖縄の駐在型公看と長野の保健補導員と相似た機能を持っている。沖縄やその他のブルーゾーンにおけるこのようなシステムが、同時代に発生したところが大変興味深い点である。

# 第５章　沖縄の健康長寿と私・アメリカのブルーゾーン、ロマリンダ

クアロン下地のり子

## はじめに

今年で最後の誕生日になるかもしれない。９月７日で96歳になる病床の母のそばにいたい。敬老の日を一緒に過ごしたいという思いで故郷、宮古島を訪れた時であった。〃私はかねてから思っていたのであるが、健康長寿（healthy longevity）の根源は地域に根ざした公衆衛生活動にあると信じている。沖縄の公看、長野の保健補導員、そしてコスタリカのＥＢＡＩＳなどがそれに相当するであろう。ロマリンダ（Loma Linda）がブルーゾーンに入ったのも何か独特なものがあるに違いないと思っている。第二に私はスピリチュアル・ウェルネス（Spirutual wellness）をとりあげたいと思う。そこでは生き甲斐が重要だと思う〃と、尊敬する鈴木信先

生から連絡を受けた。ちょうど台風15号が宮古島を去った直後で、世話になる妹の家にはロウソクと懐中電灯で明かりを灯している状態で、金曜日の晩であった。

しばらく忘れかかっていた健康長寿のトピックに心が躍り、およそ20年前に鈴木先生の本、沖縄プログラム（"The Okinawa Program"）を手にした時と同じような興奮した気持ちで電話口に出た。世界五大ブルーゾーンの一つ、アメリカ合衆国ロマリンダ市について原稿の依頼であった。ロマリンダ市は私が住んでいるリバーサイド市のすぐ隣の市というだけでなく、およそ三分の一の私のアメリカでの生活がある。ロマリンダ大学大学病院で働き、ロマリンダ大学看護学部、公衆衛生学部、修士課程と進んだ長い学生生活、さらに毎週土曜日の安息日は日本人教会にも行った関連深い市だ。沖縄のブルーゾーンが伝統的沖縄文化の中で育まれてきたように、ロマリンダのブルーゾーンもユニークなロマリンダのセブンスデーアドベンチストというキリスト教の文化の中で育まれてきたのではと、私は日頃感じていた。

沖縄に生まれて育ち、沖縄はブルーゾーンの一つだと呼ばれ、私自身も65歳を過ぎ元気に幸せに年を重ねていきたいと思う健康長寿への私の興味は、むしろ自然なのだろう。さらに沖縄、日本に限らず世界は高齢者社会へと確実に進んでいる中で、健康長寿の秘密やキーポイントを取り上げ推進し、元気に年を重ねていくということは何も長寿の島・沖縄生まれだということだけでなく、公衆衛生の観点からも大切なことではないかと思う。先生としばらくの旨をお話しながら、自分をふるい起こし、鈴木先生の期待に応えられるのだろうかと思いながら、ロマリンダのブルーゾーンを学んでみようという結果になった。

## 第１節　沖縄の健康長寿の秘訣

沖縄の健康長寿と私の旅はかれこれ約20年になる。最初に私が沖縄の長寿のニュースを知ったのは２００１年に出版された"The Okinawa Program"（沖縄プログラム）という本を通してであった。琉球大学で沖縄の長寿の研究をなされていた鈴木信先生、ブラッドリー・ウィルコック先生、そしてクレッグ・ウィルコック先生が健康な沖縄の高齢者の生活習慣、食生活をこの本を通して世界に広めた。

１９８７年にアメリカ留学してから約10年以上も経ち、語学、国家試験、就職、そして永住権の獲得などと、頑張っている時であった。私の生活習慣もアメリカ化し、アメリカ人と一緒に働き学び、アメリカの文化にそれなりに適応してアメリカ在住を楽しんでいた私にとって、長寿の島、沖縄のニュースはとても衝撃（我に返るとでもいいましょうか）と同時に誇りでもあった。その頃、私は長い間続けた臨床看護から地域看護に視点を移行、病気の予防と健康促進に興味を持ち地域保健所に働き始めた時であった。沖縄のオバアたちの健康な生活習慣は肥満や生活習慣病の問題をかかえるアメリカ社会で地域看護をやりたいというわたしに大きな希望と勇気を与えた。そしてウチナーンチュは健康の模範だという自覚と確信を持ったことを覚えている。私はこの本を手にした時、沖縄のこの誇り高い伝統的健康な文化と生活習慣はぜひ守っていかなければいけないという使命感のようなものを感じた。

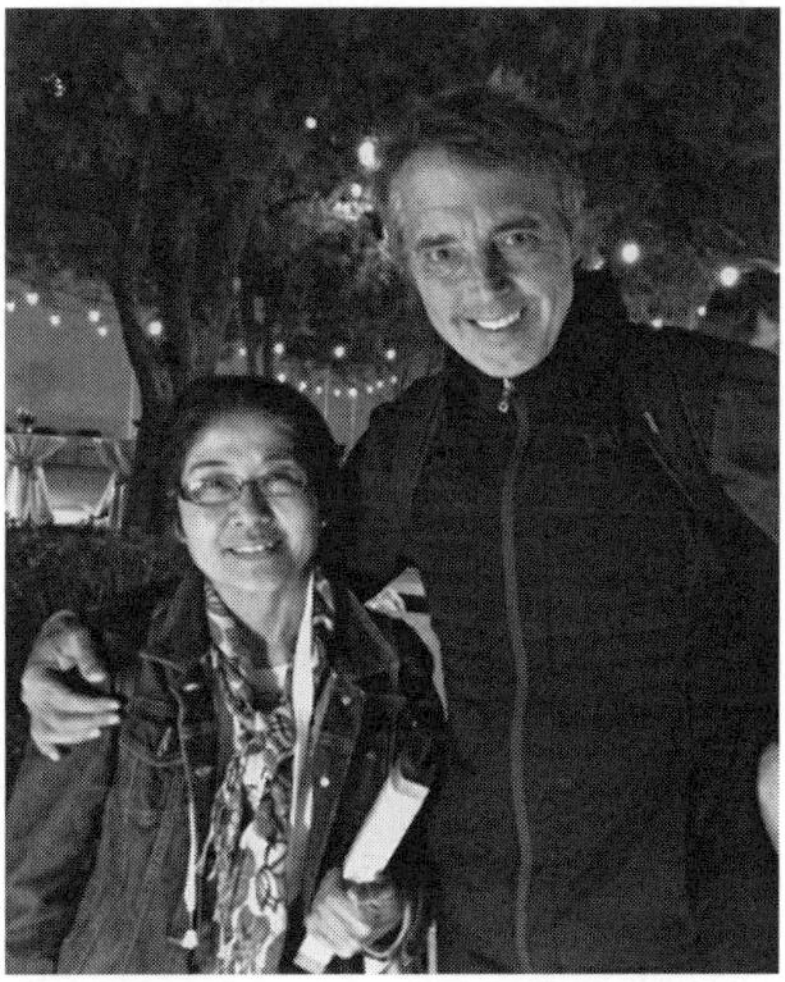
Healthy People Conference Loma Linda、ヘルシーピープルカンファレンス　ロマリンダ　2017、ダン・ブエットナーと

しかし、毎年帰郷のたびに感じていた沖縄の急激なアメリカ化、例えばマクドナルドのハン

バーガーやピザが入り、沖縄の伝統的な健康な食生活が去って行く沖縄を見て、私は危機感を感じた。そして沖縄の人々に沖縄の文化にある健康な生活習慣の良さを認識させなければ……と常に考えていた。

そこで看護大学を卒業した２００２年、まず私の生まれ故郷、宮古島のおよそ30人の婦人を対象に健康の話、「健康促進：沖縄の健康な食生活と生活習慣文化を守ろう」という題目でその大切さを講演した。そしてそれ以来、その後も1年に１回の帰郷のたびに地域の保健師や医療機関の関係者の方たちと対話してきた。ある時は両親が通っていたデイケアへ一緒に参加し、自分の周りにあるもの、例えばボトルの水などを利用した両手腕を上にあげたり降ろしたりする運動など、椅子に腰掛けている状態で簡単にできる体操を推進し、健康長寿への認識を高めるなど、またある時は集落で行われる道路の清掃作業に参加して高齢者のために安全な環境作りなどと私なりに努めてきた。

２０１０年に卒業したロマリンダ大学の大学院・公衆衛生学の修士課程卒業論文で私は沖縄の長寿をトピックにとりあげた。沖縄の健康長寿は、いろいろな方面から研究され数多くの資料がある。その中で私は主に琉球大学の名誉教授、鈴木信先生や尚弘子先生たちの沖縄長寿の研究、ナショナルジオグラフィックのカバーストーリー〝長生きの秘密〟で沖縄の長寿者を掲載、ブルーゾーンの創始者、Dan Buettner（ダン・ブエットナー）、そして彼の本、『ブルーゾーン』を参考に沖縄の長寿の秘訣をまず学んだ。そして地理的環境はアメリカという〝大陸〟と沖縄という〝島〟と、ずいぶん異なるが、沖縄の長寿の秘訣はアメリカに住む沖縄出身の高齢者にも同じようなことが言えるのではないかと考え、北米沖縄県人会ロサンゼルスの健康な高齢者を中心に健康の秘訣や生活習慣などについてインタビューを実施し、論文をまとめた。

インタビューはそれぞれの家を訪問して行った。テープレコーダーに録音した結果を一字一句を変えずに書き写し、共通点が次の項目でまとまった。それは（1）遺伝、（2）健康的な生活習慣：例えば煙草を吸わない・お酒を飲まない・ちゃんと睡眠をとっているなど、（3）野菜中心の食生活、（4）活動的で地域社会とのつながりがある、（5）明るく朗らかで親切で幸せな性格　という5つの点であった。

文献で学んだ沖縄の長寿の秘訣は（1）遺伝、（2）健康なよい生活習慣、（3）バランスのとれた野菜中心の食生活、（4）活動的である、（5）家族との強いつながり・地域のサポート、（6）精神的に活発・生き甲斐を持って生きている、そして先祖崇拝にみられる毎日のお祈り等、スピリチュアルな活動・文化・習慣　であると。

現地沖縄と県人会の高齢者を比較してみた。まず、共通している点は（1）遺伝はやっぱりあるかな。（2）野菜中心の食生活で〝ぬちぐすい〟（沖縄の方言で〝命の薬〟）の影響が感じられた。（3）活動的である。県人会のお年寄りの場合は活動範囲が限られているけれど、それなりに、例えば裏庭で小さいけれども野菜畑をもっているとか盆栽をやったりボランティアだったりと生活の中にうごきがある、そして最後に（4）沖縄独特の人柄、例えばイチャリバチョーデー（沖縄の方言で「会う人はみな兄弟」の意）に見るような人柄、初めて合う人でも自分の兄弟のようにもてなす、親切で優しい思いやりの心をもっているということ、プラス思考で誰にも好かれる態度、人生を退屈にしないで朗らかであるということ、などが共通していた。

現地沖縄で見られる先祖崇拝や沖縄の祭事、例えばシーミーや旧盆まつりなどで活躍する高齢者の姿を私の研究で見ることはできなかった。しかし先祖崇拝という文化の中で見られる高齢者を尊敬するとか助言者としての尊敬の意などの見方は沖縄県人会の文化の中、例えば芸能部の活躍、琉球舞踊や沖縄民謡、それからカジマヤー部のイベントなど、で育てられているように私は思った。

実は沖縄県人会ロサンゼルスの高齢者とお話しして私はほっとした。というのはやっぱり環境は遥かに違っていても、ルーツは一緒だと思えたのだ。アメリカに住んでいる沖縄系の高齢者達がはたして私のインタビューに快く答えてくれるのだろうかと、インタビュー前に持った少し怖いような緊張した気持ちはいち早く和らいだ。ある高齢者は得意のケーキを作って私を迎えてくれたり、あたかも沖縄でおじいおばあたちと話しているような錯覚をさえ起こし、とても楽しんだと同時に、ああやっぱりウチナーンチューだ！　と安心した。特にイチャリバチョーデーやユイマール（沖縄の方言で「相互扶助」の意）にみられる相手を思いやる心、はじめてあう人にも誰にでも優しく温かく思いやりがあり何か人の為に役立ちたいという心の表れ、お互いに助け合うことやボランティアなどをやっている、そういう思いやりの心（私はそれを沖縄のちむぐくると呼びたい）はりっぱに移民先人の彼らの両親からちゃんと受け継いでいるんだなぁ。そしてそれはやっぱりアメリカに住んでいても健康長寿の秘訣になっているんだなぁと確信した。琉球大学の鈴木先生は、伝統的な沖縄の文化にある〝思いやりの心〟は健康長寿にとって欠くことのできない大切なポイントであると述べている。

## 第2節　北米沖縄県人会ロサンゼルスのウチナー出身の超長寿のおじいおばあから学ぶ

山城さんは１９１６年1月12日生まれ、２０１８年9月に１０２歳で亡くなった。「僕は本が好きでねー」といかにも幼少の男の子の話しぶりを思い出させるようなしぐさを見せ、自分の本を出版するのは子どもの時からの夢だと話していた。私がインタビューした時、山城さんはまだ「子豚を飼いに」というタイトルで「羅府新報」（南カリフォルニアの日本語新聞）の随筆（約20年以上も続いている）を書いていた。

山城さんはついに子どもの頃の夢を果たし、随筆は本になり『遠い対岸』『帰米二世』と続いて出版された。奥様のしずえさんは画家で、山城さんの随筆ではイラストレーターとしてサポートした。出身地のうるま市の図書館には山城さんご夫婦が寄付した世界の画家集とともに山城さんの本『遠い対岸』も置いてある。健康長寿のインタビューで山城さんは健康の秘訣を

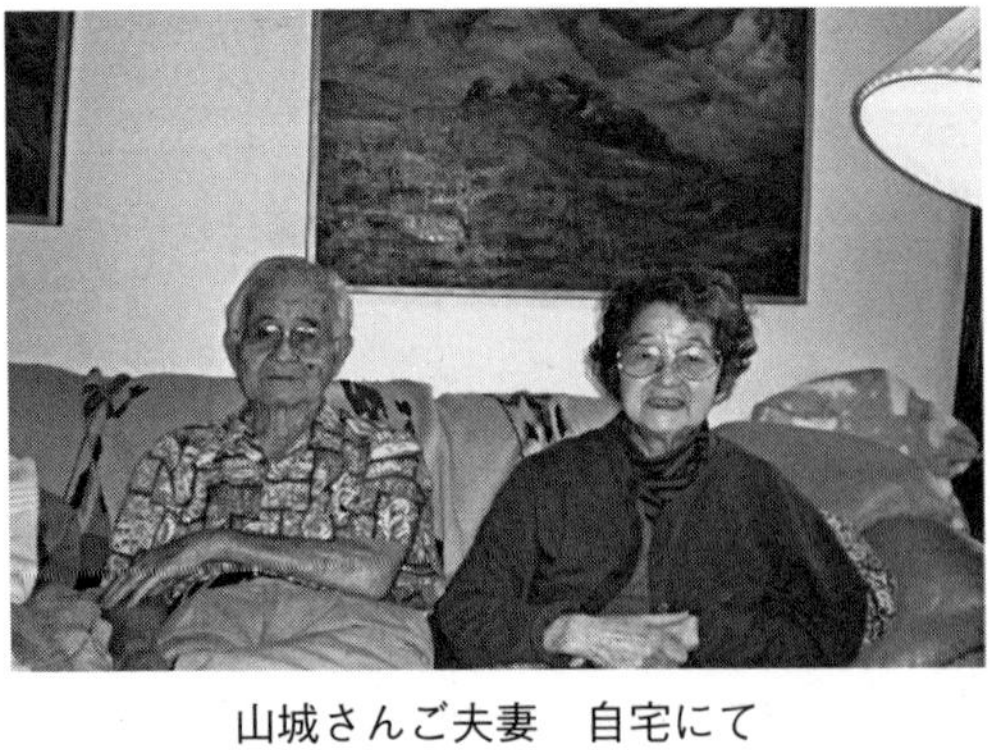

山城さんご夫妻　自宅にて

食生活からと答えた。「食べ物は肉一切れに対して野菜は倍以上、魚も一切れに対して同じように野菜を倍以上、いわゆるバランスの良い食事を長年とり続けている。」

山川さんは１９２２年11月21日生まれ、２０１９年11月で97歳になる。山川さんは活動的な方で、彼は地域の子どもたちのスポーツのコーチを長年続けてきたと答えた。沖縄県人会ロサンゼルスではピクニックや運動会で子どもたちのゲーム等の担当を引き受け、いつも身体を動かしていたという。現在は歴史部で資料の提供等に関わっている。山川さんは"you have to be *uchina-nchu* to live long"（ウチナーンチュだから長生きするんですよ）と断言し、長寿の遺伝子の影響に感謝しているのだと述べていた。

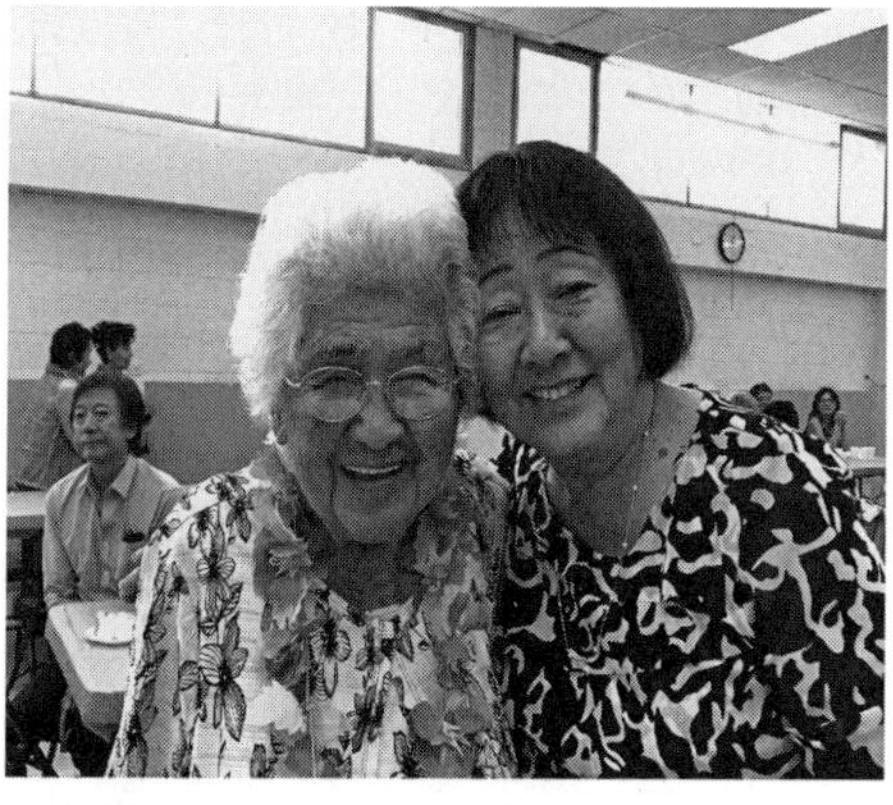
島袋さん　101歳！　娘のアイリーンと

島袋さんは１９１８年４月28日生まれ、２０１９年で１０１歳になる、とても朗らかでお話ししていて楽しいおばあちゃんだ。島袋さんとお話ししていてすぐ解るように島袋さんは健康の秘訣を"I feel a positive attitude is important, living with gratitude for everyone and everything that is in my life, family and friends...〟（私はプラス思考というのはとてもたいせつだと思う。そして家族や友達への感謝の気持ちをいつも忘れない）と答え、「料理することや野菜畑に水をやったりすることが楽しい毎日です」と付け加えた。そして食事は感謝の気持ちでとり、お祈りを欠かさないということだ。島袋さんは笑顔で「私の家はいつも孫やひ孫、そして娘や息子が出入りする賑やかな毎日です」と話してくれた。私が「写真を撮りましょう」というと、島袋さんは側にいた娘に何かしら合図をした。鏡と口紅とブラシが必要だったのだ。写真の前に自分の容姿を整えるという98歳のおばあちゃんの姿勢に私はまた感動した。そして帰る前に私をハグ（抱擁）します。その時の心のこもったハグは忘れられない。島袋さんは〝I love people, everyone needs love and friendship〟（私は人々が好きです。人はみんな愛情と友好を必要としている）と話してくれた。島袋さんの言うこと、一つ一つが健康長寿につながっているんだなぁとつくづく思った。

北米沖縄県人会ロサンゼルスの文化部では、沖縄をよりよく知るために企画される文化講座シリーズがある。そこで私は沖縄の長寿を常に紹介し、健康長寿を推進している。２０１２年には沖縄の健康な高齢者が出演する「ハッピー」というドキュメンタリー映画を鑑賞し、沖縄の健康長寿を奨励した。健康であるということと幸せは比例すると、ブルーゾーン創始者のダンは述べている。健康でしあわせな大宜味村（おおぎみそん）のおばあちゃんたちから学ぶことがたくさんあった。地球儀の上では米粒大くらいの沖縄であるけれど、今、沖縄はアメリカ国内だけではなく多くの国の人々に健康長寿として知られている。

２０１３年、ロサンゼルスで開かれた〝2nd Worldwide Youth Uchinanchu Festival〟（第2回世界のウチナーンチュ若者大会）では沖縄の伝統的な野菜や食生活や健康な生活習慣を若いウチナーンチュに紹介し、高齢者から学ぶ沖縄文化の一つ、健康長寿の秘訣の重要性を講演した。会場の机の上に並べられたゴーヤ、パパイヤ、フーチバー、冬瓜、ヘチマなどの緑の野菜を世界の若いウチナーンチュは見入っていた。

今年の夏は〝沖縄文化を学ぼう、体験しよう〟という目的で中学生を対象に「ワラビキャンプ」が企画された。私は沖縄の食生活を担当したので〝Okinawan Food Culture / Food as a Medicine 'nuchigusui'〟（沖縄の伝統的な食生活、ヌチぐすいと健康長寿）というタイトルで沖縄の食にまつわる健康長寿の話をした。子どもたちはフーチバージューシーやゴーヤチャンプルーなどの試食もあり、楽しく沖縄の文化を学んだことだろうと思う。

「みなさん、ブルーゾーン"Blue Zone"ということばを聞いたことがありますか？」という切り出しで2016年の世界のウチナーンチュ大会で企画された世界のウチナーンチュ・ナースデイでは沖縄の看護学生や看護師、保健師の大先輩たち、昔の同僚、沖縄看護大学の前身コザ看護学校の同窓生、ほか関係ある医療従事者そして海外で働く沖縄出身の看護職の方たちを含め、およそ200人を対象に「沖縄独特の文化・健康長寿の秘訣」と題し講演した。

「ブルーゾーン」は直訳すると「青い区域」だけれども、百歳以上の高齢者が多い地域に使われる言葉である。世界のある人口統計学者たちが長寿者を世界地図の上に青いマーカーを使用して分布したとき、長寿者はある地域に密集し、青色のマーカーが世界地図のある地域に青く浮き出た、つまり、その青く浮き出た地域を「ブルーゾーン」と呼んだのが始まりらしい。そしてそのブルーに浮き出た地域は、アメリカのロマリンダ市、ニコヤ・コスタリカ、サーディニア・イタリア、イカリヤ・ギリシャ、そして沖縄・日本だった。それ以来、この地域はブルーゾーンと呼ばれ、健康な長寿者の密集地として知られるようになった。

ダンは彼の『ブルーゾーン』という本の中に大宜味村の高齢者の生活習慣から学ぶ9つの健康長寿の生き方（パワー9）を紹介している。それは（1）生きがいを持って生きている：例えば家族を大切にする、（２）野菜中心の食生活、（３）野菜畑を持ち、そこで毎日働いている、（４）大豆食品、例えば豆腐をよく食べる、（５）モアイ（沖縄文化にある相互扶助の習慣）を続けている、（６）日常生活の中に日光浴をしてビタミンＤを定期的に補給する習慣がある、（７）活動的である、（８）薬草が豊富でちゃんととっている、そして（９）誰にも好かれるいい性格をしている　と、『ブルーゾーン』の著者、ダンはこれを（パワー９）と呼び、健康長寿を推進する。

しかし残念ながら、現在の沖縄は食のアメリカ化はもちろん、いろいろな影響で世界一の長寿の座から離れた。しかし私たちウチナーンチュにはダンの唱える〝パワー９〟、ブルーゾーンのあるいは健康長寿の土台がすでにできている。ダンの〝パワー９〟は私の母や隣のおばさん、つまり普通の沖縄の高齢者の生活習慣である。私たち沖縄の高齢者にとって新しいことではないはずである。私たちは自分の母親、祖母、おじやおばさん、そして地域の高齢者の方々から彼らの生活習慣、人生に対する態度などを学ぶ必要があると思う。大切なことだ。沖縄看護大学で沖縄のブルーゾーンについて講演の機会を得たことは、さらに私の沖縄の健康長寿への興味を深めた。それとともに沖縄の公衆衛生にたずさわる皆さん、保健師に限らず看護師、その他たくさんの医療従事者、地域で健康促進、推進に頑張っている方々のブルーゾーン沖縄への熱意を感じ、沖縄の健康長寿を取り戻すことへの宣言を世界のウチナーンチュナースデイの宣言とともにそれぞれが叫んだのではないだろうか。

## 第3節　ブルーゾーン・ロマリンダ

世界の五大ブルーゾーンの一つであるロマリンダ市はキリスト教の一会派であるセブンスデイアドベンチストが中心となって作られた街である。アメリカ合衆国のカリフォルニア州、南カリフォルニアのサンバナディーノ郡に位置し面積7・8平方マイル（20・20平方キロメートル）、2010年の統計で人口2万3000という小さな市である。ロマリンダ市はロサンゼルスの東60マイル（96・6キロメートル）、背景にはサンバナディーノそしてサンハシントの山々が視界に広がる名前のごとく美しい街だ（写真）。

ロマリンダ市はロマリンダ大学を中心に発展した街である。伝統的に健康を促進し、健康な食品、スモークフリーで知られ、ファストフードのレストランが禁止されているので、例えばマクドナルドとかケンタッキーフライドチキンなどはなく、レクリエーションに使用するための公園を９つ持ち、健康によく関心を持つ市と言われる。一番人気のあるヒルダクロックス公園は山登りや歩くことの好きだった１０１歳まで生きたロマリンダの住民、ヒルダクロックス夫人を記念した公園である。クロックス夫人はカリフォルニア州にあるマウントウイットニー（標高４４２１メートル）を60代の頃から登り始め、90歳までに23回も登頂したということで有名だ。日本では、富士山を91歳（女性で最高年齢）で登ったということで知られている。プレイグランド、バスケットボール、バレーボール、フットボール、サッカー、テニスなどのコートやさらに自転車やハイキングコースなどを含めた19・６エーカーの公園だ。

ヒルダクロックス公園は、ロマリンダ市民に子どもから大人まで親しまれている公園の一つである。

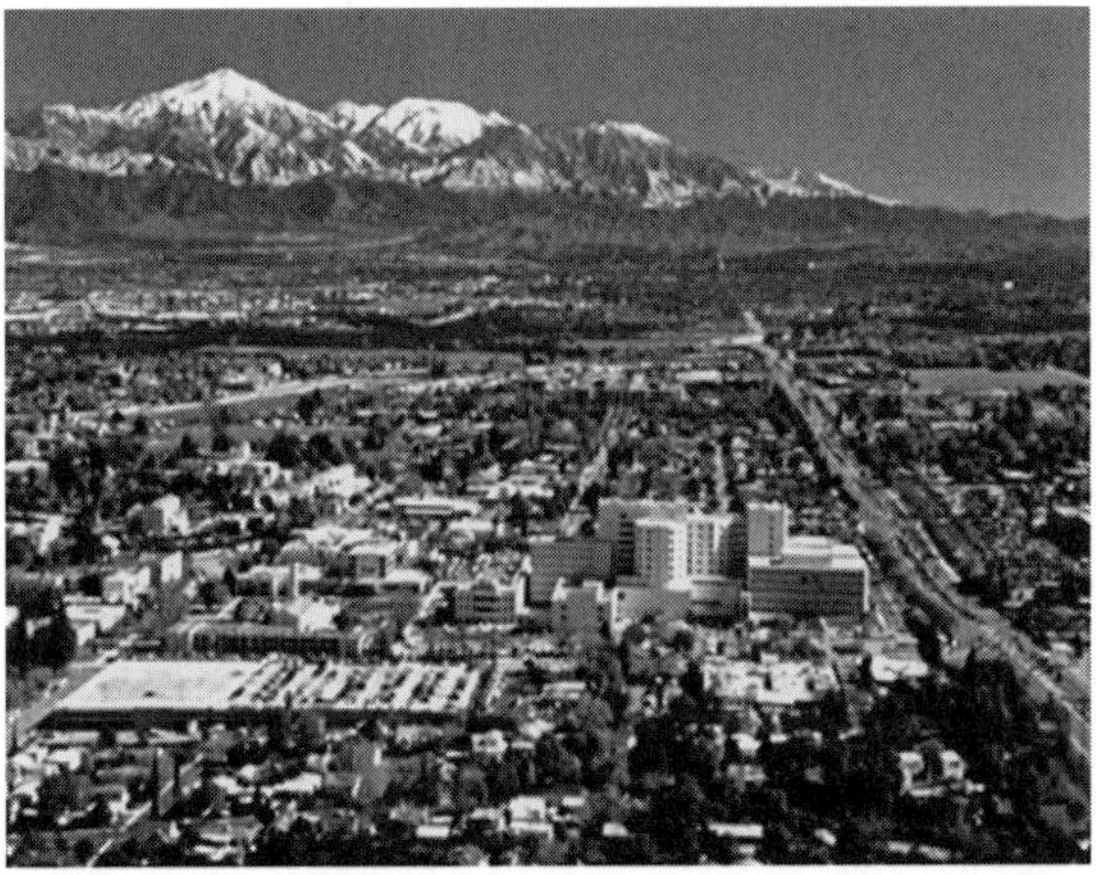

ロマリンダの背景にはサンバナディーノ（San Bernardino)、そしてサンハシントマウンテン（San Jacinto Mountains ）が視界に広がる

ロマリンダ大学公衆衛生学部の助教授、ロンダ・スペンサー先生（Rhonda Spencer-Hwang）はロマリンダ市に住んでいて、この公園が大好きだという。スペンサー先生は現在〝幼少期の経験と活発で健康な百歳者〟を焦点に研究し、ブルーゾーン・ロマリンダについては「ロマリンダの百歳者はとても活動的だ。彼らは子どもの頃から自然の中でアウトドアを楽しんでいる。私はこの子どもの頃からの自然と接する活動的な習慣は、健康長寿にとってとても重要なポイントだと思う」と話してくれた。

ロマリンダ市の公式なウェブサイトの情報によると、ロマリンダ市は１８００年代の終わりに鉄道会社によってホテルなどが建てられ旅行者によってできた街で、最初マウンド市、〝Mound City〟と呼ばれた。１８９０年代になって医者やビジネスマンがロサンゼルスから入りホテルやコテージなどをヘルスリゾートや回復期患者のためのホームとして改造し〝ロマリンダ〟〝美しい丘〟と呼んだ。しかしそれは長く続かなくて閉鎖したようだが、その後エレン・ホワイト夫人（Ms. Ellen G. White）、著名なクリスチャン作者の興味を引き、彼女が所属していたセブンスデイアドベンチスト教会が買い取り、療養所と看護学校が建った。ホワイト夫人はロサンゼルスの東方面の内陸部、サンバナディーノ、リバサイド、そしてレドランド（San Bernardino, Riverside, and Redlands）に療養所が必要と思ったという。後に１９０９年、医学大学も建った。１９７０年にはロマリンダ市として合併。ロマリンダ大学は医学部、看護部、歯科学部、アライドヘルス（Allied Health）、そして公衆衛生を含む健康科学大学として、さらに総合病院、子ども病院を隣接に持つアメリカの代表的な健康の研究所として発展していった。アドベンチストヘルススタディ（The Adventist Health Study）（ＡＨＳ）はアドベンチストの生活習慣のデーターを１９７０代から集め、研究しているアメリカ合衆国では代表的な信頼されるヘルススタディである。現在ＡＨＳ２が進められている。ＡＨＳ１の結果は１９９２年に発表された。結果によると30歳のアドベンチストは普通のアメリカ人より男性で７・３歳、女性で４・４歳長く生きるということだ（Buettner 2008）。ベジタリアン、活動的、安息日から得るスピリチュアルウェルネス（精神健康）などが重要点としてあげられた。

ホワイト夫人はアメリカ合衆国のセブンスデイアドベンチスト教会の創立においてホワイト夫人の夫、ジェームス・ホワイト（James White）とともに活躍した中心人物である。特にホワイト夫人は学校や医療クリニックなどを世界のあらゆるところに進めたことで有名だ。その中でもアメリカのミシガン州にあるアンドリュー大学とカリフォルニア州のロマリンダ大学と大学病院は、ホワイト夫人が建てたということでよく知られている。ホワイト夫人には健康に関するビジョンがあった。薬、タバコ、お茶、コーヒーなどの嗜好品、肉食などの制限、体操、太陽に当たる、新鮮な空気、そして食の自己コントロールなどの重要性、これらはすべて今日のアドベンチストの生活習慣に大きな影響を与えていると言われる。非常に健康を意識する基盤が「ロマリンダ（美しい丘）」と呼ばれたこの時からアドベンチストの生活習慣の中にはあったと思われる。そしてそれはしっかりと土地の中で育まれ「ブルーゾーンロマリンダ文化」となっていった。

エレン・G・ホワイト夫人の包括的健康のビジョン
〔Adventist Heritage of Health, Hope, & Healing By William C. Andres より抜粋（P54―55）〕

(1)　神から与えられた身体を大切にケアすることの義務
(2)　病気の原因は食生活、生活習慣の乱れである
(3)　不摂生は禁物
(4)　菜食主義がベスト
(5)　規則正しい食生活習慣
(6)　マインドパワー＝病気だと思うと病気、健康だと思うと健康
(7)　自然治癒の力

(8)　個人それぞれの洗礼
(9)　環境管理
(10)　健康教育の中心的な存在＝教会

ドレイソンセンターは総合健康とフィットネスのサービスを地域の人々に与える施設として町の中心部にある。正式なウェブサイトによるとこのセンターは１９９５年１月11日に10万スクエアフィート（２・２９６エーカーズ）に最先端の健康ウェルネスセンターとして身体的、感情的、そして精神的な面を含む全体性の健康を目的にオープンした。

ドレイソンセンターでは多目的の健康に必要な機器の設備が整い、例えばトレッドミル、エアロバイク、ストレッチ機、屋内そして野外のランニングトラックフィールド、バスケットボール、ベースボール、バレーボール、サッカーなどのフィールド、トレイニングプール、レジャプール、そして温泉など、完全な設備を整えて市民にオープンしている。ロマリンダ大学や大学病院の職員や大学の学生はもちろんその家族がフリーで使用し、高齢者には割引をするなどが考慮され、市民の健康促進を奨励する。予防医療クリニックや健康まつりなど数多くのプログラムや活動が子どもから大人、高齢者の年齢層まで幅広くあり健康の促進をしている。

ドレイソンセンターはブルーゾーンロマリンダにとって、地域の保健所の役割を考えた時に欠かせない施設ではないかと思う。

沖縄では、「ヌチドゥ宝」、沖縄方言で〝命がまず大切〟という意味、その文化が示すように沖縄の健康意識は高く高齢者をはじめ住民のみなさんが欠かさない住民健診がある。地域の保健師は住民の健康状態を把握しフォローアップする。しかし、アメリカの地域のいわゆる保健所には日本の住民健診に相当するプログラムはない。アメリカの地域の保健所は住民の健康促進に関して弱いグループの人々を重要視する。例えばサービスの対象が新生児、小児、高齢者、そして障害のある人に絞られる。そういうことなので住民一人一人の健康状態は把握されていない。健康の管理はあくまでも自分の責任である。そういうアメリカの医療体制の中では例えばロマリンダ市のように行政や実業団

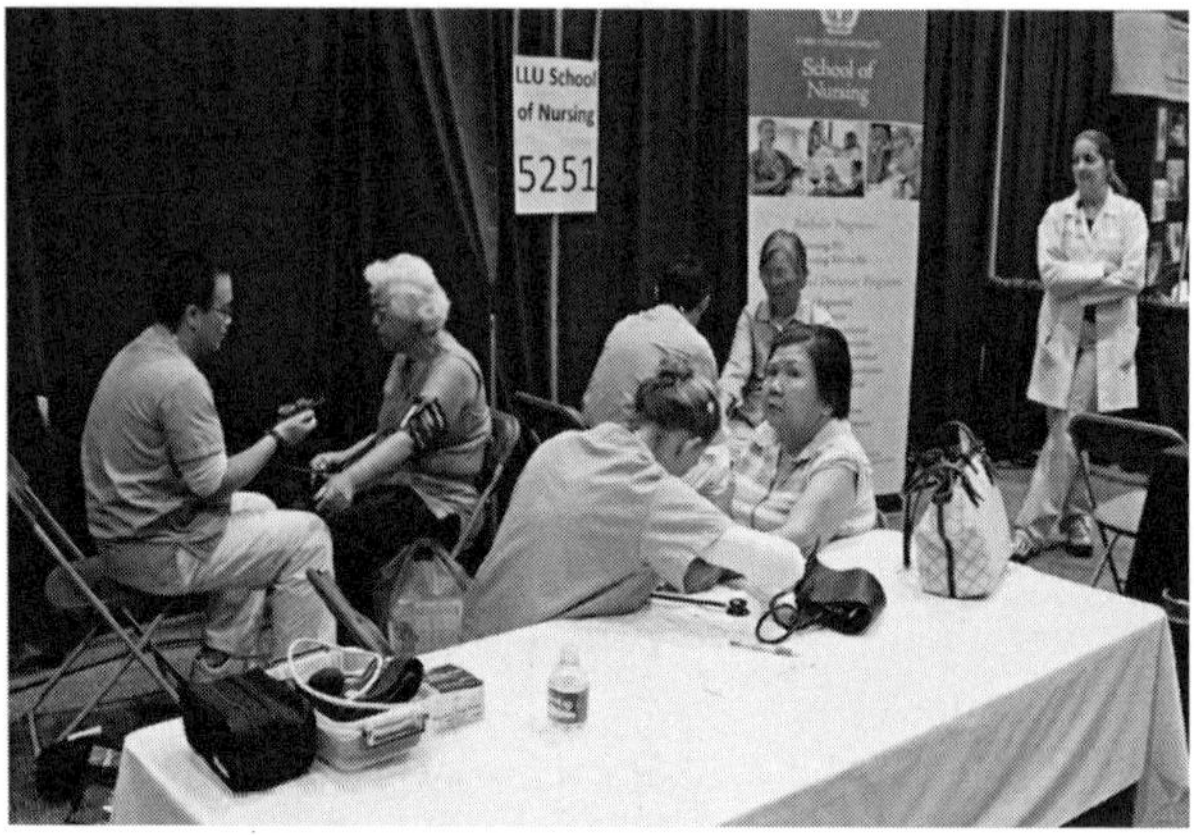

高齢者のための健康まつり
（1th Annual Senior Health & Fitness Fai）

体が一つになって市民の健康を改善または維持促進するために健康な地域を作り上げていくことが必要だと思う。ロマリンダ市はアメリカの健康な街のモデルといっても過言ではない。写真は高齢者のための健康まつりの様子である。

## 第４節　スピリチュアル　ウェルネス　生きがい　チムグクル

人々の健康を全体あるいは包括的（to make man whole）に考えるアドベンチストにとって規則正しい宗教的なサービスやお祈りは欠かすことのできないブルーゾーンロマリンダの重要な生活の一部だ。

毎週土曜日の教会、〝Sabbath〟あるいは安息日はセブンスデーアドベンチスト（Seventh-day Adventists）にとって〝a sanctuary in time〟、休養と元気を回復する時である。大学教会の牧師さんは安息日についてこう答えた。

〝Adventists can just be with their family and friends and with God, and just relax and rejuvenate; when you have that as a pattern in your life 52 times a year, it can make a big difference in your life and well-being." (Buettner, 2008 pg. 149).【教会の信者さんたちは彼らの家族と友達と一緒に神を賛美し休養と健康をお祈りします。それを1年間に52回行うとあなたの人生に大きな糧をもたらすと思いませんか。】

ロマリンダの人々は野菜中心の食生活をし、毎週土曜日は教会で家族や友達と一緒に休息をとり神様を讃美するのである。そこには会話があり、笑いがあり、思いやりの心があり、そして1週間のストレスの解消もあるでしょう。特に大学や大学病院で働く医師、医学生、教授、看護師などの中には週に1度の安息日を待ちどおしく待っている者もいるということ。そうすることにより、彼らはまた新鮮な気持ちでキリストの教えを身につけ、生きがいを見出し、健康な生活習慣を自然に身につけていくのである。キリストの教えで〝隣人の愛〟がある。人を自分とおなじように愛せよと解釈する。わたしは〝隣人の愛〟という行為は〝親切な心〟あるいは〝思いやりの心〟として表れるのではと思う。

ロマリンダ大学の大学病院に働いていた時のことである。病棟は12時間勤務で二交替制だ。申し送りが終わり、勤務交代が始まるとその日のリーダーはまずスタッフの皆さんと一緒に聖書の一部分を朗読し、お祈りをリードする。祈りの内容は患者のComfort（安楽）とスタッフの安全を祈り、そしてみんなそれぞれ自分の分野に分かれ、その日の仕事につく。大学でも特に期末の試験だとか資格試験などの時、その担任の先生が学生の習ったことが試験に反映するようにとお祈りし試験を始める。私はその行為は〝隣人の愛〟からくる親切さ、思いやりの心と思う。

それから高齢者を思いやる心が見られる行為もあった。大学病院の新しい職員や学生へのオリエンテーションの時であった。大学のキャンパス内やロマリンダ市内では高齢者のスロー運転が他の地域と違って多く見受けられるので、どうぞ注意を払ってくださいという警告を受ける。ちょっとしたことであるが、そういう小さなクリスチャンの行為が集まり、ブルーゾーンロマリンダが作られているのではと、私は思う。

看護師を現役で精一杯やっているときのことであった。私は母からよくこう言われた。「私と同じ歳くらいの患者には私を世話していると思い、オバアの年頃の患者には自分のオバアを世話していると思う気持ちを忘れないで看護師という仕事はするんだよ」と。私は母の言葉を一つの私に対するしつけの言葉だと思い、今までずっと肝に銘じて看護師をやってきた。母は、おせっかいで、親切でみんなの世話を惜しみなくする、先祖の神様を大事にうちの居間に先祖代々置かれている仏壇に毎日のお祈りを欠かさない典型的な沖縄のオバアだ。そういう母の元で育った私は外国に渡るまでクリスチャンに接する機会はなかった。しかしロマリンダ市というクリスチャンの集まりの中で働いたり学んだりしているうちに、私の母の教えがキリスト教の教え〝隣人の愛〟と重なってくる思いがした。人に良いことをすると自分自身もいい気分になる。

ブルーゾーン、ロマリンダ市に住む百歳の元気なマージさんは他の人を助けるボランティアを週に何回か行っており、ボランティアをすると気分が良くなり幸せを感じると言う（Buettner 2008）。社会的サポートを受けるというのだけでなくむしろ与える、例えば他の援助をするという行為は、その人の健康とウェルビーイング（well-Being）に重要な効果をもたらすという研究結果も出ている。インドでホスピスでボランテアをするAndy Wilmerさんは幸せは身につけることが出来る。例えば、単純な体操、同情、毎週日曜日にどれくらいの恵みがあったかを数える、そして瞑想して脳を訓練するなどは自分を幸せにし、さらに優しい行動をする。例えば、コインを他の人のためにメーターに入れておいてあげるとかナーシングホームを訪ねてお年寄りに対するボランテアなど人のために良いことをするなど、相手をしあわせにすると自分も幸せだという。そして、"my life has a meaning" life is precious life is a loan from god, loan back with interest.（私の人生には目的がある、人生は貴重だ、人生は神からの授かりものだから利子をつけて神様に返さなくてはいけない）（"Happy" ドキュメンタリー映画より）と"Happy"という質問に答えていた。

ボランティア活動とか人を助けるという行為は、プラス思考の感情を高め免疫力の向上に効果があり、健康につながるという。ボランティアとか他の人を助けるという行為は身体的にも精神的にもいいということである。そしてさらに生きがい、生きる目的は密接な社会との繋がりの努力に左右されるのではないか。生きがいは自身人生の目的、それは社会的な強い繋がりの中から生まれ、そしてそれは特に人のために何かやっているという経験から生まれてきているのであろう。

注目したい研究がある。フィッシャーとスペクトの研究では健康長寿と創造性の間には非常に深いポジティブ（positive）の繋がりがあるという。そしてそれは高齢者一人ひとりに生きがい、人生の目的、成し遂げたこと、楽しみにしていることなど、芸術をたしなむことによって得た創造性により与える。しかし芸術に限らず日常生活の中で見られる創造性、例えば歌を歌ったり、料理したり、庭いじりしたり、裁縫をしたり、ものを書いたり、そしてボランティアなどの動きの中でも常にベネフィット（benefit）を高齢者一人一人に与えていると述べている（１９９９）。さらに彼らは家族や友達の常に繋がれていることの重要性をも強調している。そうすると高齢者はその技術、例えば問題解決法だとか動機、ものの見方、助け合いなど、それぞれ自分の毎日の生活にあった方法を見つけ出す。そして大切なことは、彼らは自分たちの人生を人生の終わりだとは考えず、むしろ活気に満ちて朗らかに生きる知恵を持つという（Fisher & Specht 1999）。

ダンが沖縄の高齢者、ウシに彼女の生きがいを尋ねた時も同じようなことが見えた。ウシはダンに答えた。「私の生きがいはここにある」と彼女の娘・マツとサエコの手を硬く握り締めながら答えた。ウシの人生は娘と友達の人生と繋がっていて、一緒にまだまだ強く希望に満ちていた。その光景は生々しくエネルギーに満ちていた。家族の絆と社会との繋がり、そしてそれらのサポートは高齢者の人生に今も、そしてこれからも生きるという動機を与え、そしてそれは健康長寿へと繋がるであろう。

私が沖縄県人会ロサンゼルスに触れたのは沖縄の芸能文化、琉球舞踊と民謡の先生を通してであった。アメリカ留学して5年経ち、仕事と学業を両立し、それなりになんとなくアメリカという異国での厳しい社会に慣れかけた頃であった。〝ひもじい思いするんじゃないよ〟と言って琉球舞踊のおけいこが始まる前に食べさせてもらったソーキ汁、そういう先生の母親を思わせるような思いやり、そして先生の三味線に奏でる優しさは忘れかけていた沖縄の心の温かさを思い出させた。〝あっ、ここにも沖縄（チムグクル）がある〟と喜びと感動で涙ぐんで思ったことだ。そして今言えることは、私は私の生きがい、〝沖縄のチムグクル〟、を沖縄県人会ロサンゼルスの人々のつながりの中で見つけたことだ！　幸せなことだ。

沖縄という多数の健康に良い点を持った土地の中に育まれた〝沖縄独特のチムグクル文化〟はロマリンダというまたも健康に良い点を多数に持った土地の中で育まれた〝ロマリンダアドベンチスト文化〟とに重なるのであろうか。

## 終わりに

２０１7年、Healthy People Conference Loma Linda（ヘルシーピープルカンファレン

ス ロマリンダ）が、第一回国際ブルーゾーン・科学と健康シンポジウム（International Symposium on Blue Zone Area Science & Health）と題してブルーゾーンのロマリンダ市で2日間に及んで開かれた。初めて世界のブルーゾーンの健康長寿の研究者たちが一つ屋根の下に集まり、それぞれの研究結果を報告しあい、近代の社会にどのようにそれを適用するかなどが討論された。私にとっては尊敬する鈴木先生や憧れのダンにも会え、沖縄の長寿の話やブルーゾーンの話題で浸透し充実した日であった。健康促進や健康長寿、そして人々の健康を全体的にとらえて考えるロマリンダ大学の公衆衛生学部の伝統を基礎とし、さらにブルーゾーン地域を公衆衛生学の対応策として探究の基盤を作り上げようとする大きな目標のあるカンファレンスであった。しかし医療システムがそれぞれ地域によってあるいは国によって大幅に違う中で人々の健康管理や地域の保健所の役割ももちろん、ブルーゾーン地域から学ぶ対応策というのもそれぞれ違ってくると思う。

アメリカ合衆国のような個人で健康を管理しなければいけない国では住民一人ひとりがそれぞれ責任を持たなくてはいけないということになる。そういう中でロマリンダ大学のスペンサー先生もおっしゃっているようにお互いに助け合って健康を維持しなければならないと思う。そこにはロマリンダ市のように地域ぐるみで、あるいは市でみんなが、政治家、実業家、学校、そして教会も一緒になって健康な街を作るという環境づくりを進めるのが現代のブルーゾーン文化を作っていくための今回の課題ではないだろうか。ヘルシーピープル　カンファレンス　ロマリンダ　２０１７で参加者を激励したダンの現在のチャレンジ、"Making of a Healthy City"、アメリカで見られる健康でない地域を健康で幸せな長生きする環境に変えようじゃないか、という取り組みのためにも……。

# 第6章　ブルーゾーンのこころ

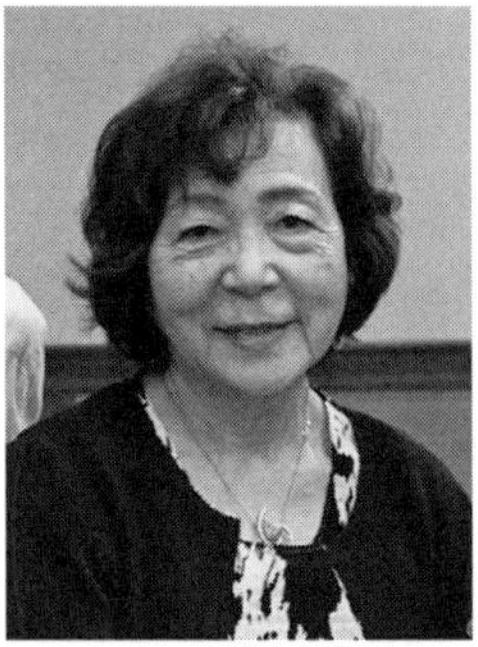

鈴木　陽子

## 第1節　アクエリアスの時代に

２０１９年5月、令和の時代に変わった。

長い期間続いた戦いを好む男性中心の魚座の時代が終わりを告げ女性中心の癒しと愛と光の時代、調和を目指すアクエリアスの時代に入ったと言われている。水瓶座の時代である。アクエリアスの時代（水瓶座）にシリウスからのメッセージが多いのは、今この時期にシリウスの星から転生して来る人が多いという事に違いない。

こちらの星は言うまでもなくブルーである。ブルーの色を出している人達は自分の思いを表に出して言葉に絵画に本に……と主張して来る人達である。2019年9月23日秋分の日、昼と夜の長さが同じで、陰と陽が同じになる。特に特にこの夜と昼の同じ長さの23日には意味がある。陰がここで無くなると言われている。統合である。

シリウスからの人達は宇宙人と言われて彼等は特別な存在である。

彼等は生身の人間である。ルシファーとサタンである。旧約聖書や古代の歴史を読んできた人達には言うまでもないが、ルシファーは明けの明星（金星）が地に落ちて堕天使の長になったと言われている。

私たちは、ルシファーの背半分が天使である事を知っている。お役目は人を愛する事。そして2019年9月23日彼等は愛の人に変わるのだ。ルシファーの目的は人を愛する＊人間愛＊であったので、＊愛＊そのものに変わるのだ。

サタンは人間を悪の根源と決めつけ物質的な利益を求め、人を試す役割を持ってる……と言われている。琴座人（ヤハウエイ　神）／ルシファー（天使に変わった）／サタン（悪魔）この三種類の宇宙人が私達のなかに流れていると言われている。しかし地球上は愛に変わった。

［図A］

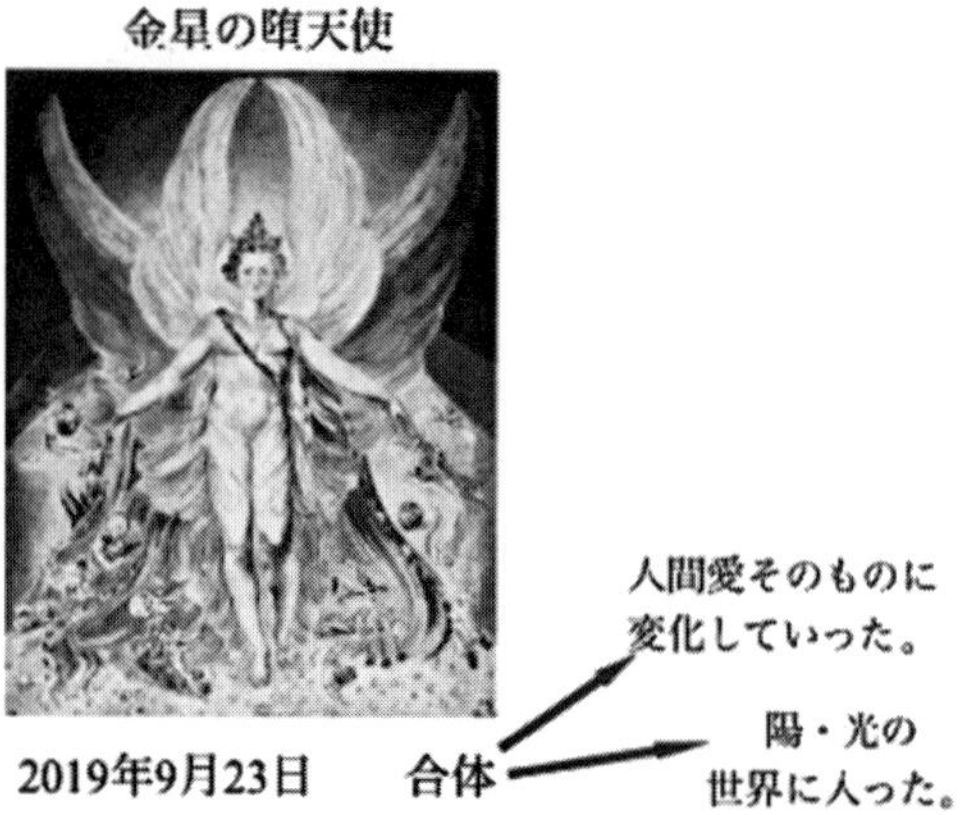
金星の堕天使
人間愛そのものに
変化していった。
陽・光の
世界に入った。
2019年9月23日
合体

堕天使ルシファー

さー！　我々は＊愛の人そのもの＊に変わっているのでしょうか？　5次元に上がった地球と共に一緒に上がれたのでしょうか？　新天皇のまわりも光に包まれて大きさを感じさせてくれた雅子様はこの日を境に自分本来の力を発揮して、輝きそのものの皇后様となられた。「雅子様は大丈夫かしら？」と人によく聞かれた。特に旧宮家の方達に。「絶対大丈夫ですよ。2年もしたらすごい皇后様になっていますよ」と自然に口から出てしまう自分がいた。

2019年は、変わる人達にとっての最後のチャンス!!

今、この時代「痛い」「辛い」「なにかが……？」という人達が多いように思う。自分を生きずに他人のために生きてきた、他人の道を歩いて来た人達の体表に出てきた辛さや悲しみが、やがては怒りになるに違いない。そして自分の肉体上に、精神上に、やまい、病を発生してしまう。シリウスからのチャネラー「バシャール」さんの言葉を借りると、『最後の電車が発車しますよ〜〜!!』何が最終電車かと言うと、自分の人生が変わる時。今迄の重い荷物を振り捨てる時、軽く軽〜くゆっくりゆっくり自分の人生の道に突き進んで行こうか。日本人の二人に一人は癌で苦しんでいる。他人に気を遣い真の自分を見せずに、仮面をかぶってにこやかに他人に合わせ生きている。これが体内に異物（表に出せない哀しみ怒りの感情）を発生させて生きている。その一方でこれからの生き方を日本国民に指導に入っている人達も多い。日本で！　映画で！　ＴＶで！　ラジオで！　反面教師……という意味では、海外の大統領とか全てが表面化して来る過程である。どう変わるのか楽しみである。

## 第2節　ブルーゾーンの意味

ダン・ブエットナー云く「ブルーのサインペンで地球上の地図に丸をつけただけ」。長寿のレジェンド沖縄ではブルーの意味は、死人を表す。決して良い意味には使われていない。しかし今は水瓶座の時代アクエリアス、色はブルーなのである。

精神的にはブルーの意味は大きく変わる。ブルーの色は喉のチャクラ、第5チャクラの意味であり、自分の中にあるモノを、形として表出する。例えば人の前で話す　絵を描く　詩を書く　文章を書く　歌を歌う　それらを得意とする人達である。彼等のオーラは綺麗なブルーである。紀元前、5世紀に地表に現れていた大天使ミカエルは、ブルーの点滅で人々の上に幸せと叡智と決断と健康をもたらし、さらに恐れを取り去り勇気と手放しを助ける……と言われている。20世紀、21世紀には、頻繁に地球上に現れて来ている……と言われている。ブルーの点滅を見る事は、悪い事だけではない。山登りの途中で突然目の前に分かれ道が……！　私は目をつぶり、聞いてみる「大天使ミカエル！　どちらが正解ですか?」と。ブルーの点滅の道に入っていっていつも正解であった。

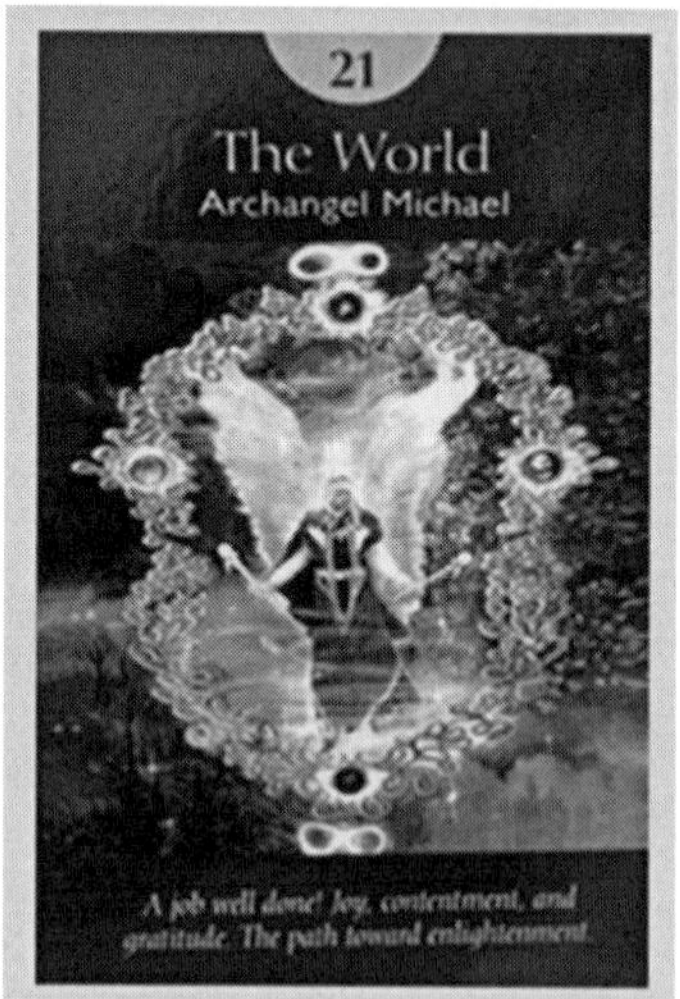

大天使ミカエル

チベットは2億年前に火山活動で岩と岩がぶつかり、せり上がった所である。

チベットを上空から見ると、ハスの形をしている。そしてチベットの色は、黄色であると言われ、

黄色は仏の体（仏像）
赤色は仏の言葉（経典）
青色は仏の意識（仏塔）
人間は体言葉意識を使い色で表している。

私はチベットラサ空港に着いた途端にブルーの花が開いた美しいテンメツを上空に見た。私がいつも呼んでいる「大いなる神よ……」そのものであった。もしかしたら、紀元前、5世紀に、この地球上に出現していた大天使ミカエルだったかもしれないしブルーの肉体を持った天空に輝く聖青龍だったかもしれない……。

一ヶ月の内に2回満月が有る時、2回目の満月をブルームーンと呼ばれている。

私たち自然療法家は新月の事を〝ブルームーン〟と呼んでいる。そしてこれは毒出しの意味がある。同じようにこの青紫の薔薇もブルームーンと呼ばれ同じく毒出しの力を持っている。写真は国際宇宙ステーションから撮影された龍である。龍神様

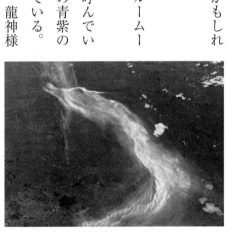

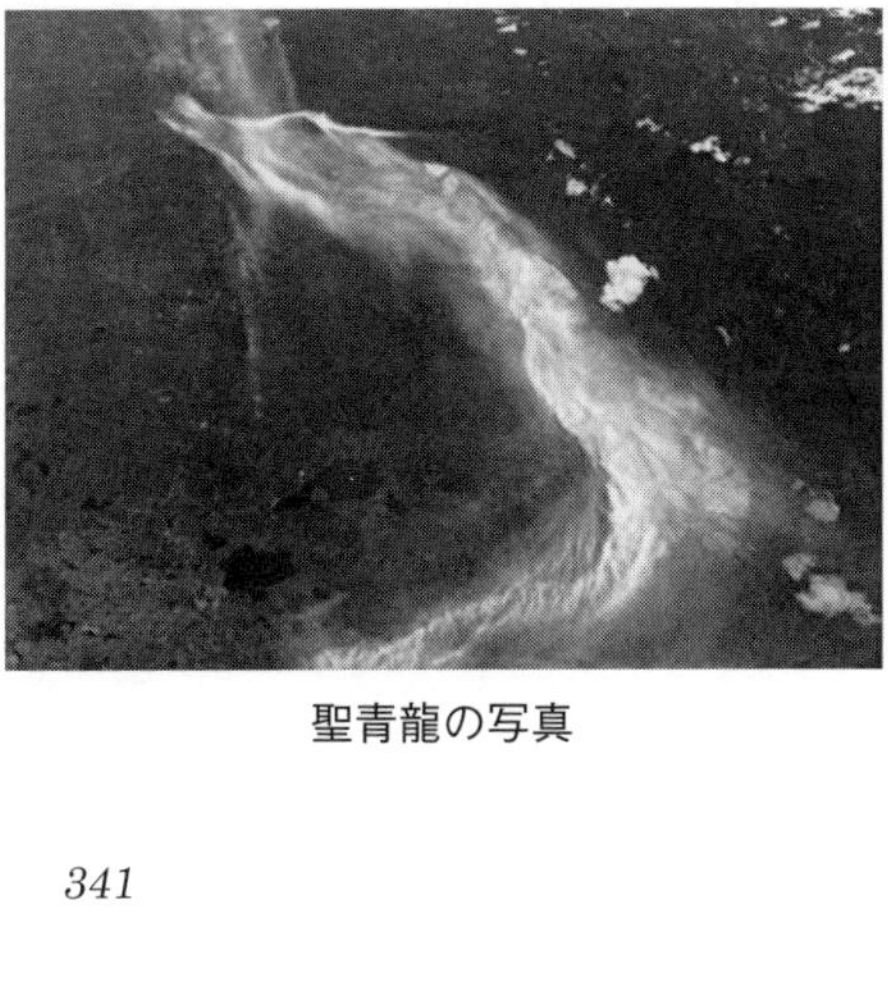

聖青龍の写真

は気の流れ風の流れ雨の流れの働きがある。これから地球温暖化に伴って龍神たちの働きを見守る必要がある。私はこの譲り受けた勝山白金のハーブ園にて龍神様に出会い、昨年は七色に輝くレインボー龍神様を産出した（笑笑）。笑ってやって下さい。本当に苦しかったのです。

## 第3節　世界のブルーゾーンを訪ねて

### その1　鳥がさえずるコスタリカ

コスタリカの朝は早い。早朝3時には朝陽が差した。我々の前の大きな木に巣くっている鳥が鳴いている。鳥の声と朝陽に起こされた。それから瞑想。毎朝の瞑想だった。世界中の長寿の地域から長寿の研究を発表している人達がニコヤで開かれたブルーゾーンサミットにやって来ていた。講演が終わった後主催者の企画でサンセットビーチを訪れることになった。その途中のサンタクルースで車が停車した時であった。一見浮浪者風の人達が公園でジプシーのダンスを踊っていた。いつの間にか私はその中にいた。

翌日ディナーの後、ブルーゾーン研究者が集まった。たまたま沖縄からウチナーンチュが3人も来ていた。そこで沖縄の三線に合わせての歌とカチャーシーが。中米コスタリカには、沖縄の音がとても合っている。皆飲んで食べて踊って空気も良いし彩色も良いし。この海はまるでニライカナイってこうなの？と思ってしまった。

## その2　笑顔と癒しのローマリンダ

世界の健康長寿地域ブルーゾーンのひとつであるローマリンダ。アメリカの中に長寿地域が有るなどとは、誰にも信じられない事柄であった。あのハンバーガーとジャンクフードのアメリカである。ロサンゼルスから車で2時間もかかった。混雑した道路の中で昔の記憶が蘇った。

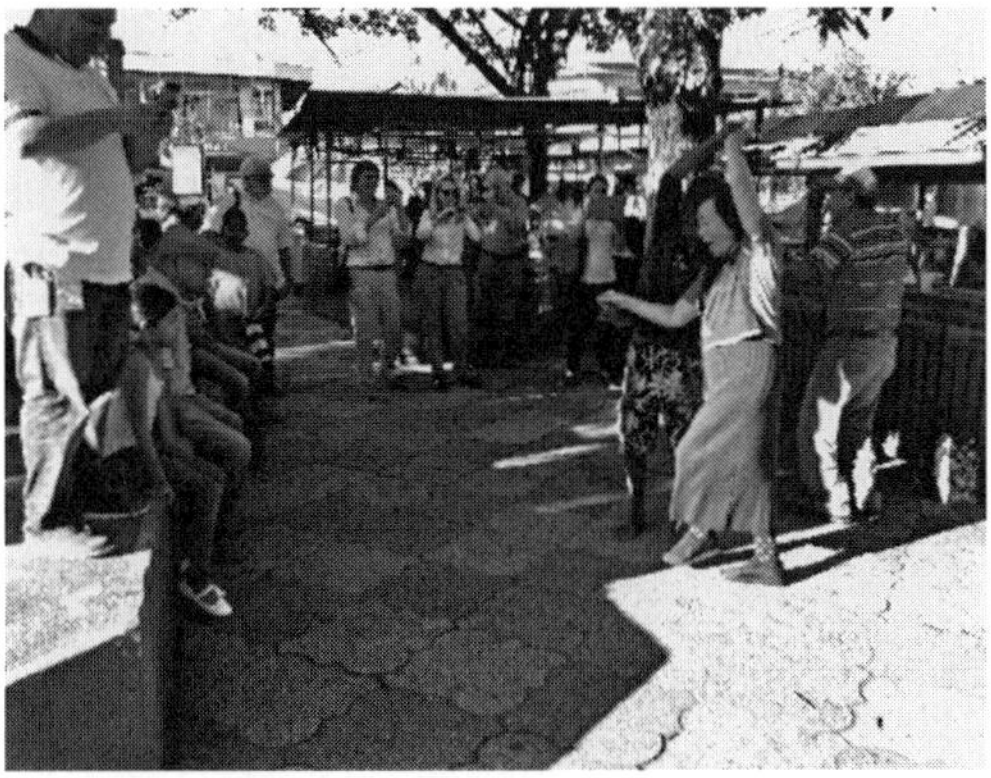
サンタクルースの公園にて民衆と踊る、鈴木　陽子さん

サンタバーバラの高校に留学していた次女をピックアップして長女と次女を後部座席に乗せ、ロスのホテルまで私1人で運転した事を。ホテルに着いた途端にベッドに横になって熟睡

してしまった。「早く起きて!!　ディズニーランドが閉まっちゃう!!」の声で飛び起き、閉館まで、３人で遊んだことを思い出した。40代、若かった。後日、アメリカ領事館の高良さんに「怖いもの知らずですね。ロスの街の中を夜中にドライブしたなんて……」と呆れ顔であったのを思い出した。

ローマリンダは医療関係に関連している5つの病院、介護、リハビリなどの施設が有り、医学部を含めた8学部を持つ大学の街であった。大きい。広い。目立ったのはキリスト教の教会。それもそのはず、セブンスデイアドベンチスト教会の街であった。さすが米国西海岸は温かい地域なので花が咲き乱れていた。あのポピーまで道路の真ん中に咲き誇っていた。各家の庭も花が咲き乱れていた。建物もきれいだが、空気もきれいな街であった。タバコを吸っている人も見かけられなかった。

夜のパーティーでもワインも無く、お茶とコーヒーのみで、挙句に肉料理も無く、まさにビーガンに近い食事（豆と野菜の）であった。他国からの研究者達が苦情が聞かれた。しかし食事は美味しかった。薄味であり、魚が新鮮で野菜をたくさん使用されていた。ホテルの朝食レストランには、沢山の果物が無造作においてあるカゴに投げ入れてあり、いつでも食する事が出来た。

公共のバスの運転手までがとても優しくて、特別に方向を変更してまでも私達のホテルまで送ってくれたが乗客は皆笑顔のままであった。観光地ではないが今思い出しても顔がほころぶ思いがある。最近の統計で「日本を旅して一番良くなかった印象の地は沖縄である。」と先日TVのニュースの報告であったが、これが心～こころなのか、食事なのか笑顔なのかこの地に来て考えさせられた。

ローマリンダにはアレルギーを起こす物質が何もない。日本にはアレルゲンになる杉の木が多い。沖縄には松は多いが鼻炎を起こす杉がないので、沖縄の旅行者が突然鼻が通ったという話はよく聞く。しかし沖縄でも旅行者の年間2万件のアレルギーの苦情がある、との事で、私は沖縄の薬草を調査した事があった。気をつけなければいけない薬草は月桃・ユーカリ等、人によってアレルゲンの種類は違うがピーナッツなどの豆類も要注意である。体に炎症が起きなければ、長生きになるのは当然である。

世界の中の長寿地域学会はパイオニアである琉球大学名誉教授　鈴木信のスピーチから始

まった。別室では、沖縄が紹介されていた。次回の開催国のコスタリカのニコヤが自国のコーヒーやら紅茶を出品していた。ビデオで美しい景色を放映されていた。ローマリンダ・沖縄・コスタリカのニコヤ・イタリアのサルディーニャ・ギリシャのイカリアと、世界のブルーゾーン地域が次々と展示されていた。みんなが沖縄に行きたい、と言っていた。沖縄もぜひ要望に応えたい。

## その3　ジョークを楽しむイタリア

アンコナで開かれたブルーゾーン・シンポジウムが終わって我々は急行列車でローマに着いた。翌日の朝ホテルの女性のレセプショニストが、ニコニコと愛想よく「15分もあれば飛行機に乗れますよ……」の言葉。ここにはイタリアン・ジョークが隠されていた。朝5時に起き7時には準備が整っていたが、「15分……だって」の言葉に惑わされた。これがとんでもなく、行けどもいけども乗り場は遠く、カウンターで聞くと「インフォメーションに行け……」と言われ、空港内のインフォメーションで聞くと、「列車に乗って行くのだ」と言う！　絶句してしまった。「あんた達が1分遅れたから切符が無くなり、次の切符を新たに買って乗って下さい！」イタリア人の言葉によると、これはイタリアン・ジョーキングと言うのだそうだ。日本人会員の為の通訳・声楽家のO君曰く、「イタリアでは簡単に信用してはいけません。どれが正しいのか間違っているのか見極めて下さい！」この言葉はプラス思考の私の辞典には無い言葉だった。

ジョバニー夫妻は勤勉実直の人々であった。我々の到着を3時間も待ち続けていたのである。それから彼らと共にサルディーニャの3日間のブルーゾーンライフが始まった。聴診器が渡された。真っ黒なガウンの中に真っ白な肌。サルディーニャでは既婚の女性は皆真っ黒な衣装が正装らしい。老人会が百寿者の写真がいっぱいの公民館で開かれた。

我々はその日の夕方有名なコルシカ島の隣サルディーニャにやっと到着してホテルに入った。荷物を置こうとした時、きれいな女性の声！　振り向いても誰もいない。ベッドの脇の小引出しを引いている時、又同じ女性の声！　電気的な声！　何故か鳥肌が……。「ヘルプ・ミー！」の声。「……誰かいるの？」と英語で聞いてみる。気のせいね……。自分に言い聞かせ、皆が集まっている大きな応接室に急ぐ。私の隣

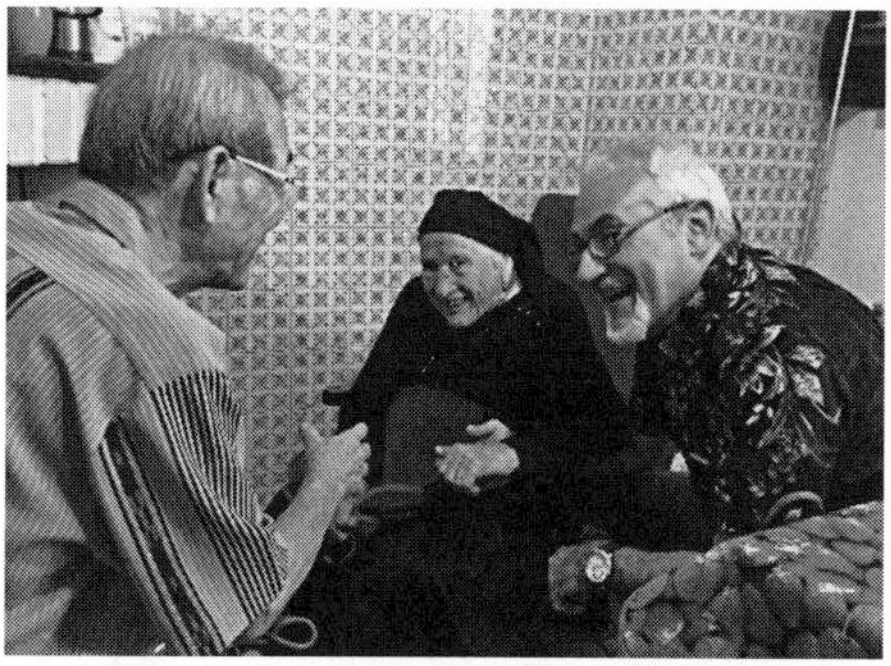

ジョバニーペスさんの紹介でサルディーニャの100歳のおばあを診察

に座っている男性が、今夜はこの大きな部屋に寝た方が良いですよ……と言う。理由を聞いてみる。「あなた方の部屋はそこの教会からの通り道で、若い女性が助けを求めて色々問題が有ります」あの教会は、教会の中が雨が降っていても外は晴れている……とか、一度火事になった時、女性がそこに飛び込んだことがあって、その子が助けを求めていると言う。みんなも同意してうなずいている。口々に「部屋を変えた方が良い」と言っている。ホテルのレセプショニストも、替えましょうと言う。この話には後日談があって、私達をお世話してくれているジョバニーの奥さんが笑いながら、「これこそイタリアン。ジョーキングよ」と言う。部屋のドアに鍵がささっていたのを見た時、皆が驚かすのだそうだ。声を出して驚かして、注意して！　と言う事だそうだ。イタリアはコソ泥が多いとの事！　カギはキチっと閉めよう！

サルディーニャ島最後の夜は、大学教授達とのスペシャルディナーのご招待であった。特別なレストランで特別の料理です……との事で正装して出かけた。琉球料理をイメージして、正装でないと失礼に当たると思った。しかし到着してみると。ジャージーのズボン等のラフな服装で、どうなっているのかと思った。レストランの名前は「トーマス　デ　キラー」と言う殺人専用のレストランであった。冗談好きなイタリア人らしい「自分たちはサルディーニャのイタリーに住んでいるが、ここはイタリアではない。沖縄と同じですよ……」と言う。沖縄は日本であっても、日本人ではなく琉球人である。すごく詳しいでしょう。」と。食後はエスカルゴから始まった。「雨が降った後は、いっぱい出てくるよね～。あちこちに。」美味しい……と食べていた私は思わず、禁酒していたワインに手を出して、白ワインで飲み込む。次から次へ……大皿で料理が出てくる。豚の生殖器官・胃・肝臓・腎臓・膵臓・その他の動物の内臓。骨だけの鶏肉。大きなワイングラスに並々と白ワイン、赤ワインが注がれていく。「ここはワインの産地で美味しいのよ。」あんなに決心して禁酒したのに水よりワインをがぶ飲みしている自分がいた。ワインが重くなくて軽い！　ぶつ切りの胃が美味しい！　ゲテモノ三昧？　……で、ホテルのベッドの上で痛い、胃が！　久しぶりの胃痛！　ホメオパシーのレメディを口に入れて30分後には熟睡。そして翌朝には気分爽快で起床した。

アンコナでのレセプションの時であった。ディナーの前のアペタイザーとして色々な食材を天ぷらにしてこれでもか、これでもかと食事の前に食べさせられ、すでに満腹になった。それから本格的なディナーになった。私の右隣りに美しい婦人、左隣りの夫、夫の愛人の話を食事の間中、話をしていた。そして私の隣には愛人が座っていた。離婚のできないカトリックの国である。浮気騒動を目の当たりにして私はとても不思議な感覚に襲われた。その一方、若い頃に夫と死に別れ子供が成人しているにもかかわらず、上～下まで真っ黒の帽子、ドレス、クツを履き、夜は外出した事もないという戒律の厳しいキャソリックそのものの婦人を見て、どちらが真実のイタリアなのだろうか？

## その４　アクエリアス時代（令和の時代）のブルーゾーンを生きる

私の提案は

①　自分の真実を生きる
②　魂で生きる
③　純粋で生きる（Pure で生きる）

これは物欲もなく全て好意的にとって悪意にはならない。

人間愛だけに生きる。

そこにはいつでも他人を赦（ゆる）す。他人を愛する。自分を愛する。他人の悪口は言わない。

人類は助け合う。

これらがこれからを生きる基本となる。

日本は特に二重国籍を認め（人口減少の為）移住地区を安全な場所へと認める政策をとる。

世界のブルーゾーンの中に、長野という時代が来ると思う。
それには、世界に発信する必要なものは何か？　必要なものは何なのであろうか？
長野のエネルギーは何なのか？　世界に誇れるものは何なのか？
他人がもう一度行きたい、もう一度見つめたい、と思うものは何であろうか？
考えると心踊るものは何であろうか？

地球次元が上昇しているので、私達人間も次元上昇しないと、生きるのがつらくなって来る。生きる喜びと楽しみを見出そう!!
今、私達は過去をゆるし、忘れ、魂と心の求めるままに生き、最も大切な「自分を愛する」世界に入り、イキイキと楽しんで生きよう!!

# おわりに

2017年7月18日、私は奈良から関空へと向かう高速バスに乗っていた。朝一便のリムジンだったので乗客はまばらであった。前日までシアトルの娘の一家の案内で旅の疲れがドッと出てきていた。そして関西特有の朝もやに何となくまどろんでいた。そのときであった。隣席の妻が「電話だよ」と言った。「日野原先生が今朝……」。沈んだ声が細かった。それから空港まで先生との思いが次々と私の脳裏に巡ってきた。

昨年のことであった。「新老人の会」沖縄支部創立8周年のフォーラム。那覇空港から近いところにある沖縄パシフィックホテルの最大のホール、万座の間。スクリーンの都合上、舞台の前に特設したステージ。前方の観客席からは見上げる位置にあった。先生は控室から会場の後ろ扉まで車椅子に乗って登場された。例年、先生の講演は70分たっぷりであったが、同年は先生の体調から30分に限定されていた。ところが先生は大観衆の前でノリにのった。そして杖をステッキ代わりに立ち上がりチャップリンを演出した。なんと講演は60分を超した。講演の最後に先生は、両手を左右に大きく広げて円弧を天空に描いて見せた。

「皆さまはこれをつなげて天空に大きな円を完成させる夢を持ってください！」

その時、私は沖縄の夢はブルーゾーンの完成なのだと思った。

続いて筆者の脳裏には、同年3月に訪れたローマリンダの舞台が浮かんできた。演題は「パイオニア・ブルーゾーン沖縄」であった。私は日野原先生の提唱された〝日野原イズム〟はまさにそれだと思った。私は空港に着くなり電報局へ走った。そして「ブルーゾーンの夢を実現する事」を大先輩の先生に電文で約束した。

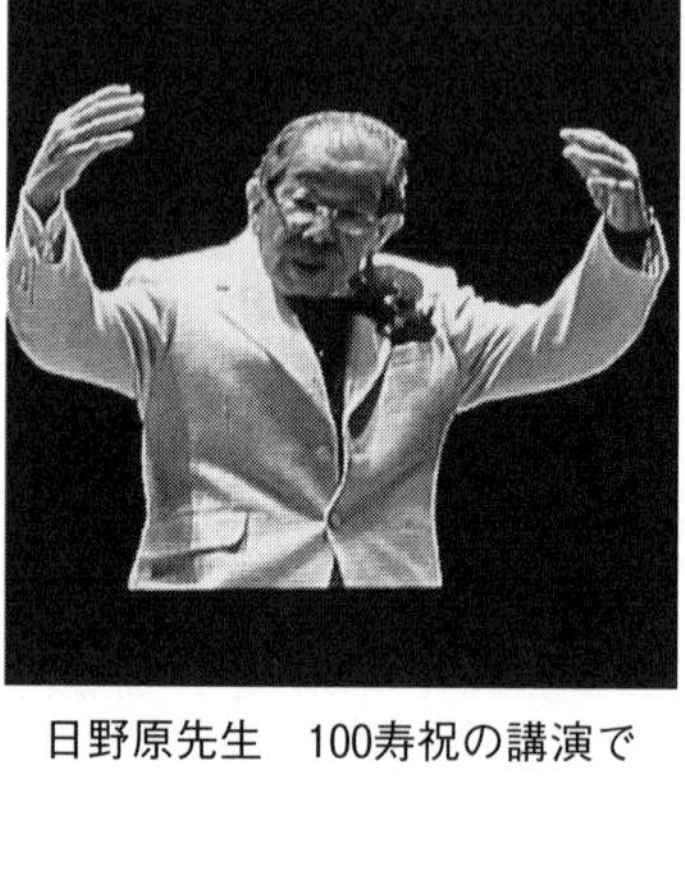
日野原先生　100寿祝の講演で

ブルーゾーンは単なる健康長寿ではなくて、生き甲斐を持って暮らすことができる幸せなライフスタイルの地域である。そのために私は「各家庭にブルーゾーンを」、ブルーゾーン・コーナーをつくることを主張したい。家族が毎朝揃って一緒に食事をし、家族団らんで話をする。お互いに今日は何をするか、どこへ行くか、という卑近な日課から「生き甲斐」を見出すことができる。レトルト食品を摂って、テレビを見ながらひとりで食べるのではない。本来の家庭の在り方を立て直す。それがブルーゾーンの基礎である。

２０１７年11月、私はコスタリカのニコヤに招待された。「ブルーゾーンサミット」と称して国を挙げたイベントであった。副大統領が壇上の中央にいた。それは3月のローマリンダのブルーゾーンサミットに次ぐ世界大会であった。来賓のダン・ブエットナーはコスタリカのブルーゾーンは〝ＥＢＡＩＳ〟が基本になって始まったと言った。それは民間から立ち上がった地域に密着した公衆衛生活動で、沖縄の駐在型公看制度と全く同じであろう。私はそれで、かつての沖縄が世界一健康長寿地域宣言を行った式典を思い浮かべた。その式典には日野原先生も招待され、ＷＨＯの総長の祝辞とともに日野原先生のサインが沖縄の地に燦然として輝いている。あの日、戦慄極まりなかった沖縄戦を体験し、戦後アメリカの統治下にあって全く零からスタートした沖縄を世界一にしたのは駐在型公看（公衆衛生看護婦）の熱意のこもった汗と涙の結晶であると信じている。

ところで、世界中に巻き起こってきた新興ブルーゾーンの候補のひとつに日本の長野がある。長野は突然に長寿地域となったのではない。かつて高血圧や脳卒中などにより平均寿命が低迷していた長野が、短命地域から今や日本一の長寿地域として台頭してきたのである。それは須坂市から興ってきた保健補導員の苦労の賜物であったと思われる。それは戦後最低の生活・医療環境であった沖縄を世界一の長寿地域とした駐在型公衆衛生看護婦の努力とスピリットや、コスタリカを世界一のブルーゾーンにしたＥＢＡＩＳと共通するものである。それらはまさに"resilient longevity"（打たれ強い長寿）そのものと思われる。

それらは相似ているにも関わらず、お互いに模擬したものではなく、たまたま同じ時代に自然に同時発祥している。清水はそれは民俗学研究の基本を応用したものであると言っている。それらの地域のブルーゾーンの発祥の経緯を観察してみると、いずれも共通して草の根的民間保健活動が注目される。それらはあまりにも地道で、今までクローズアップされることがなかった。それらを発表することが筆者の義務であると考えた。何故なら、努力に努力を重ねて集めたデータや検体を利用した研究を希望する研究者が、日本本土や欧米諸国にあまりにも多いからである。そして、今後ブルーゾーンを志望している地域活動を研究したり支援したりする人々の指針になるであろうし、すでにブルーゾーンとなった地域の今後の発展の示唆にもなると考え、本書を出版することにした。

２０１８年、沖縄を訪問したスペインのガルシアが沖縄の健康長寿の根源は沖縄のスピリチュアル・ヘルスにあることを取材し、『ＩＫＩＧＡＩ』と題した出版をしたところ、ベストセラーになり、今や全世界に〝生き甲斐ブーム〟を巻き起こしている。それはDan Buettnerが２０１０年に著した〝Blue Zones〟のストーリーの各所にそれらの事例が登場している。それは20世紀末から21世紀初頭にかけて彼が沖縄を訪問した際のストーリーの中にあるもので、彼独特の文才で描かれている。それらは健康百寿者の生活や行動が筆者の解説とともに登場している。ところで２００８年、筆者は『百歳と語る』を著した。それは筆者の百歳研究の裏話を一般書として出版したものである。『百歳と語る』には「生き甲斐」という用語は出てこないものの、まさに百寿者の生き甲斐のストーリーの集録であるその書は、本年完売になった。そして第二版の増刷を考えたが、その後、20年にわたって新しい事例の体験に遭遇したので、それらを加えることにしたのである。

２０１７年11月、筆者はイタリアのアンコナ、次いでサルディーニャを訪れることになった。その際サッサリー大学のジョバンニー・ペス教授の肝いりで大学主催のシンポジウムが開催された。その際のフライヤーや看板に「生き甲斐」の日本語が大きく掲げられていたのが私の心証に残っている。２０１８年、ＯＩＳＴ（沖縄科学技術大学院大学）で開かれた特別講演では、その後の超長寿者の生き甲斐の事例をまとめて〝ＴＥＤスタイル〟で発表した。それがYouTubeに載ったので、沖縄が再び全世界の注目を浴びるようになったのである。

筆者は、ブルーゾーンは直接医学・医療の発展による医療関係者によって得られたものではない。そして政治・政策によって得られたものでもない。民間から湧き出た草の根の地域に目指した公衆衛生活動の賜物であると痛感する。ところでブルーゾーンにはその地域を代表する多くの超長寿者がいる。一方、それを受ける側の立場から考えるとブルーゾーンは自然に天から降ってくるものではなく、生き甲斐を持ち続けているモデルがいる。

長寿研究は、単なる長生き（longer life）研究より始まり健康長寿（healthier life）研究へと発展してきた。さらに21世紀には豊かな命（happier life）を含めた生気盛んな人生（thriving life）を目指すようになってきた。Thriving life の長寿地域の典型が5つのブルーゾーンである。その後、世界各地から新ブルーゾーンとしての候補が芽を出して来ている。例えば新しくブルーゾーンをうたってフィンランドからペッカプスカさんの発表があった。またキューバ、マレーシア、中国の海南からも、そして日本の長野にもその兆候が見られる。それらは観光事業やサプリメントだけの商業ベースで進められるのではない。社会医学的に確認されるブルーゾーンでなければならない。新興ブルーゾーンは、先輩のブルーゾーン発祥の道を探ることはもとより、そのプロセスを参考にし、新しい近代的なブルーゾーンの在り方を追求してゆくところにブルーゾーン科学の将来があると思われる。

２０２１年11月にマレーシア大学のネイサン教授が主導して世界健康長寿大会が沖縄のＯＩＳＴで開かれる予定である。その中では、すでにブルーゾーンの栄光に輝いた地域は近代生活に合った新しいブルーゾーンの在り方を提示すべきである。かつての栄光に甘んじているだけでは民意の向上はなかなか望めない。ビルカバンバ等に見られた幻の長寿村になりかねない。現在の沖縄には20世紀の世界健康長寿宣言をした時のような県民意識の沸騰はないし、県内の政界・財界・学会もナンクルナイサの世界である。そういった意味で、むしろ民意の大きな盛り上がりのある地域をもとにブルーゾーンの基礎がつくられ、それが学校や社会や地域に拡大すれば、いじめや不登校やいさかいや暴力が世の中からなくなるであろう。それで理想の社会の創造につながる。それが天空に描いた夢の弧、後に続く後進が有志によって円となって実を結んだ時に世界平和が実現する。それが本書の出版の最終目標といえる。

最後に、資料収集に喜んで協力してくださった沖縄の百寿者・超長寿者の方々や家族の方々、そして医療福祉施設の方々に、そして資料収集や編集や出版などに労を惜しまず協力賜った方々に深謝申し上げる次第である。

特にデータの収集と管理を担当した琉球大学地域医療部の部員、沖縄国際大学総合文化学部福祉学科のC・D・ウィルコックスをはじめ、スタッフ一同、沖縄長寿科学研究センターのデータ入力を担当した前里のぞみさんや伊波正代さんほか職員一同、方言翻訳をした糸数昌和さん、鈴木徹他、鈴木家一族、「新老人の会」本部、長野、四国連合支部の方々、大月部長をはじめ長野県庁の方々、そして出版の労を賜ったほおずき書籍株式会社の木戸社長、ほか一同に深甚なる感謝を申し上げるものである。

本書の完成に際し、特記すべきは長年にわたって私の臨床医人生、百歳研究に陰となり日向となりサポートしてくれたからこそできたものであることを妻・鈴木陽子に心からの感謝を捧げる次第である。

2020年5月

鈴木 信

# 参考文献　References


［鈴木　信］

1　長寿のあしあと　沖縄県長寿の検証記録　沖縄県環境保健予防課（沖縄）１９９５.

2　Bradly Willcox, Craig Willcox, & Makoto Suzuki, THE OKINAWA PROGRAM：Clarkson Potter（NY）2001.

3　Dan Buettner, The Blue Zones, Second Edition 9 Lessons for Living Longer from the people who've lived the longest.：National Geographic,（WA）, 2008.

4　鈴木　信、百歳の科学：新潮社（東京）１９８５.

5　鈴木　信、データで見る百歳の科学：大修館書店（東京）２０００.

6　鈴木　信、百歳と語る：新興医学出版社（東京）２００６.

7　渡久地　政瀧・鈴木　信、１０２才のロビンソン・クルーソー：マキノ出版（東京）２００３.

8　Bradly Willcox、Craig Willcox、鈴木　信、オキナワ式食生活革命：飛鳥新社（東京）２００４.

9　鈴木　信、鈴木　陽子、Bradly Willcox、Craig Willcox、沖縄健康の生き方：「新老人の会」沖縄支部（沖縄）２０１４.

10　Bradly Willcox, Craig Willcox, & Makoto Suzuki, THE OKINAWA DIET PLAN, get Leaner, live longer, and never feel hungry：Three Rivers Press（N.Y）2004.

11　編者　内田　耕一　中田　千枝　山岸　俊一　長寿傑出人と語る長寿者のみた傑出人のこころとからだ：メディカルフレンド社（東京）１９９４.

12　Hans Franke and Ignaz Schmitt　HUNDERTJÅHRIGE：Fränkischen Gesellschaftsdruckerei（DE）1968.

13　P. Martin, Ch. Rott, B Hagberg, K. Morgan, CENTENARIANS, AUTONOMY VERSUS DEPENDENCE IN THE OLDEST OLD FACTS, RESEARCH AND INTERVENTION IN GERIATRICS SERIE：Springer

Publishing Company (N.Y) 2000.
14 Hisashi Taguchi, Tsuneko Sato, and Tsutomu Watanabe. Japanese Centenarians, Medical Research For the Final Stages of Human Aging: Aichi Medical University. Institute for Medical Science of Aging. (AICHI) 1999.
15 田内　久　佐藤　狭子　渡田　務　日本の長寿者　生命の医学的研究を探る：中山書店（東京）１９９７.
16 Dan Buettner Thrive, Finding Happiness the Blue Zones way. : National Geographic (WA) 2010.
17 Dan Buettner Blue Zones, The Sciences of thriving living longer, National geographic special publicatio : National Geographic (WA) 2016.
18 Dan Buettner The Search for HAPPINESS. What we can Learn from Costa Rica, Denmark, and Singapore The most joyful places on the planet. : National geographic (WA.) 2017.
19 山川文康　即席人生：サンタモニカ（沖縄）２００５.
20 The secrets of Living Longer. National Geographic : National Geographic (WA) 2005.
21 National Geographic National Geographic Heading at the balance cheap eats 9th, (WA) 1993.
22 R. F. Steiner, Life Chemistry an Introduction to Biochemistry :Van Nostrand Reinholde Company (1971).
23 B. J. Willcox, D. C. Willcox, H.Todoriki, A. Fujiyoshi, K. Yano, Q. He, J. D. Curd, & M.Suzuki, Caloric Restriction, the Traditional Okinawa Diet, and Healthy Aging. The Diet of the World's Longest-Lived People and Its Potential Impact on Morbidity and Life Span : *Ann. N. Y. Acad. Sci.* 1114 : 434455 (2007).
24 P. M. C. Davy, D. C. Willcox, M. Shimabukuro, T. A. Donlon, T. Torigoe, M. Suzuki, M. Higa, H. Masuzaki, M. Sata, R. Murk of sky, B. J. Moriis, E. Lim, R. C. Allsopp, and B. J. Willcox. Minimal Shortening of Leukocyte Telomere Length Across Age Groups in a Cross-Sectional study for Carriers of a Longevity-Associated FOX03 Allele : *J. Gerontol A Biol Sci.* 2018
25 今井眞一郎、Productive Agingの実現を目指して：哺乳類の老化・寿命制御と抗老化方法論　第30回日本医学会

総会2019中部、抄録 P.160、（2019）.
26 蘆田健一、明比祐子、工藤忠睦、柳瀬敏彦、DHEA, DHEA-S：日本臨床68巻増刊号7、号358～361、2010.

［清水　かおり］

27 金城妙子著、高江洲郁子編 原点をみつめて―沖縄の公衆衛生看護事情―：沖縄コロニー印刷（沖縄）2002.
28 仲里幸子 日本看護協会保健婦部会沖縄県支部：沖縄県の公衆衛生看護事業―30周年記念誌―：沖縄コロニー印刷（沖縄）1977.
29 沖縄県福祉保健部健康増進課：人びとの暮らしと共に45年―沖縄の駐在保健婦活動―：グローバル企画印刷株式会社（沖縄）1999.
30 吉川千恵子（代表） 沖縄の看護行政70年のあしあと編集委員会：沖縄の看護行政70年のあしあと―1945（S25）年～2015（H27）年まで―：彩優印刷（沖縄）2017.
31 吉川千恵子教授退職記念誌「看護職者としての実践・管理行政・教育研究」―42年間の経験を通して：沖縄県立看護大学成人保健看護（沖縄）2007.
32 金井壽宏、佐藤郁哉、ギデオン・クンダ、ジョン・ヴァン―マーネン著：組織エスノグラフィー、有斐閣、2010.

［柳沢　京子］

33 「須坂の母ちゃん頑張る」：公益財団法人ジョイセフドキュメント刊行委員会　2011年刊（長野）
34 若月俊一生誕100年記念復刻　「信州の風の色」地域農民とともに50年：旬報社（長野）
35 「衛生指導員ものがたり」：佐久総合病院（長野）
36 長野県健康長寿プロジェクト・研究事業報告書（長野）

[クアロン下地のり子]

37 Brown, S.L., Nesse, R.M., Vinokur,A.D., and Smith, : Providing Social providing Social Support May be more Beneficial than Receiving it: *Psychological Science*. 14 (4) :320-327. (D.M.) 2003.

38 Fisher, B. J., and Specht, D. K. Successful Aging and Creativity in Later Life. : *Journal of Aging Studies*, 13-4:457-472. 1999.

39 Sho, H. "History and characteristics of Okinawan Longevity Food." : *Asia Pacific J clin Nutr*. 10(2) :159-164. 2001.

40 Makoto Suzuki, Bradly Willcox, and Craig Willcox, "Successful aging: Secrets of Okinawan Longevity." : *Geriatrics and Gerontology International*. 4:S180-S181. (OKINAWA) 2004.

## 執筆者紹介

**［鈴木　信］**（すずき　まこと）
1933年横浜生まれ。現在86歳、明治学院中等部、慶應高校を経て、慶應義塾大学医学部1958年卒。国立東京第二病院循環器内科を17年、オーストラリア・メルボルン大学付属ロイヤルメルボルン病院心臓病科に2年間留学し、1967年2月琉球大学保健学部次いで医学部地域医療センター長兼教授。1999年退官後2005年まで沖縄国際大学総合文化学部人間福祉学科特任教授。1976年より52年間、泉崎病院、沖縄セントラル病院循環器内科を併任。1967年より53年間にわたり沖縄百寿者研究を続行。この間、国内・国際学会で600件学会発表、病院管理学会、人間ドック学会学会長、さらに国際人間ドック学会を創設。70冊の著書がある。国内・海外から数多くの研究者を育てた。

**［清水かおり］**（しみず　かおり）
公立大学法人名桜大学上級准教授。1968年沖縄県名護市生まれ。琉球大学医学部保健学科卒業、琉球大学大学院保健学研究科修了（保健学修士）。佐賀医科大学、沖縄県立看護大学助手を経て、2010年名桜大学人間健康学部講師。2012年、同大学大学院看護学研究科講師。2015年、同学部上級准教授。専門は、救急・災害看護学、看護教育学。研究テーマは、遠隔離島・へき地看護職の継続教育に関する研究、看護師のキャリア形成・発達に関する研究など。知識・技術を元に、その人らしさを支える看護実践を追求中。

**［知花清子］**（ちばな　きよこ）
1933年北谷村で七女として出生。1948年に戦塵にまみれた沖縄の復興に看護の志に燃えて看護学校に入学した。卒業後、金武の精神病院で1年間働いた時に公衆衛生の必要性を感じ、米国式の厳しい公衆衛生教育を受けて1953年に公衆衛生看護婦（公看）になった。そしてコザ保健所、沖縄中央病院（現・中部病院）、金武保養所（現・国立沖縄病院）で13年間勤務。1972年沖縄復帰後、厚生技官となり、宜野湾市役所で保健婦として働いた。退職まで計36年間、沖縄の保健活動に奉仕し沖縄の健康長寿に貢献した。

**［宮里恵美子］**（みやざと　えみこ）
1945年久米島にて出生。高校卒業後1963年より琉球政府立公衆衛生看護学校を卒業。さらに国立公衆衛生院看護管理コースで研修した。1967年より沖縄政府立宜名真公看駐在所に勤務。1977年から仲里村公看駐在所を皮切りに久米島に勤務、次いで久米島具志川村に、そして日本に復帰後は久米島町に2003年まで27年にわたって久米島の保健医療活動に奉仕した。その後2年間、沖縄県中央保健所に勤務して定年を迎えた。島の人々からは〝公看さん〟と呼ばれて親しまれ、草の根の公看活動が地域保健のモデルとして世界的に評価されている。

**【柳沢京子】**（やなぎさわ　きょうこ）
きりえアーティスト。１９４４年長野県生まれ。１９６６年信州大学教育学部卒業。１９７７年『一茶かるた』刊行、県内外で原画展。この原画はドイツ俳諧人との交流で13都市巡回展。朝日新聞木曜版にきりえと詩の連載。長野オリンピックでは、コカ・コーラ社企画で、選手役員にきりえ版画を贈る。１９９８年ＮＨＫ地域放送文化賞受賞。国内各地、ニューヨーク、フランス巡回展など多数。長野県に根を下ろし、さまざまな分野に精通、その活動は郷土愛に満ちている。

**【クアロン下地のり子】**（くあろん　しもじ　のりこ）
沖縄県宮古島市で生まれ育ち〝命どぅ宝〟の大切さを母から学ぶ。１９７５年沖縄県立コザ看護学校卒業、県立那覇病院で正看護師として働き始める。１９８７年米国留学、１９９１年カリフォルニア州の正看護師の免許取得、２００２年ロマリンダ大学看護学部卒業、２０１０年ロマリンダ大学保健学部修士課程取得。２０１６年沖縄県立看護大学主催「第１回世界のウチナーンチュナース　デー」で、〝沖縄独特の文化に見る健康長寿の秘訣〟を講演。２０１８年リバーサイド郡保健所を退職。

**【鈴木陽子】**（すずき　ようこ）
１９４１年栃木県那須連山の麓、大自然の中で生まれ、青山学院大学卒業と同時に結婚をし、オーストラリアメルボルン・パークビルに居住し、教会と動物園の中、まるで天国の様な生活をする。沖縄本土復帰時に夫が琉球大学医学部創設の任にて来沖。娘達２人も米国留学し結婚、夫が倒れた時、47歳。これが人生の大変革の年になっていった。英国ロンドンにて学び、沖縄外語ビジネスカレッジ非常勤講師、沖縄市社会教育委員、沖縄市、那覇市の市民講座を担当、新聞社のカルチャーにてハーブ料理・アロマテラピー・ホメオパシーの講師を担う。現在は株式会社「カーネリアン」主宰。勝山白金リトリートセンター開設を目指している。自然療法家。

「健康長寿100歳時代」の生き甲斐づくり

2020年8月7日　発行

著　者　鈴木　信
発行者　木戸ひろし
発行元　ほおずき書籍株式会社
〒381-0012　長野県長野市柳原2133-5
☎ 026-244-0235
www.hoozuki.co.jp

発売元　株式会社星雲社（共同出版社・流通責任出版社）
〒112-0005　東京都文京区水道1-3-30
☎ 03-3868-3275

ISBN978-4-434-27846-4

乱丁・落丁本は発行元までご送付ください。送料小社負担でお取り替えします。
定価はカバーに表示してあります。